간호사의 그림자 노동

간호사의 그림자 노동

The Invisible Work of Nurses
Hospitals, organisation and healthcare

행위자 네트워크 이론을 통해 본 간호사의 조율과 실천

다비나 앨런 지음
이지윤·김형숙·전경자·김수련 옮김

한울
아카데미

The Invisible Work of Nurses

Hospitals, organisation and healthcare
by Davina Allen

© 2015 Davina Allen

All rights reserved.
Authorised translation from the English language edition published by Routledge,
a member of the Taylor & Francis Group

Korean translation copyright © 2025 HanulMPlus Inc.
Korean edition is published by arrangement with Taylor & Francis Group.

이 책의 한국어판 저작권은 Taylor & Francis Group와의 독점 계약으로 한울엠플러스(주)에 있습니다. 저작권법에 의해 보호를 받는 저작물이므로 무단전재 및 복제를 금합니다.

차례

서문 | 9
일러두기 | 12

제1장 전경과 배경 뒤바꿔 보기 ——————— 15
(간호사가 하는) '보이지 않는 일' | 20
21세기 간호 개혁에서도 '보이지 않는 일': 간호사의 조직화 업무 | 23
간호사의 조직화 업무 연구를 위한 이론적 배경: 실천기반이론과 행위자네트워크이론 | 28
간호사의 조직화 업무 연구를 위한 연구 방법: 연구 대상과 자료 수집 | 36
현대 보건의료 체계와 간호사의 조직화 업무: 연구 내용 소개 | 39
결론 | 48

제2장 치료궤적 내러티브를 활용한 업무 지식 만들기 ——————— 61
치료궤적에서 지식-공유의 어려움 | 62
간호사는 치료궤적 관리의 핵심 자원 | 66
치료궤적 내러티브 만들기 | 68
치료궤적 내러티브 요약하기 | 72
치료궤적 내러티브 해석을 통한 이해 형성하기 | 75
과제 | 80
논의 | 85
결론 | 93

제3장 치료궤적 조율하기 ——————————— 99

　환자를 의료 시스템으로 데려오기 | 102
　치료궤적을 나아가게 하기 | 105
　시간 조율 | 106
　활동 배정 | 110
　물품 조율 | 114
　통합적 조율 | 118
　진행 상황 유지 | 126
　활동시스템을 이해하고 조율하기 | 127
　과제 | 132
　논의 | 135
　결론 | 137

제4장 환자와 병상을 매칭하기 ——————————— 141

　병상 관리: 간호사의 역할 | 145
　환자와 병상을 매칭하기 | 147
　병상이란 무엇인가? | 147
　환자는 어떻게 유형화되는가? | 149
　가용 병상 수와 병상 수요 파악하기 | 153
　매칭 활동의 실제 | 157
　과제 | 171
　논의 | 177
　결론 | 181

제5장 배턴 넘기기에서 환자 파싱으로 전환하기 — 185
치료이관에 대해 다시 생각하기 | 188
치료궤적 안정화와 환자 재구성 | 191
과제 | 208
논의 | 216
결론 | 219

제6장 간호사의 조직화 업무 다시 보기 — 223
병원 업무의 사회적 조직화와 간호 | 226
일의 조직화에서 논리의 조직화로 | 229
백 투 더 퓨처: 과거를 통해 미래를 보기 | 235
멋진 신세계: 미래의 간호 상상하기 | 243
결론 | 248

찾아보기 | 256
옮긴이의 말 | 258

서문

간호는 일반적으로 돌봄을 제공하는 직업으로 이해된다. 현대 간호는 그 실체가 있든 없든, 좋건 나쁘건, 관심이 있건 없건 간에 환자와의 관계를 통해 이루어진다. 그러나 간호 업무는 직접적인 환자 돌봄 활동의 범위를 훨씬 뛰어넘는다. 간호사는 자신이 근무하는 다양한 곳에서 다양한 방식으로 의료 서비스가 제공되도록 지원하고 관리한다. 최근의 역사에서 이러한 광범위한 업무는 기껏해야 직접 간호를 지원하는 역할이며, 최악의 경우 간호사를 환자와의 '진짜 업무'에서 멀어지게 한다고 여겨져 왔다. 돌봄을 제공하는 것과 '다른' 업무라는 정체성 외에는 이 업무에 대해 알려진 바가 거의 없다. 지난 40여 년 동안 보건 정책, 학계, 대중의 인식에서 간호사는 거의 보이지 않는 존재로 남아 있었다. 그러나 간호사는 환자와 직접 접촉하여 제공하는 간호 이외에 다른 방식으로도 의료 시스템에 기여하고 이것은 서비스 질에 영향을 미친다. 그러므로 환자와의 접촉으로만 간호 업무를 이해하는 것은 간호사라는 전문직과 사회구성원들에게 도움이 되지 않는다. 이 책의 목적은 간호사가 하는 일의 보이지 않는 측면을 조명함으로써 간호의 사회적 기여를 재평가할 수 있는 경험적 토대를 마련하는 것이다.

현대의 의료 시스템은 전례 없는 재정적 긴축 속에서 서비스의 안전, 품질, 효율성을 개선해야 하는 매우 현실적인 압박에 직면해 있다. 더 좋은 서비스를 제공하는 것은 당연히 전 세계적으로 우선순위가 높은 정책이다. 이 책에서 나는 간호사가 의료 서비스 제공의 중추적 역할을 하고 있다고 주장했고, 병원 환경에서 간호사의 일상 업무를 관찰하는 연구에서 나온 자료를 바탕으로 이 주장을 구체적으로 설명했다. 간호사의 업무에 대해 실천기반접근법, 행위자네트워크이론, 신제도주의에서 얻은 통찰을 종합하여 의료 조직을 설명했고, 조직의 틈새를 간호가 어떻게 채우고 있는지에 대한 (재)개념화를 시도했다. 간호사는 의료 시스템의 틈새에서 일을 하고 치료를 제공하는 행위자들의 배열을 조정하고 여러 직종, 부서, 조직을 연결하며 개별 환자의 '요구'와 전체 집단의 '요구'를 중재한다. 이 과정이 '조직화 작업'이다.

이 책의 주된 목표는 지금까지 소홀히 다루어졌던 간호의 기능, 이를 뒷받침하는 지식과 기술, 그리고 이를 가능하게 하는 의료 시스템의 특징을 부각시키는 것이다. 이를 통해 현실의 간호 실무에 대한 잘못된 이해를 전제로 이루어지는 간호사 교육, 인력 계획 및 의료 서비스 관리에 관해 올바른 정보를 제공하고자 한다. 또한 영국에서 발생한 미드 스태퍼드셔 국가보건의료서비스의 트러스트에서 발생한 사건(영국 스태퍼드셔에 위치한 스태퍼드 종합병원의 높은 사망률이 문제가 된 사건. 1장 참조 — 옮긴이)으로 인해 환자 치료의 질에 대한 조사가 강화되고 있는 이 시점에서, 이 책의 분석은 의료 시스템과 간호사의 역할에 대한 전통적 이해에 대해 일종의 도전이 될 수 있고 서비스 개선, 간호인력의 교육 및 간호인력 구성에 대한 중요한 시사점을 줄 것이다.

이 연구의 기반이 된 현장 연구는 카디프 간호 및 조산 대학의 지원을 받았던 나의 연구년 기간 동안 이루어졌고, 이 책의 데이터 분석 및 제작은 보건 재단이 지원하는 개선 과학Improvement Science 펠로우십(2011~2014)의 일환으로 수행되었다. 이 연구를 위한 여러 단체와 개인들의 투자와 열정, 지원에 깊은 감사를 드린다. 또한 연구를 지지해 준 현장의 선임간호사들과 본인들의 일상적인 업무를 어깨 너머로 들여다볼 수 있도록 허락해 준 간호사들, 연구 대상자의 기준 개발에 도움을 주신 분들께도 감사드린다. 이 책의 모든 부족한 점에 대한 책임은 전적으로 나에게 있다.

일러두기

1. 이 책에서 사용된 학술 용어는 가급적 국내 번역서를 기준으로 하였고 영문 표기를 병기하였다.
    1) Actor Network Theory(ANT)는 행위자네트워크이론으로 번역하였다. 관련 용어는 '브루노 라투르(Bruno Latour) 외'의 책을 홍성욱이 번역한 국내 번역서 『인간·사물·동맹: 행위자네트워크 이론과 테크노사이언스』(2010, 이음출판사)에서 사용된 용어를 기준으로 하였다.
    2) Activity Theory, Activity System는 각각 활동이론, 활동시스템으로 번역하였다. '엥게스트롬(Yrjo Engestrom)'의 책을 한숭희, 최근정, 김다슬이 번역한 국내 번역서 『확장학습연구』(2024년, 교육과학사)를 참고하였다.
    3) Practice theory, practice based approach는 프랑스 사회학자 '부르디외(Bourdieu)'의 주요 저서와 사회학, 교육사회학 분야의 논문에서 실천이론, 실천기반접근이라는 용어를 사용하고 있어 이를 기준으로 하였다.
    4) Habitus는 '아비투스'로 그대로 표기하였다. 사회학, 교육학 분야의 다수 번역서에서 아비투스로 표기되고 있다.

2. Care trajectory는 '치료궤적'으로 번역하였다. 간호학 영역에서는 'care'를 돌봄으로 번역하고 있으나 이 책에서는 간호사가 제공하는 돌봄을 의미하기보다 병원 전체 조직의 여러 행위자가 동원되는 서비스 흐름을 포함하고 있으므로 '돌봄궤적'으로 번역하는 것은 적절하지 않다고 판단하였다. 저자가 이 용어를 illness trajectory, patient pathway 등의 개념과 구분하여 환자의 입원부터 퇴원까지 질병 관리뿐 아니라 지속적 치료와 지원 등을 조직화하는 업무를 설명하기 위해 사용하였다는 점도 고려하였다. 또한 이 책에서 풍부한 사례나 예시를 들어 설명하고 있는 네 가지 주요 조직화 업무를 포함하되 병원에서 익숙하게 사용하고 있는 용어를 사용하는 것이 이해에 도움이 될 것으로 판단하였다.

3. 영국의 의료 시스템, 병원의 부서나 직급명을 나타내는 용어는 아래와 같이 번역하였다.

1) National Health Service(NHS)는 '국가보건서비스'로, the UK Royal College of Nursing(RCN)은 영국왕립간호학회로 번역하였다.
2) National Health Service Trust에서의 trust는 '트러스트'로 표기하였다. 트러스트는 영국의 NHS 내에서 병원, care center 등 의료 서비스 공급자들로 구성된 반독립적 조직이다. 일종의 의료재단을 의미한다.
3) Continuing Health Care(CHC); '지속적인 건강관리 지원'으로 번역하였다. 영국 국가보건서비스에서 장애 또는 복잡한 건강문제가 있는 경우 일정한 평가를 통해 지속적으로 치료, 관리 및 지원을 위한 비용을 지원해주는 제도이다.
4) 병동, 병실, 병상을 지칭하는 용어는 가능한 우리나라와 비슷한 용어로 번역하였으나 필요한 경우 처음 나올 때 원문을 병기하였고 두 번째부터는 생략했다. 설명이 필요한 경우 '옮긴이 주'를 덧붙였다.
5) 간호사 및 관련 인력의 유형, 직급은 가능한 우리나라와 비슷한 용어로 번역하였다. 영국의 특성에 따른 간호사 명칭은 원문에 가깝게 번역하였다. 영국에는 일반 간호사, 수간호사 외에 병동 매니저 역할을 하는 deputy ward sister, 관리자급으로 부서 업무를 조직하고, 직원을 효과적으로 배치하며 후배 간호사를 감독하는 일을 통합적으로 수행하는 coordinator 등이 있다. 또한 각 부서에서 집중적인 기능을 수행하는 다양한 간호사의 형태가 있다.
   - Deputy ward sister는 부병동장으로 번역하였다.
   - Coordinator는 코디네이터로 그대로 표기하였다.
   - Anaesthetic pre-assessment nurse는 마취전평가간호사로 번역하였다.
   - Discharge liaison nurse는 퇴원연계간호사로 번역하였다. 영국 간호사의 중요한 역할 중 하나가 환자가 퇴원을 할 때 퇴원 수단, 지역사회 의료기관, 간호서비스, 그 밖의 사회복지 서비스 등을 확인하고 연계하는 것이다.
   - Patient access team, Patient access nurse는 입원전평가팀, 입원전평가간호사로 번역하였다.
   - Health Care Assistant(HCA)는 보조원으로 번역하였다. 영국에서 Health care assistant는 간호사를 비롯한 의료 전문직의 가이드하에 환자의 개인위생, 침구류 정리, 검체 운반 등의 다양한 업무를 수행한다.
6) 의사 유형, 직급은 우리나라의 시스템과 다르나 이해를 돕기 위해 우리나라

에서 가장 가까운 유형이나 직급을 나타내는 용어로 번역하였다.
- General Practitioner는 주치의로 번역하였다.
- Junior doctor는 '전공의'로 번역하였다. 우리나라의 레지던트와 비슷하다.
- Registrar는 전임의로 번역하였다. 영국에서의 Registrar는 상급 과정의 전문의 수련을 받는 의사를 말한다. 일반의(General Practitioner)와 전공의(Junior doctor)와 구분하기 위해 이 책에서는 우리나라와 약간 차이가 있지만 전임의로 번역하였다.
- Consultant는 전문의로 번역하였다.

4. 인명과 지명은 발음에 가깝게 한글로 표기하고 영문 병기하였으나 참고문헌의 저자인 경우 한글로만 표기하였다.

5. 저자가 주석을 단 것은 '지은이 주', 역자가 주석을 단 것은 '옮긴이 주'로 구분하였다. 간략한 경우 본문에 포함하였고 비교적 긴 경우 각주로 처리하였다.

6. 참고문헌 표기방식이 원문과 다르다. 원문에는 본문에 인용할 때 괄호 안에 저자와 연도를 표기하는 방식이었으나 본 번역서에는 인용 순서에 따라 숫자를 매겨 표기하였다. 참고문헌 목록 또한 원문에는 알파벳 순서로 작성되었으나 이 번역서에서는 인용순서로 나열하였다.

7. 서문에서 저자가 감사를 표현한 개인들을 언급한 부분은 생략하였다.

제1장

전경과 배경 뒤바꿔 보기

A figure-ground reversal

❖

간호이론가 버지니아 핸더슨의 간호에 대한 정의는 널리 알려져 있다.

간호사의 고유한 업무는 개인의 질병 여부와 관련 없이 그에게 필요한 힘과 의지, 지식이 있다면 스스로 수행할 수 있었을 건강, 회복, 또는 평화로운 죽음을 위한 활동을 지원하는 것이다(1).

그 후 거의 40년이 지나 영국왕립간호학회the UK Royal College of Nursing: RCN 는 보다 포괄적인 협의 과정을 거친 뒤, 간호에 대해 다음과 같이 정의했다.

(간호는) 임상적 판단을 통해 사람들이 죽음 이전까지 질병이나 장애에 관계없이 건강을 증진하고 유지하거나 회복하고, 건강 문제에 대처하여 가능한 최고의 삶의 질을 달성할 수 있도록 돕는 것이다(2).

간호에 대한 이러한 정의는 간호계가 지난 40년 동안 간호의 전문성을 주로 '돌봄 제공care-giving'에 국한하여 설명하고 있음을 보여준다(3-5). 현대에 이르러 간호는 환자와의 관계를 통해 정의되는데, 이러한 정의는 그 관계가 존재하긴 하는지, 좋은지, 나쁜지, 또는 서로 영향을 미치는지에는 별 관심이 없다.

비용 절감을 추구하는 전 세계의 거의 모든 건강 관련 분야에서 간호사의 일은 앞에서 정의한 전문성에서 멀어지고 있다. 그럼에도 불구하고, 사회적으로 시민들의 건강 문제가 우려될 때 간호사들은 추궁의 대상이 된다. 그러나 간호사들은 임상에서의 환자 직접 간호 이외에도 다양한 방식

으로 의료 서비스의 질에 기여한다. 다음 에피소드를 보자.[1]

지금은 11시 30분이다. 간호사 모린은 진행 사항을 확인하기 위해 간호사 스테이션에 잠시 멈춰 섰다. 병동은 하루 중 가장 평온한 상태다. 씻겨야 할 환자는 단 세 명 남았고, 오후 수술 예정인 환자들은 모두 준비되어 있다. 아침식사가 끝나면서 병동 곳곳의 커튼들이 하나둘씩 열리고, 태양 빛이 복도로 쏟아져 들어오기 시작했다. 모린은 방금 신환의 입원 절차를 밟고 평가 도구, 간호 계획들과 기록 서식들을 환자 파일에 정리했다. 그는 투약기록지를 간호사 스테이션에 두고, 그 위에 메모를 붙였다. 환자가 평소 수면을 위해 복용하는 진정제를 처방하도록 의사에게 요청하는 내용이다. 그리고 호주머니에서 종이 한 장을 꺼내 펴서 내용을 자세히 살핀다. 그것은 부서에 있는 모든 환자의 명단이며, 각각의 복잡한 기호들은 그들이 받는 치료의 현재 상태를 나타낸다. 이 표기들 중 일부는 파란색이며 일부는 빨간색이다. 후자는 모린이 아까 했던 라운딩에서 추가한 정보다. 그는 항상 정보를 적어 넣을 때 색깔 규칙을 사용해 새로 발생한 일을 신속하게 책임자에게 전달한다. 몇 가지 문제는 이미 처리되었다. 전공의는 내일 퇴원할 환자에게 퇴원약을 처방했다. 지역사회 간호 서비스 연계를 위한 퇴원 서류가 준비되었으며, 접수계 직원에게 외래 진료 예약에 대한 지시가 전달되었다. 모린은 이 사항들을 목록에서 체크하고 시계를 본다. 병상 배정을 위한 아침 회의 전에 사회복지사에게 전화해 화이트 씨의 가정간호 계획 진행 상황을 확인할 시간이 아직 있다. 오늘 퇴원은 모두 계획대로 진행되지만, 외래를 통한 입원은 응급실에 병상이 필요한 환자들이 있어 보류될 것이다. 다른 과 환자를

---

[1] 〔지은이 주〕 발췌한 내용은 설명을 위한 가상의 에피소드임.

받을 일이 없으면 좋겠는데. 모린은 타 과 환자를 위해 '예외적인' 간호를 하는 것이 번거롭지만, 때로는 필요하다는 사실을 이해한다. 모린은 수화기를 들었다가 장루전문간호사가 부서에 도착하는 것을 보자마자 내려놓는다. 모린은 그가 배너 씨에 대해 새로 추가된 사항을 알고 싶어 한다는 것을 알고 있다. 장루전문간호사와 이야기하면서 다른 환자에 대해 질문할 기회가 생긴다. 모린은 장루 때문에 수술 후 상처 치료가 잘 되지 않는 한 환자에 대해 묻는다. 장루전문간호사는 장루에 적용된 소모품을 교환하는 데 동의한다. 모린은 목록에 이 내용들을 기록한다. 이제 모린은 회의에 늦을 것 같다. 그는 빠르게 병상 현황판을 훑어보고 복도로 향한다. 가는 길에 그는 헤매는 듯한 수련의를 만난다. **"보라색 검체통 어디 있어요?" "저기요"** 모린은 걸음을 멈추지 않고 오른쪽 캐비닛을 가리키며 전공의에게 답하는 동시에 병동에서 사라진다.

이 짧은 에피소드는 병동의 코디네이터 역할을 담당하는 간호사의 일상적 순간을 묘사한다. 그러나 이것은 간호사가 하는 역할의 흥미로운 여러 요소를 포착하고 있다. 환자를 병동에 입원시키고 조치를 취하는 일, 각 환자들의 치료에 관해 현재 상태를 감시하고 유지하며 관련된 사람들과 소통하는 일, 모든 필수적인 활동들이 서로 방해되지 않도록 조율하는 일, 활동 지원을 위해 필요한 자료와 자원을 배치하는 일, 병상 이용을 감독하고 환자 이송을 용이하게 하는 일이다. 나는 이것을 간호사가 하는 조직화 업무 organising work라고 부른다.

조직화 업무는 종종 의료 시스템에서 '접착제'로 불리는 간호사 역할의 한 부분이다. 이것은 서비스의 질에 필수적이지만 대부분 당연한 것으로 여겨지거나, 적어도 문제가 발생하기 전까지는 무시된다.

이 일이 간호사 업무의 70% 이상을 차지한다는 추정도 있으나(6), 대개는 간호 전문직의 공적인 권한으로 인정되지는 않는다. 과거 연구들에서도 간호사의 고유한 권리나 행위보다는 환자 직접 간호를 방해하는 요소로 간주되어 왔다. 예를 들어, 영국왕립간호학회는 앞에서 인용한 간호의 정의를 여섯 가지 독특한 특성으로 세분화했는데, 모두 임상에서의 역할에 중점을 두고 있다. 그래서 '간호 행위에는 환자 직접 간호 외에도 관리, 교육, 정책 및 지식 개발이 포함된다'는 한 문장을 제외하면 간호사가 의료에서 담당하고 있는 광범위한 역할은 잘 드러나지 않는다. 이런 무시는 학계에도 반영된다. 제임스(7)는 간호 업무의 구성 요소를 구분하고 각각의 특성 및 상호 관계가 다양한 맥락에서 어떻게 변하는지 체계적으로 평가하기 위해 '간호^{Care} = 조직화^{organisation} + 육체노동 + 감정노동'이라는 공식을 개발했다. 최근 몇 년간 감정노동에 대한 연구는 간호 업무의 구성 요소로서 상당한 관심을 받았으며(7-12), 그보다 규모는 작지만 새로운 관심 분야인 육체노동에 초점을 둔 연구, 예를 들면 '몸의 일$^{body\ work}$(13-16)에 대한 연구들이 있었고, 간호사의 전문 기술에 대한 연구도 진행되었다(17-23). 그러나 '조직화'라는 간호 요소는 환자의 치료를 조직화하는 중요한 일임에도 불구하고 상대적으로 주목받지 못했다. 제임스는 자신의 공식에서 '조직화^{organisation}'를 명사와 동사 둘 다로 읽을 수 있다고 했지만, 실제로는 주로 전자인 명사로서의 조직을 집중적으로 분석했다.

   비유하자면, 간호 교육, 정책 및 실무에서 간호사의 조직화 업무는 항상 환자 직접 간호라는 '전경(중요한 부분)'에 대한 '배경'으로 인식된다. 전경-배경의 개념을 설명하기 위해 흔히 쓰이는 유명한 그림으로 루빈 꽃병이 있다. 이 그림은 흰색 또는 검은 색 중 무엇이 '전경'으로 인식되는지에 따라 두 가지 다른 이미지, 꽃병 혹은 사람의 얼굴로 해석될 수 있다. 게슈탈트^{Gestalt} 심리학 이론에 따르면 두 가지를 동시에 인식하는 것은 불가능하다. 전경은 주목의 대상이며, 배경은 그 외의 모든 것을 의미한다. 중요한 것은 전경과 배경을 무엇으로 할지 결정하거나 뒤집는 것은 그림 자체가 아니라 그림을 보는 사람이라는 것이다. 새로운 이미지를 만들기 위해 시각 디자인 기술을 의도적으로 사용하여 전경-배경을 바꿀 수 있는 것처럼, 이 책의 목적은 간호사의 조직화 업무가 전경이 되어 빛을 받을 수 있도록 환자 직접 간호를 배경인 그림자로 처리하는 것이다.

(간호사가 하는) '보이지 않는 일'

모든 일은 본질적으로 보이거나 보이지 않는다. 일은 여러 지표를 통해 가시화되며, 이 지표들의 변화는 맥락이나 관점에 따라 차이가 있을 수 있다(24-25). 보이는 일은 주로 공식적인 업무, 즉 승인되고 문서화된 것을 통해 인정받지만, 보이지 않는 일은 무엇을 통해 일로 인정할 것인지에 대한 정치적 이슈가 있다(26-28).

일은 여러 가지 방법으로 보이지 않게 된다. 어떤 일은 보이지 않는 곳에서 수행된다. 예를 들어 도서관 사서의 보이지 않는 업무(29), 간호사의 스크린 뒤에서의 업무(13), 또는 식당 직원의 조리실 업무(30)가 있다. 여기서의 일은 실질적이고 숙련된, 문제 해결 능력이 필요한 일상적인 일이다(27-28). 일은 또한 보이지 않는 사람들에 의해 수행될 수 있다. 스타와 스타우스(25)는 성별, 인종 및 계급이 가정 내 노동자를 보이지 않게 만든다는 것을 보여주었다. 그들의 인류학적 연구에서는 저자인 아프리카계 미국인 사회학자가 직접 가정부로 고용되어 고용인에게 점차 '보이지 않게' 되는 과정을 예로 들어 설명했다(31). 하트(32)는 병원 비품부에 대한 연구에서 비슷한 관찰을 했다. 이 시나리오를 뒤집어 보면, 노동자는 눈에 보일 수 있지만 그들의 일은 배경으로 밀려날 수 있다. '만일 보려고 한다면 말 그대로 일이 수행되는 것을 볼 수 있다—그렇지만 그 일이 너무 당연시되면 사실상 보이지 않는 상태가 된다'(25).

노동자는 스스로의 지식과 전문성에 대해 특별한 권한을 가지고 있다. 이 전제에 따르면 우리는 어떻게 일하는지뿐만 아니라 그 업무가 사람들에게 어떻게 인식되는지도 정의할 수 있어야 한다(33). 그러나 노동자 스스로가 늘 전체 활동에 자신이 어떤 기여를 하는지 인식하는 것은 아니며(29), 특정 암묵적 기술을 설명할 언어나 그들의 주장을 밀어붙일 자신감이 없을 수 있다. 게다가 선행 연구들은 어떤 유형의 일은 다른 일보다 더 보이지 않을 가능성이 있다고 했다. 여성들의 보이지 않는 일에 주목한 여성주의 학자들은 서비스 부문에서 일하는 여성들의 보이지 않는 일에 주목했는데, 여성의 노동은 업무 기술보다는 여성으로서 타고난 속성에 의한 것으로 생각되어 저임금을 받는다. 또한 여성의 일은 더 잘 수행될수록 그 일의 혜택을 받는 사람에게 덜 보이는 경향이 있다(33). 또 직업적으로 공적 권한을 얻기를 주장하는 관점에서는 일부 활동을 골라 다른 것보다 눈에 띄도록 강조하고, 직업 정체성에 제한을 주는 다른 일들은 보이지 않는 채로 놔두어야 할 수도 있다(34).

보이는 것과 보이지 않는 것은 내재적으로 좋거나 나쁘다는 가치판단을 적용할 수 없다. 1968년 대거넘Dagenham의 포드 자동차 회사에서 200명의 여성 재봉사가 여성 업무는 '비숙련', 남성 업무는 '반숙련'으로 구분된 것에 대해 재분류를 요구하며 생산을 중단한 파업은 유명하다. 이 파업은 1970년 영국 평등임금법의 제정을 촉발한 것으로 널리 인정받고 있다.[2]

---

2 〔옮긴이 주〕 1968년 영국의 포드 자동차 공장에서 자동차 시트 재봉을 맡은 여성 노동자들은 모두 비숙련 노동자로 분류되어 남성 노동자들보다 15% 적은 급료를 받았다. 대거넘(Dagenham) 공장 여성 노동자들이 이에 반대해 파업을 시작했고, 헤일우드(Halewood) 공장이 그 뒤를 이었다. 시트 생산이 멈추었고 재고가 모두 소진되자 결국 모든 자동차의

어떤 일이 잘 보이는 것은 그 일에 대한 통제와 감시가 증가하는 결과를 낼 수도 있다. 보우커(35)는 아이오와대학 간호사들의 간호행위분류 nursing intervention classification를 분석하며, 그들이 섬세한 균형감을 가지고 업무에 대한 공식적 인정을 얻으면서도 일정한 정도의 재량권을 유지하는 것을 관찰했다.

일의 가시성과 비가시성은 노동자들이 얻게 되는 직접적인 결과를 넘어서 조직화에 영향을 준다. 여러 연구에 의하면 기술을 구현하고 작업환경을 재구성할 때 오직 가시적인 일만으로 진행한다면 어려움에 부딪칠 수 있다. 예를 들어, 웨스터버그(36)는 스웨덴의 가정간호를 연구하며 노동자들이 공식적이면서 눈에 보이는 수직 구조와 비공식적이면서 수평적인 사회적 네트워크를 어떻게 운영하는지를 설명했다. 공식/비공식 측면 둘 다 업무 관리에 중요하고 시민들이 질 높은 가정간호를 받는 데 중요한 기능을 한다는 것이다. 그러나 비공식 네트워크가 가진 가능성에도 불구하고, 컴퓨터 시스템은 오직 공식구조만 지원하기 위해 개발된다.

덴마크 공공 부문에서 스트로백(37)은 중간 휴식시간 coffee break이 감정노동이 요구되는 일을 하는 노동자 집단에서 매우 중요하다는 것을 강조했는데, 서로 사례를 공유하고 전문적인 의견을 교환하는 동시에 개인적인 스트레스를 해소할 기회가 되기 때문이다. 스트로백은 이러한 중간 휴식시간을 생산성 '낭비'가 아닌 작업의 중요한 부분으로 고려해야 한다고 주장한다. 효율성을 추구하는 불가피한 추세 속에서 조직은 점점 규모를 줄이고자 하고, 동시에 기존에 수행되고 있는 일의 필요성을 낮게 평가하

생산이 중단되었다. 3주간 이어진 파업은 당시 노동부장관의 중재로 마무리되었고, 즉각적인 8% 임금인상과 동시에 숙련도 재분류가 이루어졌다. 이에 영향을 받은 1,000여 명의 여성 노동조합원들이 1969년 트라팔가 광장에서 평등임금 시위를 했고, 이것은 1970년에 영국 평등임금법이 발의되는 계기가 되었다.

며, 요구되는 직원의 수나 기술을 줄이는 결정을 하기도 한다. 만약 이런 결정이 업무에 대한 잘못된 이해를 기초로 한다면 그 결과는 심각할 수 있다.

간호사의 일에는 가시성 여부와 관련된 특징들이 있다. 이 일의 범주는 성별화된 일, 즉 여성들의 자연스러운 속성에 기초하는 것으로 간주되는 일이다. 또한 이는 육체노동(38)이면서 '일'에 대한 일반적인 사회적 통념 너머에 있다(13). 즉, 잘 보이지 않는 노동이다. 또 간호사들의 일의 종류가 매우 다양하다는 것도 보이지 않게 — 또는 최소한 일부 요소가 보이지 않게 — 한다. 그러므로 간호사의 당면한 과제는 자신들이 하는 다채로운 범위의 활동들을 요약하여 직능의 개념적 구조를 개발하고 전문가로서의 정체성을 만드는 것이다(39).

의료가 변화하면서 업무 영역도 변화하고, 이러한 변화는 업무의 가시성 또는 비가시성에 영향을 미치며, 조직 차원에도 업무 간의 관계에 영향을 미친다. 다음으로는 의료의 변화와 그 변화가 간호 업무의 가시성에 미친 영향을 살펴보겠다.

21세기 간호 개혁에서도 '보이지 않는 일': 간호사의 조직화 업무

현대 의료 시스템의 진화는 간호사의 업무에 깊은 영향을 미치고 있다. 지난 20~30년 동안 영국에서는 의료 시스템의 구조, 기술, 인구 통계, 정책의 변화가 간호 실무의 맥락, 내용, 속도에 영향을 미쳤다. 병원 간호사들은 관리 업무를 더 많이 넘겨받고 있고, 급성 중증환자를 더 빠른 속도로 간호하기를 요구받으며 동시에 서비스 비용 절감에 대한 압박을 받는다(40-41). 지역사회 간호사들도 유사한 압박을 겪고 있는데(42), 노쇠한 노인 인구의 증가에 대비하여 2차 의료와 지역사회 보건 간의 균형을 맞추기 위해 일해야 한다. 프로젝트 2000Project 2000[3]을 통한 간호 교육 개혁 이후 간호인력 구성Skill-mix(43)[4]이 변화하면서 자격을 취득한 간호사가 보조 직군들과 함께 일하는 새로운 업무 방식이 개발되었다. 또한 전공의들의 수련을 위한 정책이 수립되고(44) 의료 기술이 진화하는 동안(42, 45-46) 간호사는 새로운 업무들을 위임받게 되었다. 의료 권위주의를 타파하기 위한 흐름은 전문가와 비전문가 간의 업무 재분배가 이루어지게 했으며(47), 이로 인해 간호사들은 환자 및 가족과 협력해서 일하는 이용자 중심 의료 서비스를 제공하게 되었다(48-49). 동시에 다른 보건의료직, 사회복지 직군들과 마찬가지로 간호사의 업무는 새로운 임상 거버넌스 및 질 향상 시스템을 통한 지속적 표준화와 외부 검증의 대상이 되었다(50-60).

이런 맥락에서 의료 제공에만 초점을 맞춘 전통적인 간호 업무의 권한은 더 이상 직능이나 대중의 요구와 맞지 않는다는 비판적인 해석도 등장했다(61-65). 이러한 경향은 최근 발생한 악명 높은 스캔들로 간호 서비스

---

3 〔옮긴이 주〕프로젝트 2000은 영국에서 1990년부터 단계적으로 도입된 간호고등교육 계획으로, 영국간호조산방문간호중앙협의회(United Kingdom Central Council for Nursing, Midwifery and Health Visiting: UKCC)에 의해 추진되었다. UKCC는 지식 주도적 간호를 지향하며 이전의 병원 중심 견습 제도 대신, 대학 교육 기관에 간호사 교육을 연계했다. 2년제 간호사 제도를 폐지하고 3년제의 성인, 아동, 정신건강 간호사와 조산사 과정을 설립했고, 교육 시설을 개선하고 학생 실습 과정을 수립했다. 이 계획에는 교육기관에 대한 재정 지원뿐 아니라 학생 개인들의 대학 등록금과 생활비, 실습비 지원이 포함되었다.

4 〔지은이 주〕간호인력 구성(Skill mix)은 보건의료 환경에서 간호를 제공하는 인력을 구성할 때 여러 범주의 직군을 조합하거나 그룹화하는 것으로, 중요 고려 요소로 간호인력 개개인이 보유한 역량의 범위, 한 역할 내에서 상급자와 하급자의 비율, 그리고 여러 직능의 혼합 비율이 있다.

의 질에 대한 사회적 불안감이 커지면서 더욱 강화되었다. 영국국가보건의료서비스 미드 스태퍼드서 재단 트러스트Mid-Staffordshire NHS Foundation Trust의 경우 기본적인 임상 표준clinical standards에서 광범위한 문제가 보고되었고(66-67), 세인트 조지St George 병원에서는 22세 환자가 탈수로 사망하는 사건이 발생했다(68).

의료인이 전문직으로서 해야 할 의무는professional mandates 업무를 공식화하고 직업 문화를 전파하며 집단의 소속감을 만드는 것이다(69-70). 또한 구성원들이 업무 환경에 따라 타협의 여지가 있을 때 원칙을 지키기 위해 노력하도록 독려한다(71). 그러나 이상과 현실 사이의 간격이 너무 크면, 의무는 역기능을 갖는다(72). 많은 경우 사람들은 이 괴리 때문에 일터에서의 소외감을 갖게 되고 이는 번아웃, 사직, 또는 간호 표준에 대해 무관심해지면서 일에 충실하지 않게 된다(63, 73). 중요한 것은 이런 불일치는 실제 간호사의 업무에 대한 기대를 왜곡할 뿐만 아니라, 이 직군이 실무에서 잠재력을 실현하는 데 방해가 된다는 것이다.

간호에 대한 규정은 간호사가 **실제로** 무엇을 하는지 그리고 그 역할이 현장에서의 맥락에 따라 어떻게 기능하며 형성되는지에 대한 이해에서 출발하기보다 무엇을 **해야 하는지**에 대한 탁상공론에서 비롯된 경우가 매우 자주 있었다. 병원 간호는 현대 의료 시스템의 성장과 함께 조직적으로 이식된 직업이지만, 대상자와의 비정형적 일대일 관계를 기반으로 유연하게 해석되는 경향이 있었다. 예를 들어, 셀리아 데이비스(74)는 간호사가 겪는 '직업적 곤경professional predicament'을 폴로 민트polo mint에 비유했다. 폴로 민트는 중앙에 구멍이 있는 것이 특징인 과자로, 데이비스의 주장에 따르면 의료 시스템은 간호사들에게 업무에 필요한 모든 지원을 요구함으로써 간호를 환자와의 핵심 업무에서 멀어지게 한다. 간호사의 핵심 업무인 환자 돌봄이라는 기능이 상실되는 것은 의료 시스템에 책임이 있다는 것이다.

그러나 간호의 역할은 항상 직접 간호 행위 외에 광범위한 지원 활동을 포함해 왔다. 나이팅게일은 『간호론 Notes on Nursing and Other Writings』에서 다음과 같이 주장했다.

> 불결한 위생 상태, 열악한 건물, 그리고 불합리한 행정 체계 때문에 종종 간호를 할 수가 없다. 하지만 간호의 기예적 측면 art of nursing 에는 내가 간호라고 생각하는 것을 가능하게 하는 환경을 만드는 것이 포함되어야 한다(75).

나이팅게일의 '돌봄'은 치유와 건강을 가져오는 환경을 만드는 것이다. 1950년대 북미 간호학을 광범위하게 연구한 사회학자 에버렛 휴즈는 간호사에 대해 다음과 같이 말했다. '간호사의 일은 본질적으로 꼭 이루어져야 할 일이 수행되지 않을 위기에 처한 경우 책임감 있는 방식으로 해야 하는 일이다'(34). 1993년과 2003년 사이에 6개국에서 발표된 54개의 간호 업무에 대한 문화기술지 연구에 대한 자체 검토에서, 나는 환자 직접 간호를 제외하고 간호사가 수행한 여덟 가지 업무를 분류했다(76-77). 하지만 간호가 광범위하다는 인식이 널리 퍼져 있음에도 불구하고, 내가 아는 한 간호의 기능에서 돌봄을 제외한 요소는 그 자체로 연구된 적이 없으며 부정적인 비유를 통해 설명되는 경향이 있다. 그래서 데이비스는 간호사의 조직화 업무를 '부수적 업무'라고 불렀고, 모크슈(78)는 그것을 쿠키들이 모두 잘려 나온 후 작업대 위에 남아 있는 반죽 찌꺼기들에 비유했다.

우리는 납작하게 밀린 반죽을 떠올린다. 가정주부가 거기서 쿠키들을 잘

라내 알루미늄 판 위에 올려 오븐에서 굽는다. 부엌 식탁 위에 남아 있는 것은 그물 같은 반죽이고 원래 완전했던 반죽이 잘려나가기 전 전체 범위와 면적이 어땠는지를 보여준다. 어쩐지 간호는 쿠키를 자른 후에 남아 있는 무늬를 연상시킨다(78).

간호사의 조직화 업무는 대부분 '궂은 일dirty work'로 여겨져 왔다. 휴즈(34)는 직업 정체성에 위협을 가하는 일이라는 의미로 이 용어를 사용했고, 어떻게 하면 간호 실무를 직업적 이상과 일치하도록 되돌릴 수 있는지에 대한 많은 논문을 썼다. 기본 간호 수준이 낮아지고 있다는 우려가 커지는 상황에서, '비임상' 활동이 간호사의 '진짜 업무'에 부정적인 영향을 미친다는 주장은 의심의 여지가 없다. 예를 들면, 의료 서비스 제공 절차를 합리화하기 위해 최근에 고안된 생산적 병동Productive Ward 같은 질 개선 정책이 있다(60)[5]. 이 정책은 '돌볼 시간을 해방하라release time to care'는 구호와 함께, 현대 간호의 권한을 강화하며, 서비스 질에 대한 정책적 관심을 확산시켰다. 구호를 사용한 수사적 전략 덕분에 실제 생산적 병동과 그 아류들이 널리 확산되었다. 그러나 이것을 고안한 사람들은 간호사들의 '비임상' 업무는 간호 기술이 사용되어야 하는 적절한 영역이 아니라고 생각하며, 그 업무를 하는 시간을 최소한으로 따져도 적정 수준보다 많다고 여긴다. 그러나 이 생각이 맞는지 어떻게 확인할 수 있을까? 산업적 맥락에서 조직은 먼저 생산 과정을 이해하고 나서 개선 모델을 내놓아야 한다. 그러나 의료 영역에서는 보이지 않는 업무를 잘 이해하지 못한 상태에서

---

5 〔지은이 주〕2010년 영국 급성기 치료 신탁 재단이 도입한 대규모 간호 질 향상 프로그램으로, 생산성 향상과 병동의 낭비 절감을 목적으로 한다. 이 프로그램은 간호사들에게 병동 관리에 필요한 정보, 기술, 시간, 서비스를 제공하여 직접 자신의 병동에서 문제점을 인지하고 개선할 수 있도록 권한을 부여한다.

대안적인 도구와 기술을 새로 도입하는 경우가 너무 많다.

직업 정체성의 표류에 자극을 받아, 2008년 영국국립간호연구소UK National Nursing Research Unit는 사회에서의 간호사 역할에 대한 보고서를 만들었다(65). 보고서의 목적은 간호에 대한 신뢰를 회복하고, 대중과 간호사가 바라는 바가 무엇인지 정의를 내리며, 의료의 질 차원에서의 변화를 어떻게 측정할지를 정하는 것이었다. 새로운 전문성 모델은 환자 간호를 넘어 조직과 전체 의료 서비스에 대한 기여를 포함하는 간호 역할의 재구성을 제안했다. 전 세계 보건의료 지도자들이 환자 안전과 의료의 질을 가장 잘 보장하는 방법을 고민하게 되면서 이런 재구성의 필요성이 점점 더 분명해지고 있다. 이 책에서는 간호 실무의 중요 요소에 대해 새로운 경험을 바탕으로 한 개념을 제시하여 변화의 기초를 놓을 것이다.

간호사의 조직화 업무 연구를 위한 이론적 배경: 실천기반이론과 행위자네트워크이론

간호사의 업무에 대한 연구는 종종 간호의 기능에 대한 원론적인 개념을 기반으로 한다. 즉, 간호는 본질적인 특성을 가지고 있다고 가정한다. 이 가정은 실제 간호 업무가 현실에서 하고 있는 일보다 우선시된다. 그 결과 많은 간호 연구가 이론과 실제 업무 환경의 제약 사이의 불일치에 관심을 갖게 되었다.

나는 다르게 접근할 것이다. 나는 노동과 실천기반이론practice-based theory을 구분할 때 생태학적 접근 방식을 채택했으며, 관심사는 간호사가 실제로 수행하는 일과 그 일을 만드는 시스템의 특징을 연구하는 것이다.

생태학적 사고는 프랑스 사회학자 뒤르켐(79)까지 거슬러 올라가며, 에

버렛 휴즈(34, 80-81), 엘리엇 프레이슨(82), 그리고 가장 최근에는 앤드류 애보트(83)의 연구가 그 계보를 잇는다. 생태학적 사고는 노동의 세계를 역동적인 사회 시스템으로 바라보고, 더 넓은 활동 영역에서 사회적 집단과 제도 사이의 연결과 상호 의존성을 연구하게 한다. 이 이론가들에게 노동 시스템이란 직업에 영향을 미치는 경제적·기술적·사회적 요인에 반응하여 늘 변화하는 것이다. 새로운 업무들이 나타나거나 다른 직업군으로 재분배되기도 하고, 어떤 업무들은 완전히 사라진다. 한때 공식적으로 임금을 받았던 업무 활동은 무임금 부문으로 넘어갈 수 있다. 새로운 직업이 구체화되고, 다른 것들과 융합되고, 어떤 것들은 감소하거나 완전히 사라지는 지속적 진화 과정에서 직업들 사이의 경계는 확장과 수축을 반복한다(5, 84).

간호는 의료계의 광범위한 변화의 선두에 서 있다. 이는 간호가 의료 서비스 조직과 밀접한 관련이 있는 한편, 상대적으로 낮은 등급의 업무를 위임받는 위치에 있고 다른 한편으로 진료부와 경영진 양쪽에서 업무를 할당받기 때문이다. 의료 개혁의 영향에 대해 간호학의 관점에서 작성된 최근 문헌은 종종 간호사가 광범위한 외부 세력에 의해 진정한 직업의 역할을 빼앗기고 있다고 탄식하지만(63) 사회학적 관점에서 진화와 변화는 모든 노동 시스템에 예견된 불가피한 특성이다. 휴즈(34)가 주장한 바와 같이, 본질적으로 직업은 특정 기능의 집합이 아니라 '지속적인 활동시스템에 속한 개별적인 일부'이다. 사회학적으로 말하자면, 노동 종류의 구분은 단지 우연적이고 일시적인 것이다. 그것은 내재적인 기술이나 기계적 또는 정신적 작업이 아니라, 사람들에게 실제 할당된 기능, 즉 행동 영역 내에서 그들의 역할로 구성된다. 직업이 좁은 의미의 한 가지 일만 하는 것이 가능할 수 있지만, 일반적으로 직업은 수많은 일의 '묶음'으로 구성된다. 이들은 서로 유사한 기술을 필요로 하기 때문에, 서로 다른 일들을 한

곳에서 편리하게 수행할 수 있거나 한 가지만 수행할 경우 노동자가 정규직으로 근무해야 할 만큼 시간 소요가 많지 않기 때문에, 또 어떤 것들은 일이라기보다 특정 역할의 자연스러운 속성으로 간주된다는 이유로 한 그룹으로 묶인다. 휴즈(34)는 역할에 의한 업무는 기술 중심의 직업과 다르다고 했다. 간호는 조직에 소속된 직업이며 역할에 의해 업무가 규정되는 직업의 좋은 예시다.

역사를 살펴보면 간호는 실제로 업무 내용의 변화에 잘 적응해 왔고 다양한 책임을 감당해 왔다. 하지만 이로 인해 간호직군은 주기적으로 직업 정체성의 위기에 처했다(85). 간호사의 조직화 업무를 연구하며 광범위한 이론들을 사용하여 여러 개념의 유사성을 찾아냈고 이것을 실천기반 접근법과 유사하게 이해할 수 있도록 정리했다(86). 이 방식은 인간행동학(87-88), 문화기술지(89), 구조주의(90)와 활동이론 Activity Theory(91-92)과 관련 있다. 이 이론들은 몇 가지 큰 공통점이 있다(86).

첫째, 이 이론들은 사회적 현상이 인간이라는 행위 주체 human agency를 통해 형성되고 지속적으로 변화한다고 여긴다. 젠더나 조직과 같은 겉보기에 뚜렷한 사회적 구조는 (고정적인) 명사가 아닌 (변화하는) 동사이며, 즉 지속적으로 실천하는 것에 의한 성취이다. 흥미로운 것은 이것이 성취되는 과정이다. 가펑클(89)은 유명한 문화기술지의 예시에서 성전환자인 아그네스가 정상 여성으로 변화하는 과정을 추적했고, 나는 연구에서 간호사의 업무 영역 경계가 외부로부터 부여받는 것이 아니라 실무 중에 적극적으로 구성된다는 것을 밝혔다(5, 93).

둘째, 실천은 다양한 자원에 의해 가능해지는 신체 활동 bodily activities이다. 실천이론 practice theory은 인간 주체가 세상과 직접적으로 관계를 맺는 것이 아니라고 강조한다. 활동은 항상 어떤 종류의 인공물 artefacts에 의해 매개된다. 의료 분야에서 인공물은 수술 도구, 프로토콜이나 종이로 된 서식과 같이 물질적 인공물이나 추론법, 의료 개념, 범주나 방법과 같은 추상적 인공물일 수 있다. 인공물은 다양한 추정이나 '각본'을 현실에서 구현하고 여러 방식으로 구성되며 행동을 '유도하는 특성'(94)이 있어서 행동을 하게 만든다. 실제로 인공물은 인간의 노력만 지원하는 것이 아니라 업무의 성격도 변형시킨다. 따라서 도구와 인간 행동 간의 관계, 그리고 실무가 어떻게 분배되는지는 특히 흥미로운 부분이다. 그것의 섬세함이 구현된 예시로는 의무기록과 관련 건강 정보 기술 사용에 대한 베르크의 연구가 있다(95-99).[6]

셋째, 실천기반접근법은 항상 인간의 창의성과 진취성을 위한 빈 공간을 남긴다. 실천은 무심한 반복도 완전한 발명도 아니다(86). 사람들은 문제에 대한 해결책을 찾기 위해 물질적·사회적 세계와 역동적으로 상호작용하면서 실천을 하게 된다. 일은 예측 불가능하고, 잘못 구조화되거나 새로 발생한다(종종 이 모두가 동시에 일어난다). 사람들에게는 문제에 대한 해결책을 찾기 위한 창의적인 과정이 필요하다(100). 따라서 실천이론은 사람들이 상황을 어떻게 이해하는지 강조하며, 개인적인 심리 요소들보다는 구성원들의 실질적·담론적 활동에 주목한다(101).

넷째, 실천기반접근법은 권력의 중요성을 강조한다. 실천은 네트워크에서 서로 관계를 맺고 있는 특정 이익집단에 도움이 되며, 주어진 맥락 내에서 권력과 특권의 분배에 어떤 방식으로든 영향을 미친다(102). 따라서 간호를 연구할 때, 실천이 다른 사람들에게 미치는 결과뿐 아니라 (권력과 특권의 분배에 의해) 조직화 업무가 부여받는 제약에 대해서도 질문해

---

[6] 〔옮긴이 주〕 이 연구는 정보 기술이 업무 관행과 관련 있다고 보았다. 예를 들면 의무기록을 위한 정보 기술 도구는 간호사, 의사가 기록을 작성하고 조회하는 것뿐 아니라 정보를 축적하고 다른 주체의 활동을 조정하게 하여, 더 복잡한 업무를 처리할 수 있게 해준다는 것이다.

야 한다. 실천은 늘 역사적 물질적 조건에 맞추어 지속적으로 변화하기 때문에, 실천이 다르다면 세계는 달라질 것이다(102). 베버가 '권력'과 '권한'를 구별한 것을 적용해 보면(103), 간호는 자신이 하고 있는 실무를 통해 환자가 받는 치료의 질을 형성하는 권력을 갖지만, 그 일의 가치를 인정받지 못해 합법성legitimate(즉, 권한)은 갖지 못한다는 도전에 직면해 있다.

마지막으로 실천적 관점을 갖는 것은 지식을 이해하는 방식을 변화시킨다. 지식은 사회적이고 실질적인 활동을 수행하는 능력이며, 지식은 '학습을 통해 습득되고, 대상에 새겨져 체화되며, 대화를 통해 부분적으로 표현되는 실천적 방법의 집합'이다(86). 특정한 실무 분야에서 일하는 것은 행동이나 말하는 방식뿐 아니라, 무엇을 느끼고, 기대하고, 무엇에서 어떤 의미를 얻을지 배우는 것을 포함한다. 부르디외(104)가 관찰한 바에 따르면, 각 분야에서 사회생활을 한다는 것은 행위자가 일상적인 실천을 하면서 특정한 사회적 관계를 형성하는 것을 의미한다. 사람들은 실천을 통해 사회적 행동을 위한 특정 성향(학습된 인식 구조, 사고 및 활동)을 개발하며, 이는 그가 '아비투스Habitus'라고 명명한 특정 방식으로 행동하는 경향을 만든다. 이는 우리가 간호사의 조직화 업무와 이것이 교육 및 전문직 발전에 미치는 영향을 이해하는 것에 중요한 개념이다.

나는 이 연구에서 실천기반접근법 외에 행위자네트워크이론Actor Network Theory: ANT을 적용했다. 행위자네트워크이론은 과학 기술 업무를 구성하는 상호 의존적인 사회적 실천 네트워크에 대한 이론이다. 이 이론은 마이클 캘런(105)과 브루노 라투르(106-108)의 연구를 통해 발전했고 존 로(109)에 의해 사회학 전반에 걸쳐 확장되었다. 행위자네트워크이론은 복잡한 이론이고 그 근본적인 규칙, 사용과 남용, 그리고 그것이 현실적인 이론으로 적합한지에 대해 많은 논의가 있었다(110). 여기에서 이 논의들을 다룰 필요는 없다. 행위자네트워크이론은 실천기반접근법을 보완하여 실천 분야에서의 서로 다른 요소들과 그 요소들을 설명하는 언어 사이의 관계를 더 분석적이고 민감하게 보게 한다.

인간과 인간이 아닌 행위자 모두 네트워크 내에서 동등한 행위자라는 주장은 행위자네트워크이론의 중심 주장이다. '행위자'는 일반적으로 의식을 지닌 존재를 일컫지만, 행위자는 우리의 세계를 구성하는 모든 종류의 자율적인 존재(사람, 개념, 텍스트, 물질적 대상, 진술, 인공물)이며 행동할 수 있는 능력을 부여받는다. 실무 분야에 관심이 있는 학자들에게 이러한 인식은 인간과 비인간 행위자 간에 기능이 어떻게 할당되는지에 대해 생각하게 해주었다.

예를 들어, 최근 몇 년간 의료계에는 진료지침care pathway, 체크리스트, 알고리즘 같이 업무 조정을 지원하도록 설계된 프로그램들이 확산되었다. 행위자네트워크이론을 적용하면 실천이 필요한 행위, 그리고 그 행위가 도구를 사용하는 자에게 미치는 영향, 즉 위임과 처방 과정에 대해 분석할 수 있다(107). 이 구분은 고정된 것이 아니고 협상과 변경이 가능하다. 따라서 비인간 행위자는 일부 속성을 얻거나 잃을 수 있으며 이는 인간 행위자도 동일하다(109).

행위자네트워크이론은 모든 사회 현상을 행위자-네트워크로 분석한다. 그러나 네트워크라는 용어의 사용은 이 개념의 기술적 적용과 혼동되어서는 안 된다.

> 우리는 개인 간의 상호작용을 보여주는 데는 관심이 없다. […] 우리의 관심사는 그들이[행위자가] 역할을 정의하고 분배하는 방식과, 타인을 동원 혹은 개발하여 역할을 맡기는 것을 보여주는 것이다(111).

따라서 행위자-네트워크는 변화하는 요소들이 연합된 시스템이다. 네트워크는 일시적이며, 안정성을 얻기 위해 적극적으로 수행되고, 창조되고, 재창조되어야 한다. 게다가 네트워크는 일관성이 없고 충돌과 불일치를 포함한다. 따라서 행위자네트워크이론의 초점은 네트워크 내 관계가 어떻게 유지되는지, 혹은 형식이나 연결이 어떻게 안정적으로 유지되는지에 있다. 네트워크 내의 행위자는 상호 간의 관계로서 형태를 갖추고 타자와의 상호작용을 통해 정체성을 나타낸다(112). 모든 사회적 질서는 다차원적 네트워크 내에서의 연결의 결과이다. 행위자네트워크이론에는 원인이 없고, 결과만 있기 때문이다. 행위자네트워크이론은 네트워크가 어떻게 일관성과 지속성(안정화)을 얻는지에 대한 문제를 다룬다.

'번역'은 행위자네트워크이론 내에서 네트워크 구성원이 함께 공존하는 과정, 목표와 관심사를 정렬하거나, 또는 모순된 구성원을 분리하는 데 사용되는 광범위한 용어다. 번역은 기하학적 의미와 기호학적 의미를 모두 가진다. 즉, 시공간 내에서 실체가 이동하는 것을 의미할 뿐 아니라 한 맥락에서 다른 맥락으로 변환되는 것을 의미한다. 후자는 한 언어에서 다른 언어로의 번역과 유사하며, 이것은 내포하는 의미의 변환을 말한다(113). 행위자네트워크이론은 네트워크가 왜, 어떻게 그런 형태를 취하는지는 설명하지는 않지만, 네트워크 내의 관계성을 탐구할 수 있도록 세상을 바라보는 방법과 렌즈를 제공한다.

> [번역]은 연결고리를 만들거나, 두 영역 사이의 통로를 만들거나, 아니면 단순하게 의사소통을 한다. [그것]은 다양한 요소들의 조합과 혼합으로 새로운 것을 만들어내는 발명 행위다(114).

번역의 과정에는 세 가지 주요 요소가 있으며 네트워크 내의 수많은 행위자들은 각각 다른 번역 과정에 관여할 수 있다. 번역의 첫 번째 단계는

'문제 제기problematisation'라고 하는데, 행위자가 자신의 관심과 일치하는 다른 행위자의 활동을 정의하고 필수불가결한 것으로 설정하는 것이다. 두 번째 단계는 '관심 끌기interessment'로, 자신의 정의를 수용하도록 다른 행위자를 설득하는 과정이다. 세 번째 '등록하기enrollment'는 다른 행위자가 정의된 관심사를 받아들이는 것이다.

이해를 돕기 위해 단일 행위자에 주목하고 그의 관점에서 번역 과정을 생각해 본다면 도움이 될 것이다. 예를 들어, 이 책에서는 간호학의 입장에서 의료를 조망한다. 나는 간호사를 의료 조직 내의 모든 일이 반드시 거쳐 가야만 하는 '의무통과점obligatory passage point'으로 보아야 한다고 주장한다. 의무통과점은 행위자 네트워크 내에서 네트워크를 형성하고 동원하며 모든 행위자가 반드시 통과해야 하는 초점 행위자다. 일부에서는 네트워크의 파놉티콘network's panopticon(한곳에서 내부를 모두 볼 수 있게 만든 공간 — 옮긴이 주)(115)이라고 설명한다. 의무통과점은 거리를 두고 전체를 보며 행동할 수 있는 특별한 위치이며, '지엽적 네트워크와 전체적인 네트워크 간의 모든 상호작용을 통제한다'(116).

네트워크의 요소를 연구할 때 행위자네트워크이론은 중개intermediary와 매개mediator를 구분한다. 중개는 현상에 아무런 차이를 만들지 않는 반면 매개는 차이를 크게 증가시키기 때문에 연구의 대상이 된다. 매개는 네트워크의 다양한 이질적인 개체를 결합하여 그들 사이에 설정된 관계의 형태와 내용을 구성한다. 네트워크가 단순화되면 충분히 안정화되어 그것을 구성하는 복잡한 사회적 물질적 관계가 보이지 않는Black-box 상태가 된다. 네트워크가 보이지 않게 된 상태를 '결절'이라고 한다(117). 결절이 되는 과정은 하나의 네트워크가 다른 네트워크의 단일 지점 또는 결절로 전환되는 것이다(118). 행위자네트워크이론의 시각에서 모든 것은 행위자인 동시에 네트워크이며 이것은 어떤 관점으로 보느냐에 달려 있다.

또, 행위자네트워크이론은 권력에 대한 고찰에 유용한 접근법을 제공하는데, 권력의 메커니즘, 즉 일부 상호작용이 다른 상호작용보다 더 많이 안정화되고 재생산되는 메커니즘을 설명한다. 권력은 소유보다는 설득하는 과정에서 생기는 것이라고 이해하는 것이 적절하다. 권력은 서열 경쟁의 결과이며 관계에 따라 분산되는 것이다.

비록 동일한 이론적 기원에서 출발했지만, 이 접근 방식들을 종합하면 간호사의 조직화 업무를 명확하게 설명할 수 있는 유용한 연구 형식이 된다. 앞으로 구체적 개념을 대입해 가며 더 자세히 탐색해 볼 것이다.

간호사의 조직화 업무 연구를 위한 연구 방법: 연구 대상과 자료 수집

이 책의 기초가 된 연구는 웨일스의 한 대규모 대학보건위원회에서 시행되었으며, 여기에서는 가명을 사용했다. 나는 파크랜드Parkland에서 2011년 3월에서 8월 사이에 성인 간호 부서에서 일하는 병원 간호사 40명의 근무를 동행관찰shadowing했다. 목표는 '조직화 업무'를 더 잘 이해하는 것이었다. 나의 관심사는 공식적 관리직보다는 일선에서 일하는 임상 간호사의 역할이었다. 스프래들리(119)에 이어 나는 간호사가 무엇을 하고, 어떤 도구를 사용하며 간호사의 실무가 그들이 알고 있는 것을 어떻게 드러내는지에 집중했다. 주요 자료의 출처는 비참여 관찰, 비공식적인 질적 면담, 문서 및 자료 분석이다. 개인들의 근무를 관찰했고, 그들의 업무에 영향을 주는 거시적 요인을 이해하기 위해 폭넓은 근무 환경도 동시에 관찰했다. 평균 하루 8시간의 현장 조사를 수행했고, 한 명의 인류학자가 한 간호사의 개별적인 역할 특성과 역량을 어깨 너머로 관찰할 수 있도록 일정을 배치했다.

또한 참여자의 업무, 의미, 관련 기술 및 지식을 탐구하는 비공식 인터뷰를 하여 관찰 자료를 보충했다. 수집한 자료는 현장에서 휴대 가능한 스프링 노트에 기록했다. 이 연구는 카디프 간호 및 조산 대학 연구윤리위원회the Cardiff School of Nursing and Midwifery Studies Research Ethics Committee로부터 승인받았다.

간호 교육, 연구, 서비스 및 정책의 전문가 집단으로부터 안내를 받아 연구 참여자들을 선정했다. 전체 간호사의 조직화 업무를 넓은 스펙트럼으로 포착하기 위해 최대한 많은 표본을 선정했고 의도적으로 실무에서 중요하다고 생각하는 실무 현장을 관찰했다. 모든 분야나 전체 간호 기능을 철저히 감시하려는 것이 아니고 연구 목적을 감안하여 가장 눈에 띄는 지점을 식별하려는 의도였다. 12개의 역할이 먼저 선정되었고, 다른 역할은 동시 분석concurrent analysis을 거쳐 이후에 추가되었다. 최종 표본은 서비스 기반 교대 근무와 고정 근무로 구성되었다. 표본은 거의 여성이고, 두 명의 참여자만 남성이었다. 나는 급성 통증 관리 및 장루전문간호사를 포함하여 특수 간호 직무를 맡아서 임상과 조직화 요소를 통합한 업무를 수행하는 여러 참여자들을 관찰했다. 또 심혈관코디네이터, 뇌졸중코디네이터, 마취전평가간호사 등 문지기gate-keeping 기능을 통합한 역할을 하는 간호사와 재활전문간호사, 퇴원연계간호사 등 타 기관과의 연계 확보를 위해 협상을 하는 사람들과도 시간을 보냈다. 서비스 기반 조정자 역할을 하는 간호사의 업무도 관찰했다.

업무 처리 속도가 빠른 분야, 예를 들면 응급실, 내·외과환자평가실Medical and Surgical Assessment Unit과 외과단기입원실Short Stay Surgical Unit에서 간호사의 역할은 환자의 흐름과 병상 활용도를 관리하는 것이고, 모두 업무량이 많았다. 중환자실에도 코디네이터가 있었다. 나는 일반 중환자실 및 심장

중환자실에서 코디네이터들을 관찰했는데, 그들은 부서 업무를 조직하고, 직원을 효과적으로 배치하며 후배 간호사를 감독하는 일을 통합적으로 수행했다. 일반 병동에서 간호사는 환자를 돌보고, 전동 절차를 밟고, 퇴원 준비를 조정하기 위해 여러 직종과 의사소통했다. 그러나 중요한 점은 이 연구는 간호사의 역할에 대한 연구가 아니라는 것이다. 실천기반접근 방식은 실무자가 아닌 실무 자체를 분석 단위로 하기 때문에 이 연구의 초점은 간호 기능의 조직화 요소에 있다.

인류학적 연구에서 연구 현장과 맺는 관계를 훌륭하게 유지하기 위해서는 한계를 성공적으로 관리해야 한다. 모범적인 방법론에서 가장 강조하는 부분은 연구에 필요한 이성적 거리를 유지하면서 참여자들과 친밀감을 형성하는 것이다. 이 연구는 기존 인류학적 연구에 비해 참여자들과 함께 할 시간이 적었다. 현장조사는 매우 치열했는데 연구 참여자들의 세계에 대한 통찰력을 얻기 위해 관계가 빠르게 발전하는 것이 필요했기 때문이다. 비교적 짧은 시간을 함께 했음에도 불구하고 이것은 전반적으로 성공적이었고, 간호사들은 나와 대화할 때 경계하는 것처럼 보이지 않았고 연구 때문에 그들의 행동을 수정하는 것처럼 보이지 않았다.

자료의 생성과 분석은 동시에 진행되었다. 현장 노트 작성 과정에서 떠오른 생각들은 기록에 포함되었지만, 다른 부분들과 구별해 작성했다. 또한 관찰 횟수가 끝날 때마다 연구 과정에 대한 나의 생각을 기술했다. 이렇게 하면서 이해의 차이로 인해 새롭게 생겨나는 주제와 더 넓은 범위의 질문을 추가할 수 있었다. 관찰한 내용과 해석을 참여자들과 주기적으로 공유하며 그들의 역할에 대한 오해가 없었는지, 또 그들이 중요하다고 생각하는 어떤 것이 간과되지는 않았는지 확인했다. 이러한 대화는 새로운 분석에 대한 건설적인 점검이었다. 이에 더해, 5개월간 현장 조사 후 간호 관리자 회의에서 연구 결과를 발표한 것은 그들의 관점에서 나의 관찰 결과가 합리적인지 검증해 보는 귀중한 기회였다. 나는 연구 전반에 걸쳐 수집된 전체 데이터를 주기적으로 검토하며 역할 간 유사점과 차이점을 조합해 더 확장된 주제를 도출했다. 현장 조사 후 모든 데이터는 질적 데이터 분석 소프트웨어 아틀라스Atlas/ti에 입력했다. 이 프로그램은 데이터 관리를 위해 데이터 추출물에 전자 코딩을 해주었다. 분석을 다시 하면서 초기 코딩 프레임을 수정했고 데이터에서 귀납적으로 생성된 결과는 관련 문헌과 비교하면서 다시 검토했다.

원래 표본에는 지역사회 간호사가 포함되어 있었고 그들의 업무를 분석에 포함하고자 했으나, 연구가 진행됨에 따라 조직화 업무는 조직의 맥락과 밀접하게 연관되어 있다는 것을 깨달았다. 간호의 역할과 간호 업무를 촉진하고 억제하는 요인을 이해하기 위해서는 조직 내의 관계에 대한 탐색이 필요했다. 따라서 나는 병원 간호사의 업무에 집중하기로 했는데, 부분적으로는 지역사회 간호사의 조직화 업무를 충분히 깊이 조사하기에는 자료가 불충분하기 때문이며, 또 다른 이유로는 한 권의 책에서 병원과 지역사회 간호 두 가지 모두를 다루는 것이 불가능하기 때문이다. 여기에 제시한 분석이 지역사회 맥락의 더 많은 연구를 위한 기초가 되기를 바란다. 병원 의료의 질 향상은 시급한 관심사지만, 만성적인 신체적·심리적 문제를 가진 사람들과 늘어난 노인 인구를 위한 새로운 지역사회 서비스 모델 또한 필요하다. 간호사들은 우선순위가 높으면서도 서로 얽혀 있는 이 두 가지 분야 모두에서 정책의 중심에 있다.

현대 보건의료 체계와 간호사의 조직화 업무: 연구 내용 소개

병원들은 환자와 부상자들을 치료하기 위해 설립되어, 직원을 고용하며, 장비를 갖춘다. 지난 40년 동안 모든 선진국에서 병원 치료는 변화를 겪었다. 입원 병상 수는 지속적으로 감소했고 처리 속도는 더 빨라지고 입원율은 증가했다(120). 평균 입원 기간은 1980년 이후 꽤 감소하여 일반적으로 약 50%가 줄었다. 의학의 발전으로 합병증이 있는 사람들을 더 적극적으로 치료할 수 있게 되면서 입원 환자 관리는 더 까다로워졌다(121). 병원은 매우 복잡한 조직으로, 기술이 풍부하고 지식 집약적이며, 여러 단위와 부서로 구성되어 있고, 전문화된 분업 구조를 특징으로 한다.

의료 업무가 점점 더 집중되고 다각화됨에 따라, 환자를 잘 관리하는 것은 뛰어난 개인에게 달린 것이 아니라 개별적인 요구들을 충족하기 위한 여러 요소(행위, 기술, 전문 지식, 의료기)를 적절히 구성하는 것에 달려 있다는 인식이 커지고 있다. 이를 위해서는 조직화 업무가 필요하다. 급성기 의료 부문에 환자 관련 업무 처리 속도를 높이는 동시에 안전하고 질 높은 의료를 보장하기 위해 조직화 업무의 필요는 기하급수적으로 증가한다.

의료 서비스의 제공과 조직화는 어렵다. 최근 수십 년간 서비스 과정과 업무를 합리화하기 위한 시스템 엔지니어링 및 관리 과학 기술 개발이 폭발적으로 증가했다. 간호사는 이에 기여하며, 지엽적 프로토콜이나 통합적 표준진료지침 Critical Pathway 같은 공식 도구의 적용을 주도하는 직업으로 부상했다(57-58, 122-123). 그러나 의료 업무는 종종 이러한 표준화와 통제에 저항한다.

개개인의 질병 과정은 예측 불가능하며, 합병증 및 다양한 요구들은 종종 표준화된 모델에 부합하지 않는다. 공식적인 계획을 조정할 수 있는 경우에도 각 개인의 관리는 조직 차원에서 담당하게 되고 그 결과 환자들은 서비스, 시설에 대한 접근 및 의료 전문가의 시간과 관심을 두고 경쟁한다. 환자 분류와 일정 조정은 공식적인 시스템을 통해 체계적으로 관리되지만, 그렇지 않은 경우도 많다. 병원은 다른 산업에 비해 서비스 대상을 통제하기 어렵다. 또 기술적 정교함의 발전에도 불구하고 의료는 노동 집약적이다. 환자와 가족은 '생산' 과정을 볼 수 있을 뿐 아니라 공동 생산자이며, 일반적 산업에서는 생산과 소비가 분리되지만 의료에서는 동시에 일어난다(124-125). 따라서 의료 시스템은 긴밀하게 통제된 생산 라인이라기보다는, 마크 트웨인의 유명한 작품 『미시시피 강의 생활Life on the Mississippi』에 묘사했던 증기선 조종사의 경험에 가깝다.

강은 까다로웠고, 매일 조금씩 항로가 바뀌기 때문에 경험이 많다 하더라도 부주의한 조종사라면 심각한 어려움에 부딪힐 수 있었다. 게다가 때때로 강바닥이 급격하게 변해서 새로운 코스로 몇 마일쯤 급격히 이동해야 했다(126).

의료 업무의 현실은 정리되지 않은 일을 일상적으로 해나가는 것이다. 이것은 경영학에서 파생된 합리성과 기술의 확산과는 거리가 멀다. 왜 그런지는 신제도주의New institutionalism(사회 현상을 제도와 행위의 상호작용으로 설명하는 이론 — 옮긴이 주)를 살펴보면 이해할 수 있다. 신제도주의는 종교나 가족주의 및 자본주의 같은 더 깊은 사회 구조에 적용되는데, 베버Weber, 파슨스Parsons 및 마르크스Marx 같은 고전 이론가들의 연구에 기원을 둔다. 이것은 스키마schema, 규범, 규칙 및 관행을 포함하여 사회 구조가 권위를 획득하고 구성원의 행동 지침이 되는 과정에 주목한다(127). 신제도주의는 원래 사회생활의 모든 측면과 관련이 있지만, 1980년대에 한 학파가 이 아이디어를 조직에 적용했다.

신제도주의에 따르면, 조직은 대규모 사회 구조의 특수한 하부 조직이며, 조직의 생존을 위해서는 경제적 성공과 정당성의 확립이 필요하다. 신제도주의는 조직이 부족한 자원의 보충을 정당하게 요구하려면 조직이 추구하는 목표가 사회적 가치와 일치해야 한다고 주장한다. 이 맥락에서 정당성이란 사회적으로 형성된 규범, 가치, 신념과 이에 대한 정의로 이루어진 체계에서 그 조직의 행동이 바람직하거나, 적절하다는 일반적 인식 또는 가정이다(26).

이러한 통찰은 메이어와 로완(128)에 의해 인용되었고, 그들은 조직이 어떻게 대중적인 모델과 일치하는 구조와 절차를 받아들여 자신들의 정당성을 획득하려고 하는지에 대해 최초로 주목했다. 결론적으로, 그들은 조직에서 일어나는 많은 일은 그 일이 필요해서가 아니라 (문화적 모델에 의한) 상징, 신화, 의례 때문에 수행된다고 주장한다. 메이어와 로완에 따르면, 현대 사회는 합리성이라는 규범이 지배하는데, 합리성이라는 규범은 공식적인 조직을 만들 때 일종의 템플릿template(설계의 틀)을 제공한다. 그리고 공식적 구조의 많은 측면은 경쟁이나 효율성을 위해서가 아니라, 오히려 바람직한 목적 달성을 위해 적절한 수단이라고 판단되는 제도화된 믿음에 의해 주도된다.

조직은 제도화된 환경에서 형식적 구조를 설계하여 집단적으로 가치 있는 목적에 적합하게 행동하고 있음을 보여준다. 제도화된 요소를 받아들이면 활동에 대한 설명(129)이 제공되므로 조직의 행동에 제기될 의문을 사전에 방지한다. 즉, 조직은 정당한 조직이 되는 것이다. 조직의 목표와 절차, 정책을 묘사하는 데 사용되는 어휘뿐 아니라 조직 도표의 이름표도 개별 활동의 동기를 설명할 때 사용하는 어휘와 유사하다(130-131). 질투, 분노, 이타심, 사랑 같은 단어들이 개인의 행동을 해석하고 설명하는 일종의 믿음이듯이, 의사, 회계사, 심지어 조립 라인에 대한 믿음은 조직이 어떤 활동을 하는지 알게 해준다. […] 제도의 규칙에 부합하는 어휘구조는 (조직에 대해) 신중하고 합리적이며 정당한 설명을 한다. 합리적 어휘로 설명된 조직은 집단으로 정의되며, 집단의 의무가 되는 목적을 지향하는 것으로 여겨진다(128).

이것을 바탕으로 디마지오와 파월(132)은 조직의 운영을 둘러싼 제도주의 환경을 나타내기 위해 조직 장Organisational field(사회학에서 특정 산업이나 활동 영역 내에서 상호작용하고 있는 조직들의 집합을 말함 — 옮긴이 주) 개념을 도입했다. 조직 장은 행동 방식의 적절성에 대해 독특한 문화적 압력을 형성하는데, 이것은 의도적 통제보다 강력하다(26). 그러므로 특정 영역 내에서 조직들은 더 효율적인 방향으로 변하기보다 점점 서로 닮아가는 경향이 있다 — 디마지오와 파월은 이를 동형화isomorphism라고 지칭했다 —. 조직의 혁신을 수용한 사람들은 초기에는 성과를 향상시키려는 욕구를 가지고 혁신을 받아들였지만, 시간이 지남에 따라 혁신은 관행이 되어버려 사람들은 '당면 과제의 기술적 요구보다 (혁신 그 자체에) 더 높은 가치를 부여하게 되는 것이다'(133: 132에서 재인용).

디마지오와 파월에 따르면, 동형화 과정에는 세 가지 유형이 있다. '강압적 동형화Coercive isomorphism'는 정치적 영향력에 의한 것이며, 정부의 명령에 대한 직접적인 반응일 수 있다. '모방형 동형화Mimetic isomorphism'는 불확실성에 대한 일반적인 반응에서 비롯되며, 기술에 대한 이해가 부족하거나 환경이 모호할 때, 조직은 다른 조직을 모델로 삼는다. 동형화의 세 번째 유형은 '규범적 동형화normative isomorphism'로 자율성을 확보하고자 하는 직업의 요구와 전문직화에서 비롯된다. 제도적 환경은 서로 다르지만, 조직은 적절한 행동 방식에 대한 다양한 규범, 가치와 신화를 가지고 있는 경우가 많다(134). 따라서 보건의료 분야에서 전문가의 관습과 관리자의 관습은 조직 활동을 위해 서로 다르거나 경쟁 모델로 공존한다(135-136).

조직이 정당성을 갖게 되는 근거는 유동적이다. 예를 들어, 현대 사회는 기업과 국가의 영향에 더 무게를 두는 반면, 근대 이전 사회는 가족과 종교에 더 중점을 뒀다. 지난 30년간 신자유주의 논리는 다양한 맥락의 여러 연구에서 두드러졌고(137), 역사적으로 보건의료 조직은 전문가 논리로부터 정당성을 얻었지만, 최근에는 공식적 사회 구조에 지대한 영향을 미친 시장 및 경영자 논리가 침투해 들어왔다. 대부분의 조직들에 비해 병원은 의료진이 관할하는 기술적 업무 영역과 관리자 관할의 행정 업무를 분리하려고 오랫동안 시도해 왔다(138). 그러나 최근 몇 년 동안 이것은 지속 불가능해졌다. 의료의 질과 안전에 대한 사건들이 문제를 일으킨 이후, 의료 시스템은 점점 더 정당성의 위기에 직면하고 있고, 신자유주의가 사회의 모든 측면을 차츰 잠식해 나가면서, 조직들이 정당성 확보를 위해 신자유주의 논리에 호소하는 일이 많아지고 있다. 지난 30년 동안 의료계에서 확산된 지침, 체크리스트, 프로토콜은 의료 조직이 내부 절차를 진지하게 생각하고 있으며, 중요한 목적의 달성을 위해 선의의 노력을 기울이고 있다는 것을 외부에 알리기 위한 시도라고 볼 수 있다. 우리는 이것을 절차적 정당성으로 이해할 수 있다(139: 26에서 인용).

메이어와 로완(128)에 따르면, 제도에 대한 믿음을 내세우는 공식적 구조는 효율적으로 작동하지 않는다. 그들은 이러한 긴장을 해소하기 위해서는 공식적 구조를 차단decoupling해 버리라고 조언한다. 그러나 이 조언을 무비판적으로 받아들여서는 안 된다. 조직의 결합이 종종 느슨하다는 것은 오래전부터 인식되어 왔지만, 차단은 기만 또는 겉으로만 준수하는 것처럼 보이는 것을 의미하는 것이기 때문에 여러 학자들의 실증적 경험은 이 조언과 부합하지 않았다(127). 더욱이, 이런 조직 이미지는 의료계에서 허용될 수 없다. 제도주의에 대한 압력은 전체적인 임상과 기술 관리에 대한 운영 권한을 침해하며 얽혀 들어와, 매일의 일상적인 관행에도 압력을 넣는다. 따라서 메이어와 로완이 제안한 차단은 완전하지 않을 것이다.

스캇과 메이어(140)는 중도적인 입장을 취했는데, 기술적 성과에 대한 압력과 제도주의적 압력은 상반되는 것이 아니라 서로 일치하는 지점이 있다고 주장한다. 그럼에도 불구하고 원래 주장은 변하지 않는데, 현대 조직 구조는 다양한 기술의 요구뿐만 아니라 정당한 모델을 요구하는 합리화된 규범에 의해 조정된 결과물이라는 것이다.

신제도주의를 통해 병원 조직을 이해하는 것 외에, 이 책에서 더욱 중점적으로 다루는 조직 개념은 '치료궤적care trajectory'이라는 개념이다. 이것은 스트라우스 등(126)의 이론에 근거하고 있다. 원래 '질병의 궤적illness trajectory' 개념은 복잡해지는 의료 업무를 해결하기 위한 사회적 조직화를 연구하기 위해 개발되었다. 원래 이 용어는 '질병의 생리학적 진행뿐 아니라 진행 과정 중 수행된 업무의 집합, 그리고 그 업무와 업무를 수행한 조직에 미치는 영향'을 말한다(126). 당시 조직 분석에 대한 지배적인 접근 방식은 조직을 안정적인 구조로 바라보는 것이었지만, 이와 대조적으로 스트라우스 등(126)은 의료 조직은 '협상된 순서negotiated orders'이며, 긴박하고 지속적으로 진행되는 개념으로 받아들였다. 질병의 궤적 개념은 이후 정책과 실무 분야에서 일반적으로 사용되는 개념인 '환자경로Patient Pathway'와 같은 용어들과 겹치지 않아 혼선을 피할 수 있고, 내 연구 목적을 위해 더 적절하다. 그러나 '질병의 궤적' 개념도 완전히 만족스러운 것은 아니다. 이것은 암묵적으로 생리학적 과정을 강조하는 의학적 모델로서, 현대 보건의료 업무의 많은 부분이 질병 관리뿐 아니라 지속적 치료와 지원에 대한 환자의 다채로운 요구 사항과 관련된다는 점을 고려할 때 다소 오래된 개념이다. 따라서 환자의 건강과 사회적 치료 요구, 그 과정에서 수행되는 전체 업무 및 조직화에 관련된 사람들에 대한 영향을 추가함으로써 '치료궤적' 개념을 사용하는 것이 더 합리적이다(141).

실천기반접근 관점에서 치료궤적은 활동시스템activity system으로 개념화할 수 있다. 이것은 활동이론activity theory에서 분석의 기본 단위이며, 그것은 공유된 대상, 즉, 환자를 위해 상호 연관된 실무 및 인공물의 배열을 의미한다. 활동은 개인에 속한 것이 아니라 그와 관련된 부서, 도구, 인공물, 규범, 규칙과 관습을 공유하는 집단적 노력의 일부다. 협업은 전체의 목표에 맞춰 행동하는 서로 다른 행위자들에게 업무를 분배함으로써 이루어진다. 활동이론에 따르면, 모든 업무의 대상에는 세 가지 특징이 있다(86).

첫째, 대상의 일부는 주어지지만 일부는 계속 만들어진다. 즉, 대상은 그를 둘러싼 집단들에 의해 구성되고 협의된다. 환자 치료는 불확실성, 모호함, 예상치 못한 우연이 특징이며, 따라서 '우리는 무엇을 위해 여기에 있나?'라는 질문은 절대 해결되지 않으므로, 그저 지금 진행 중인 업무의 일부로 받아들여야 한다. 사실 의료인들은 더 높은 수준의 합의된 목적을 가지고 일하지만, 일상적인 업무에서는 보통 서로 다른 동기와 목표를 가지고 일한다(141). 따라서 효과적 업무 수행을 위해서는 서로 상충될 수 있는 관점과 목표를 조정해야 한다(142).

둘째, 일의 대상은 파편화될 수 있다. 참여자들에게는 자신이 하고 있는 부분적인 업무만 보이기 때문에, 그들의 관점과 관심사는 다양하며 서로 모순될 수 있다. 몰(143)은 환자의 죽상경화증 진단까지의 여러 과정을 추적하며 이런 파편화를 보건의료 영역의 맥락에서 생생히 보여주었다. 그는 진료실에서 볼 수 있는 '죽상경화증'과 수술실에서 심도자술을 수행할 때의 '죽상경화증'이 어떻게 다른지 보여준다. 몰(144)에 따르면 우리가 현실에서 다양한 종류의 실무가 제각기 수행된다는 것을 받아들인다면, 어떤 종류의 실무를 우선시할지 선택할 수 있다. 여기서 우리는 대안들 사이에서 결정을 내려야 할 때 가능한 선택지가 무엇이며 거기 무엇이 걸려 있는지를 고려해야 한다(41). 몰은 선택지들이 서로를 방해할 수 있다는 것과, 이 간섭이 실제로 어떻게 처리되는지에 대해 확인이 필요하다고 했다.

셋째, 활동시스템의 대상은 항상 움직이고 있으며 활동은 인공물에 의해 매개되기 때문에 활동의 대상은 인공물에 의한 제약을 받는다. 대상은 주어진 활동시스템의 다양한 요소들을 유지할 뿐 아니라 서로 다른 활동시스템을 연결한다. 따라서 한 활동시스템의 대상은 다른 활동시스템의 자원(또는 방해물)이 될 수 있다. 최근 이 분야의 연구에는 분석 단위로서 최소 두 개 이상의 상호작용하는 활동시스템이 필요하다(145).

이 책의 주제는 활동시스템 자체가 아니라 간호사의 조직화 업무다. 내 주장은 간호사들이 의료의 여러 활동시스템과 관련 있으며 그들의 상호관계를 관리하도록 요구받는다는 것이다. 간호사는 자신이 책임지고 있는 환자의 치료를 위한 다양한 활동 일정을 조정하는 데 중심축 역할을 하는 한편, 부서나 병동, 또는 담당한 환자들을 위한 전반적인 업무를 처리할 의무가 있다. 이 업무들은 서로 다른 논리로 정보를 수집한다. 전자는 환자 개인의 요구를 우선시하는 전문직 논리를 근거로 하고, 후자는 조직의 효율성과 요구를 우선시하는 관리자의 논리를 근거로 한다. 이 두 활동은 서로 맞닿아 있으며, 이들 간의 관계에는 협조가 필요하다.

이제 이후 이어지는 장들에서 간호사의 조직화 업무를 네 가지 영역으로 기술하고 거기서 나타나는 체계의 특징을 설명할 것이다. 의료 업무는 지식 집약적인 업무이지만 지식 공유에는 엄청난 난관이 있다. 2장에서는 정보의 흐름에 간호가 어떻게 기여하는지 조사한다. 간호사는 치료의 흐름을 따라가는 '궤적 내러티브 trajectory narratives'를 개발하고 유지, 인계하면서 서비스 제공을 돕기 위한 업무 지식을 형성한다. 3장에서는 치료의 궤적을 조율하는 간호사의 역할을 알아본다. 간호사는 일반적으로 의료팀에서 중심 역할로 인정받지 않지만, 간호사가 환자의 요구를 충족시키는 데 필요한 다양한 활동을 촉진, 등록, 조정하고 여러 요소들이 딱 맞아떨어지도록 하는 데 주도적인 역할을 한다는 것이 이 책의 논지다. 4장에서는 병상 관리에 대한 간호사의 기여를 분석한다. 환자가 적절한 시기에 적절한 개입을 받아 적절한 결과를 내도록 보장하는 가장 효과적인 수단 중 하나는 병상을 알맞게 배정하는 것이다. 급성기 병상 활용도가 높은 상황에서 적절한 병상을 배정하는 것은 매우 어렵고 이때 간호사는 점점 더 중요한 역할을 수행하게 된다. 5장에서는 환자의 서비스 간 이동을 촉진하는 간호사의 업무를 탐구한다. 현대 보건의료 조직은 고도로 전문화되었고, 가장 많은 혜택을 볼 수 있는 사람들이 해당 시설을 이용할 수 있도록 보장하라는 압력이 증가하면서 환자는 한 번의 입원 치료 동안 여러 부서를 오고 가야 한다. 부서 간의 차이는 의료의 질과 안전에 대한 잠재적인 위협이며 간호사는 이러한 위험을 완화시키는 데 필수적이다. 6장에서는 위 연구 결과를 통합하고 그 의미를 고찰한다. 종합하자면, 간호사는 의료 시스템의 연결망을 구축하는 존재이다. 간호사의 손을 거치지 않는 일은 거의 없다. 의무통과점으로서 간호사는 시스템을 가능케 하며, 그들의 조직화 업무를 통한 '번역적 동원Translational mobilisation'은 의료 제공에서 필수적이나 당연하게 여겨지는 요소로서 서비스의 일관성이 안정적으로 유지되게 한다.

결론

이 장에서는 이 책의 기초가 된 연구들을 소개했다. 그 시작으로 간호사의 조직화 업무가 빛을 받도록 하기 위해 전경-배경 반전 개념을 차용했다. 간호사는 오랫동안 이 업무를 담당했지만 진지한 연구의 대상이 된

적은 없고 부정적인 비유로 묘사되는 경향이 있었다. 보이지 않는 일에 대한 여러 문헌이 알려주었듯이, 인지되지 않는다는 것은 노동자와 조직 모두에게 매우 중요한 문제일 수 있다. 최근 몇 년간 간호가 사회에 기여한 바에 대한 많은 논의가 있었지만, 주로 간호사의 역할에 대한 본질적 개념화에 기반을 두고 있다. 이 책의 목적은 병원 간호사의 업무를 연구 대상으로 하여 간호사가 실제로 수행하는 업무를 경험적으로 분석하며, 간호사들이 속한 시스템에 대한 숙고를 하는 것이다.

기본적인 치료표준fundamental care standards에 대한 우려가 커지고 있는 시점에, 조직화 업무에 대한 글을 쓰는 것은 시대정신과 다소 배치될 수도 있다. 그러나 소위 '간호가 아닌 업무'에 대한 논쟁에 뛰어들기 전에, 간호사의 상황과 역할 요인을 더 잘 이해하기 위한 실제 사례가 필요하다. 그렇게 함으로써 우리는 업무를 위임하거나 역할을 대체할 때 정확한 지식에 근거하여 결정할 수 있고, 또 간호사 교육, 인력 계획, 서비스의 질에 미치는 영향을 가늠할 수 있다. 현대 보건의료 체계는 전례 없는 압력에 직면해 있고, 의료 조직과 서비스 제공 체계를 강화하기 위해 의료 전문가들이 할 수 있는 역할에 대한 인식이 점점 커지고 있다. 나의 목표는 이에 대한 간호사의 기여를 조사하고 눈에 보이게 하는 것이다.

참고문헌

1. Henderson, V. (1966). *The Nature of Nursing*. New York, Macmillan Publishing. 15p.
2. Royal College of Nursing. (2003). 'Defining Nursing.' www.rcn.org.uk/__data/assets/pdf_file/0008/78569/001998.pdf (accessed 13 June 2013).
3. Armstrong, D. (1983). 'The fabrication of nurse-patient relationships.' *Social Science & Medicine* 17(8): 457-460.
4. May, C. (1992). 'Nursing work, nurses' knowledge, and the subjectification of the patient.' *Sociology of Health & Illness* 14(4): 472-487.
5. Allen, D. (2001a). *The Changing Shape of Nursing Practice: The Role of Nurses in the Hospital Division of Labour*. London, Routledge.
6. Furaker, C. (2009). 'Nurses' everyday activities in hospital care.' *Journal of Nursing Management* 17(3): 269-277.
7. James, N. (1989). 'Emotional labour: skill and work in the social regulation of feelings.' *Sociological Review* 37(1): 15-42.
8. Smith, P. (1992). *The Emotional Labour of Nursing*. London, Macmillan.
9. Bolton, S. (2000). 'Who cares? Offering emotion work as a "gift" in the nursing labour process.' *Journal of Advanced Nursing* 32(3): 580-586.
10. Bolton, S. (2001). 'Changing faces: nurses as emotional jugglers.' *Sociology of Health & Illness* 23(1): 85-100.
11. Smith, P. and B. Gray. (2001). 'Reassessing the concept of emotional labour in student nurse education: role of link lecturers and mentors in a time of change.' *Nurse Education Today* 21: 230-237.
12. Theodosius, C. (2008). *Emotional Labour in Health Care: The Unmanaged Heart of Nursing*. London and New York, Routledge.
13. Lawler, J. (1991). *Behind the Screens: Nursing, Somology and the Problem of the Body*. London, Churchill Livingstone.
14. Quested, B. and T. Rudge. (2002). 'Nursing care of dead bodies: a discursive analysis of last offices.' *Journal of Advanced Nursing* 41(6): 553-560.
15. Rudge, T. (2009). 'Beyond caring? Discounting the differently known body.' *Sociological Review* 56(s2): 233-248.
16. Cohen, R. L. (2011). 'Time, space and touch at work: body work and labour process (re)organisation.' *Sociology of Health & Illness* 33(2): 189-205.

17. Sandelowski, M. (2000). *Devices & Desires: Gender, Technology, and American Nursing.* Chapel Hill, North Carolina Press.
18. Nelson, S. and S. Gordon. (2006). *The Complexities of Care: Nursing Reconsidered.* Ithaca, ILR Press.
19. Messman, J. (2008). *Uncertainty in Medical Innovation: Experienced Pioneers in Neonatal Care.* Basingstoke, Palgrave Macmillan.
20. Pols, J. (2010a) 'Caring devices. About warmth, coldness and care that fits.' *Medische Antropologie* 22(1): 143-160.
21. Pols, J. (2010b) 'The heart of the matter. About good nursing and telecare.' *Health Care Analysis* 18(4): 374-388.
22. Pols, J. (2012). *Care at a Distance: On the Closeness of Technology.* Amsterdam, Amsterdam University Press.
23. Pols, J. and D. Willems. (2011). 'Innovation and evaluation. Taming and unleashing telecare technologies.' *Sociology of Health & Illness* 33(4): 484-498.
24. Muller, M. J. (1999). 'Invisible work of telephone operators: an ethnocritical analysis.' *Computer Support Cooperative Work* 8: 31-61.
25. Star, S. L. and A. Strauss. (1999). 'Layers of silence, arenas of voice: the ecology of visible and invisible work.' *Computer Supported Cooperative Work* 8: 9-30.
26. Suchman, L. (1995). 'Making work visible.' *Communications of the ACM* 38(9): 56-64.
27. Hampson, I. and A. Junor. (2005). 'Invisible work, invisible skills: interactive customer service as articulation work.' *New Technology, Work and Employment* 20(2): 166-181.
28. Hampson, I. and A. Junor. (2010). 'Putting the process back in: rethinking service sector skill.' *Work, Employment and Society* 24(3): 526-545.
29. Nardi, B. and R. Engestrom. (1999). 'A web on the wind: the structure of invisible work.' *Computer Support Cooperative Work* 8: 1-8.
30. Paterson, E. (1981). Food-work: maids in a hospital kitchen. *Medical Work.* P. Atkinson and C. Heath. Farnborough, Gower: 152-170.
31. Rollins, J. (1985). *Between Women.* Boston, Beacon Press.
32. Hart, L. (1991). A ward of my own: social organisation and identity among hospital domestics. *Anthropology and Nursing.* P. Holden and J. Littleworth. London, Routledge: 84-109.
33. Suchman, L. (1995). 'Making work visible.' *Communications of the ACM* 38(9): 56-64.

34. Hughes, E. C. (1984). *The Sociological Eye*. New Brunswick & London, Transaction Books.
35. Bowker, G. C., S. L. Starr and M. A. Spasser. (2001). 'Classifying nursing work.' *Online Journal of Issues in Nursing* 6(2). www.nursingworld.org/MainMenuCategories/ANAMarketplace/ANAPeriodicals/OJIN/TableofContents/Volume62001/No2May01/ArticlePreviousTopic/ClassifyingNursingWork.aspx (accessed 3 May 2013).
36. Westerberg, K. (1999). 'Collaborative networks among female middle managers in a hierarchical organization.' *Computer Supported Cooperative Work* 8: 95-114.
37. Stroebaek, P. S. (2013). 'Lets have a cup of coffee! Coffee and coping communities at work.' *Symbolic Interaction* 36(4): 381-397.
38. Twigg, J., C. Wolkowitz, R. L. Cohen and S. Nettleton. (2011). 'Conceptualising body work in health and social care.' *Sociology of Health & Illness* 33(2): 171-188.
39. Beardshaw, V. and R. Robinson. (1990). *New for old? Prospects for Nursing in the 1990s*. London, King's Fund Institute.
40. Annandale, E. (1996). 'Working on the front-line: risk culture and nursing in the new NHS.' *Sociological Review* 44(3): 416-451.
41. Latimer, J. (2000). *The Conduct of Care: Understanding Nursing Practice*. Oxford, Blackwells.
42. Charles-Jones, H., J. Latimer and C. May. (2003). 'Transforming General Practice: the redistribution of medical work in primary care.' *Sociology of Health & Illness* 25(1): 71-92.
43. UKCC. (1987). *Project 2000: The Final Proposals*. London, UKCC.
44. Allen, D. (1997). 'The medical-nursing boundary: a negotiated order?' *Sociology of Health & Illness* 19(4): 498-520.
45. Tjora, A. (2000). 'The technological mediation of the nursing-medical boundary.' *Sociology of Health & Illness* 22: 721-741.
46. Mort, M., C. May, T. Finch and F. Mair. (2004). Telemedicine and clinical governance: controlling technology, controlling knowledge. *Governing Medicine: Theory and Practice*. A. Gray and S. Harrison. Berkshire, OUP: 107-121.
47. Allen, D. and A. Pilnick. (2005). 'Making connections: healthcare as a case study in the social organisation of work.' *Sociology of Health & Illness* 27(6): 683-700.
48. Allen, D. (2000a). ''I'll tell you what suits me best if you don't mind me

saying': lay participation in health-care.' *Nursing Inquiry* 7(3): 182-190.
49. Allen, D. (2000b). 'Negotiating the role of expert carers on an adult hospital ward.' *Sociology of Health & Illness* 22(2): 149-171.
50. Berg, M. (1997). 'Problems and promises of the protocol.' *Social Science & Medicine* 44(8): 1081-1088.
51. Power, M. (1997). *The Audit Society: Rituals of Verification.* Oxford, Oxford University Press.
52. Dent, M. (1999). 'Professional judgement and the role of clinical guidelines and evidence-based medicine (EBM): Netherlands, Britain and Sweden.' *Journal of Interprofessional Care* 13(2): 151-164.
53. Purkis, M. E. (2001). 'Managing home care: visibility, accountability and exclusion.' *Nursing Inquiry* 8: 141-150.
54. Purkis, M. E. and K. Bjornsdottir. (2006). 'Intelligent nursing: accounting for knowledge as action in practice.' *Nursing Philosophy* 7: 247-256.
55. Crawford, P. and B. Brown. (2008). 'Soft authority: ecologies of infection management in the working lives of modern matrons and infection control staff.' *Sociology of Health & Illness* 30(5): 756-771.
56. Traynor, M. (2009). 'Indeterminacy and technicality revisited: how medicine and nursing have responded to the evidence based movement.' *Sociology of Health & Illness* 31(4): 494-507.
57. Allen, D. (2010a). 'Care pathways: an ethnographic description of the field.' *International Journal of Care Pathways* 14: 47-51.
58. Allen, D. (2010b). 'Care pathways: some social scientific observations on the field.' *International Journal of Care Pathways* 14: 4-9.
59. Bevan, H. (2010). 'How can we build skills to transform the healthcare system?' *Journal of Research in Nursing* 15(2): 139-148.
60. Morrow, E., G. Robert, J. Maben and P. Griffiths. (2012). 'Implementing largescale quality improvement: lessons from The Productive Ward: Releasing Time to Care™.' *International Journal of Health Care Quality Assurance* 25(4): 237-253.
61. Lawson, N. (1996). Is this the end nurses? *The Times.* London.
62. Horton, R. (1997). *Health: a complicated game of doctors and nurses.* Observer. London.
63. Dingwall, R. and D. Allen. (2001). 'The implications of healthcare reforms for the profession of nursing.' *Nursing Inquiry* 8(2): 64-74.
64. Glen, S. (2004). 'Healthcare reforms: implications for the education and training of acute and critical care nurses.' *Postgraduate Medical Journal* 80:

706-710.
65. Maben, J. and P. Griffiths. (2008). *Nurses in Society: Starting the Debate*. London, National Nursing Research Unit: King's College London, University of London.
66. House of Commons. (2010). Independent Inquiry into Care Provided by Mid Staffordshire NHS Foundation Trust January 2005 - March 2009, Volumes I and II, (Chaired by Robert Francis QC), HC375. London, The Stationery Office.
67. House of Commons. (2013). Report of the Mid Staffordshire NHS Foundation Trust Public Inquiry, Volumes I, II and III (Chaired by Robert Francis QC), HC 898. London, The Stationery Office.
68. Davies, C. (2012). 'London hospital blamed for man's dehydration death.' www.guardian.co.uk/society/2012/jul/12/london-hospital-kane-gorny-dehydration-death (accessed 14 July 2012).
69. Whittaker, E. W. and V. L. Olesen. (1964). 'The faces of Florence Nightingale: functions of the heroine legend in an occupational culture.' *Human Organization* 23: 123-130.
70. Gabriel, Y. (1993). Organizational nostalgia - reflections on the 'golden age'. *Emotion in Organization*. S. Fineman. London, Sage: 118-141.
71. James, N. (1992). 'Care = organisation + physical labour = emotional labour.' *Sociology of Health & Illness* 14(4): 488-509.
72. Becker, H. S. (1970). *The nature of profession. Sociological Work*. Chicago, Aldine: 87-103.
73. Maben, J., S. Latter and J. Macleod-Clark. (2006). 'The theory-practice gap: the impact of professional-bureaucratic work conflict on the experiences of newly qualified nurses in the UK.' *Journal of Advanced Nursing* 55(4): 465-477.
74. Davies, C. (1995). *Gender and the Professional Predicament in Nursing*. Buckingham, Open University Press.
75. Nightingale, F. (1860/1969). *Notes on Nursing and Other Writings*. New York, Dover Publications Inc.
76. Allen, D. (2004). 'Re-reading nursing and re-writing practice: towards an empirically-based reformulation of the nursing mandate.' *Nursing Inquiry* 11(4): 271-283.
77. Allen, D. (2007). 'What did you do at work today? Profession-building and doing nursing.' *International Nursing Review* 54(1): 41-48.
78. Mauksch, H. O. (1966). Organisational context of nursing practice. *The*

      Nursing Profession. F. Davis. New York, Wiley: 109-137.
79. Durkheim, E. (1933). *The Division of Labour in Society.* London, Collier-Macmillan Ltd.
80. Hughes, E. C. (1951). 'Studying the nurses' work.' *The American Journal of Nursing* 51: 294-295.
81. Hughes, E. C., H. Hughes and I. Deutscher (1958). *Twenty Thousand Nurses Tell Their Story.* Philadelphia, JB Lippincott.
82. Freidson, E. (1976). 'The division of labour as social interaction.' *Social Problems* 23: 304-313.
83. Abbott, A. (1988). *The System of Professions: An Essay on the Division of Expert Labor.* Chicago, University of Chicago Press.
84. Dingwall, R. (1983). 'In the begining was the work… reflections on the genesis of occupations.' *Sociological Review* 31: 605-624.
85. Carpenter, M. (1977). The new managerialism and professionalism in nursing. *Health and the Division of Labour.* M. Stacey, M. Reid, C. Heath and R. Dingwall. London, Croom Helm: 120-42.
86. Nicolini, D. (2012). *Practice Theory, Work and Organization: An Introduction.* Oxford, Oxford University Press.
87. Bourdieu, P. (1977). *Outline of a Theory of Practice.* Cambridge, Cambridge University Press.
88. Bourdieu, P. (1990). *The Logic of Practice.* Cambridge, Polity.
89. Garfinkel, H. (1967). *Studies in Ethnomethodology.* New Jersey, Prentice Hall.
90. Giddens, A. (1984). *The Constitution of Society: Outline of a Theory of Structuration.* Cambridge, Polity Press.
91. Engeström, Y., R. Engeström and T. Vähääho (2002). When the centre does not hold: the importance of knot working. *Activity Theory and Social Practice:Cultural-Historical approaches.* S. Chaiklin, H. Hedegaard and U. J. Jensen: 345-374.
92. Engeström, Y. (2008). *From Teams to Knots: Activity Theoretical Studies of Collaboration and Learning at Work.* Cambridge, Cambridge University Press.
93. Allen, D. (2001b). 'Narrating nursing jurisdiction: atrocity stories and boundary work.' *Symbolic Interaction* 24(1): 75-103.
94. Hutchby, I. (2001). 'Technology, texts and affordances.' *Sociology* 35: 411-456.
95. Berg, M. (1996). 'Practices of reading and writing: the constitutive role of

the patient record in medical work.' *Sociology of Health & Illness* 18(4): 499-562.
96. Berg, M. (1997). 'Problems and promises of the protocol.' *Social Science & Medicine* 44(8): 1081-1088.
97. Berg, M.(1997). *Rationalizing Medical Work: Decision-Support Techniques and Medical Practices.* Cambridge, Cambridge University Press.
98. Berg, M. (1998). Order(s) and disorder(s): of protocols and medical practices. *Differences in Medicine: Unravelling practices, techniques, and bodies.* M. Berg and A. Mol. Durham and London, Duke University Press: 226-246.
99. Berg, M. (1999). 'Accumulating and coordinating: occasions for information technologies in medical work.' *Computer Supported Cooperative Work* 8: 373-401.
100. Suchman, L. (1987). *Plans and Situated Actions. The Problem of Human-Machine Communication.* Cambridge, Cambridge University Press.
101. Weick, K. E. (1995). *Sensemaking in Organizations.* Thousand Oaks, London, New Dehli, Sage.
102. Ortner, S. (1984). 'Theory in anthropology since the sixties.' *Comparative Studies in Society and History* 26(1): 126-166.
103. Gerth, H. and C. W. Mills. (1946). *From Max Weber: Essay in Sociology.* New York, Oxford University Press.
104. Bourdieu, P. (2000). *Pascalian Meditations.* Stanford, CA, Stanford University Press.
105. Callon, M. (1986). Some elements of a sociology of translation: domestication of the scallops and the fishermen of St Brieuc Bay. *Power, Action and Belief: A New Sociology of Knowledge.* J. Law. London, Routledge & Kegan Paul: 196-229.
106. Latour, B. (1991). Technology is society made durable. *A Sociology of Monsters: Essays on Power, Technology and Domination.* J. Law. London, Routledge:103-131.
107. Latour, B. (1998). Mixing humans and nonhumans together: the sociology of a door-closer. *Ecologies of Knowledge: Work and Politics in Science and Technology.* S. L. Star. New York, State University of New York Press: 257-277.
108. Latour, B. (2005). Reassembling the Social: An Introduction to Actor-Network-Theory. Oxford, Oxford University Press.
109. Law, J. (1992). 'Notes on the theory of the actor-network: ordering,

strategy and heterogeneity.' *Systems Practice* 5: 379-393.
110. Law, J. and J. Hassard, Eds. (1999). *Actor Network Theory and After.* Oxford, Blackwell Publishing.
111. Law, J. and M. Callon. (1988). 'Engineering and sociology in a military aircraft project: a network analysis of technological change.' *Social Problems* 35(3): 284-297.
112. Cressman, D. (2009). *A Brief Overview of Actor-network Theory: Punctualization, Hetergeneous Engineering & Translation*, ACT Lab/Centre for Policy Research on Science & Technology, School Of Communication, Simon Fraser University.
113. Gherardi, S. and D. Nicolini. (2005). *Actor networks: ecology and entrepeneurs. Actor-Network Theory and Organizing.* B. Czarniawska and T. Hernes. Malmo, Sweden, Liber and Copenhagen Business School Press: 285-306.
114. Brown, S. D. (2002). 'Michel Serres: science, translation and the logic of the parasite.' *Theory, Culture and Society* 19(3): 1-27.
115. Dear, M. and S. Flusty. (2002). *The Spaces of Postmodernity: Readings in Human Geography.* Oxford, Blackwell Publishers.
116. Law, J. and M. Callon. (1994). The life or death of an aircraft: a network analysis of technical change. *Shaping Technology/Building Society: Studies in Sociotechnical Change.* W.E. Bijker and J. Law. Cambridge, Massachusetts, MIT Press: 21-52.
117. Crawford, C. S. (2004). Actor network theory. *Encyclopedia of Social Theory.* G. Ritzer. Thousand Oaks, California, Sage.
118. Callon, M. (1991). Techno-economic networks and irreversibility. *A Sociology of Monsters: Essays on Power, Technology and Domination.* J. Law. London, Routledge: 132-161. Callon 1991: 153
119. Spradley, J. P. (1980). *Participant Observation.* Orlando, Florida, Holt, Rinehart and Winston, Inc.
120. Armstrong, D. (1998). 'Decline of the hospital: reconstructing institutional dangers.' *Sociology of Health & Illness* 20(4): 445-457.
121. Aiken, L. H., W., Sermeus, K. Van den Heed, D. M. Sloane, R. Busse, M. McKee, L. Bruyneel, A. M. Rafferty, P. Griffi ths, M. T. Moreno-Casbas, C. Tishelman, A. Scott, T. Brzostek, J. Kinnunen, E. Schwendimann, M. Heinen, D. Zikos, I. S. Sjetne, H. L. Smith and A. Kutney-Lee. (2012). 'Patient safety, satisfaction, and quality of hospital care: cross sectional surveys of nurses and patients in 12 countries in Europe and the United

States.' *BMJ* 344(1717): 1-14.
122. McDonald, R. and S. Harrison. (2004). 'The micropolitics of clinical guidelines: an empirical study.' *Policy & Politics* 32 (2): 223-239.
123. Allen, D. (2009). 'From boundary concept to boundary object: the politics and practices of care pathway development.' *Social Science & Medicine* 69: 354-361.
124. Osborne, S., Z. J. Radnor and G. Nasi. (2012). 'A new theory for public service management? Towards a service-dominant approach.' American Review of Public Administration arp.sagepub.com/content/early/2012/12/04/0275074012466935
125. Radnor, Z. J. and S. P. Osborne. (2013). 'Lean: a failed theory for public management.' *Public Management Review* 15(2): 265-287.
126. Strauss, A., S. Fagerhaugh and B. Suczet. (1985). *The Social Organization of Medical Work*. Chicago, University of Chicago Press. 19-20p
127. Scott, W. R. (2005). Institutional theory: contributing to a theoretical research program. *Great Minds in Management: The Process of Theory Development*. K. G. Smith and M. A. Hitt. Oxford, Oxford University Press: 460-484.
128. Meyer, J. W. and B. Rowan. (1977). 'Institutionalized organizations: formal structure as myth and ceremony.' *American Journal of Sociology* 83(2): 340-363.
129. Scott, C. and S. M. Lyman. (1968). 'Accounts.' *American Sociological Review* 22(Feburary): 46-62.
130. Mills, C. W. (1940). 'Situated actions and vocabularies of motive.' *American Sociological Review* 5 (February): 904-913.
131. Blum, A. F. and P. McHugh. (1971). 'The social ascription of motives.' *American Sociological Review* 36(December): 98-109.
132. DiMaggio, P. J. and W. W. Powell. (1983). 'The iron cage revisited: institutional isomorphism and collective rationality in organizational fields.' *American Sociological Review* 48(April): 147-160.
133. Selznick, P. (1957). *Leadership in Administration*. New York, Harper & Row.
134. Freidland, R. and R. R. Alford. (1991). Bringing society back in: symbols, practices and institutional contradictions. *The New Institutionalism in Organizational Analysis*. W. W. Powell and P. J. DiMaggio. Chicago, University of Chicago Press: 232-263.
135. Kitchener, M. (2002). 'Mobilising the logic of managerialism in professional fields: the case of Academic Health Centers mergers.' *Organization*

Studies 23(3): 391-420.
136. Scott, W. R. (2004). Competing logics in health care: professional, state, and managerial. *The Sociology of the Economy.* F. Dobbin. New York, Russell Sage Foundation: 276-287.
137. Thorton, P. H. and W. Ocasio. (2008). *Institutional logics. The Sage Handbook of Organizational Institutionalism.* R. Greenwood, C. Oliver, R. Suddaby and K. Sahlin-Andersson. London, Sage: 99-129.
138. Ruef, M. and W. R. Scott. (1998). 'A multidimensional model of organizational legitimacy: hospital survival in changing institutional environments.' *Administrative Science Quarterly* 43(4): 877-904.
139. Scott, W. R. (1977). Effectiveness of organizational effectiveness studies. *New perspectives on Organizational Effectiveness.* P. S. Goodman and J. M. Pennings. San Francisco, Jossey-Bass: 63-95. cited by Suchman 1995
140. Scott, W. R. and J. W. Meyer. (1983). The organization of societal sectors. *Organizational Environments: Ritual and rationality.* J. W. Meyer and W. R. Scott. Beverly Hills, CA, Sage: 129-153.
141. Allen, D., L. Griffiths and P. Lyne. (2004). 'Understanding complex trajectories in health and social care provision.' *Sociology of Health & Illness* 26(7): 1008-1030.
142. Symond, G., K. Long and J. Ellis. (1996). 'The coordination of work activities: cooperation and conflict in a hospital context.' *Computer Supported Cooperative Work: The Journal of Collaborative Computing* 5: 1-31.
143. Mol, A. (2002). *The Body Multiple: Ontology in Medical Practice.* Durham, NC, Duke University Press.
144. Mol, A. (1999). Ontological politics: A word and some questions. *Actor Network Theory and After.* J. Law and J. Hassard. Oxford, Blackwell Publishing: 74-89.
145. Engeström, Y. (2000). 'Activity Theory as a framework for analysing and redesigning work.' *Ergonomics* 43(7): 960-972.

제2장

치료궤적 내러티브를 활용한 업무 지식 만들기

Creating working knowledge

❖

그 누구도 혼자서는 환자에 대해 완전한 지식을 가질 수 없다(1).

의료 서비스는 지식 집약적인 일이다. 치료, 재활, 완화 등 환자의 요구를 충족시키는 것은 복잡한 지적 활동으로 각기 다른 전문 지식을 가진 수많은 개인이 참여하여 이루어진다. 따라서 병원 조직이 지식 관리를 핵심 관심사로 삼고 있으며 정보의 축적, 문서화, 공유에 상당한 자원을 투입하는 것도 당연한 일이다. 이러한 투자에도 불구하고 지속적인 환자 치료를 위한 지식을 만들어내는 일상 업무의 대부분은 간호사가 수행하고 있다. 앞서 인용했듯이 특정 환자를 완전히 이해하는 단 한 명은 없을지라도, 간호사는 환자에 대한 전체적 관점을 가질 수 있는 가장 근접한 위치에 있다. 이 장에서는 실질적인 의료 서비스 제공을 지원하는 지식 흐름을 창출하기 위해 간호사가 하는 일을 살펴보고자 한다. 환자의 요구와 조직의 형태가 빠르게 변화하는 역동적인 환경에서 이는 매우 중요한 작업이다.

치료궤적에서 지식-공유의 어려움

우리는 의료 업무를 설명할 때 '팀'이라는 표현을 즐겨 사용하지만, 환자 치료는 상당 부분 협력 활동보다는 개별 활동을 통해 진행된다. 고도로 전문화가 이루어진 분야에서는 여러 행위자가 개별 사례에 대해 대체로 독립적으로 관여하며, 그들의 업무는 시공간적으로 넓게 분산되어 있다. 각 의료인은 고유한 업무 목적, 독특한 전문직 시선professional gaze(2-5), 치료 도구(6)에 따라 환자를 위한 서로 다른 부분적 업무를 수행한다. 따라서 대부분의 경우, 개별 환자의 치료와 관련된 사실과 이해는 다양한 의료 전문가, 지역사회, 인공물, 정보 시스템으로 구성된 네트워크에 분산되어 있다(1). 협력적 업무 상황에서 참여자들이 보유한 지식이 서로 다른 경우가 드물지 않은데, 주어진 과업을 완수하기 위해서는 자원을 공유하고 협의할 수 있는 체계가 마련되어야 한다.[1]

활동 시스템에서 지식 출처의 이질성과 복잡성이 클수록, 그리고 시간과 공간을 넘어서서 이해해야 할 필요성이 커질수록, 이를 달성하는 것이 더욱 어려워진다(7). 의료기관이 직면한 지식 공유의 요구는 업무의 긴급하고 우발적인 특성으로 인해 더욱 복잡해진다. 치료궤적은 예측할 수 없고 조직의 변화와 복잡하게 얽혀 있기 때문에 변수에 대응해야 한다.

그러나 의료 서비스 제공이 복잡하고 파편화되고 긴급해도 모든 참여자가 한자리에 모여 정보를 공유하고 업무 활동을 조율하는 경우는 거의 없다. 팀 회의나 병동 회진 같은 공식적인 조정을 위한 일들이 지식 동원 knowledge mobilisation을 위한 중요한 메커니즘이지만, 치료궤적이 변화하는 속도에 비해 이런 일은 상대적으로 드문 편이다. 환자 의무기록은 의료 서비스에서 전문가 간 의사소통의 핵심 매체로 널리 인정되고 있다. 최근 서비스 통합이 중요해지면서 지식 공유를 지원하는 새로운 정보 시스템에 대한 투자가 늘어났지만 그 결과는 엇갈렸다(8).

역사적으로 환자 의무기록은 특정 사례에 대한 서술식 설명들로 구성

---

1 〔지은이 주〕 이러한 관찰은 '분산인지'라는 개념에 그 뿌리를 두고 있다(56-57). 허친스(58)는 좋은 성과에는 개인의 지능이나 인지보다는 개별 인지 활동을 사회적·시간적으로 조직화하는 것이 더 큰 영향을 미친다고 했다. 조직은 집단의 인지 전략 사용에 중요한 영향을 미칠 수 있으므로 개인의 성과가 서로 다른 것을 충분히 이해하기 위해서는 연구자들이 개인의 인지적 속성보다 실제 환경 속에서 작동하는 집단에 대한 연구로 초점을 옮겨야 한다는 것이다(25).

된 느슨한 구조의 교육 도구였다(9). 의무기록은 시간이 흐르면서 의료 시스템 내에서 공식적인 치료의 모든 것을 다 설명해주는 매우 복잡한 것으로 발전했다(10). 한편으로 의료 분야가 지속적으로 세분화되고 통합 의료를 목표로 하게 되면서 환자 의무기록은 더욱더 복잡해졌고, 이로 인해 과거에는 단순히 진료 기록이었던 것이 이제는 다학제적인 도구로 기능하게 되었다. 또 다른 차원에서 보면, 의료 전문가에 대한 신뢰가 감사 시스템auditable system에 대한 신뢰로 대체되면서(11) 공식적인 문서화는 조직과 전문가가 이룬 성과를 보여주는 중요한 근거가 되며, 정당성을 확보하는 메커니즘이 되었다. 이는 구체적이고 타당한 중재를 자세하게 인용하는 방향으로 변화를 촉진했고, 쉽게 감사될 수 있는 고도로 구조화되고 성문화된 형식으로 이루어졌다. 그 결과 현대의 의무기록은 자유 서술 항목, 체크리스트, 보고서, 차트, 치료 계획, 표준진료지침, 위험 평가 및 기타 양식 등으로 구성되어 있는 복잡한 형태가 되었다. 현대 의료기록은 단순히 임상 데이터를 직접적으로 보여주는 것이 아니라 각 부문에서 자신들의 임상적·조직적 목적에 따라 만들어낸, 환자에 대한 여러 가지 파편화된 서술들을 포함한다(6, 10). 위와 같은 상세한 기록은 의료기관이 프로세스 질 관리를 위해 노력하고 있음을 보여주는 데는 도움이 되지만, 이처럼 복잡한 기록 집합체에서 지속적인 서비스 제공에 필요한 환자 정보를 종합해 내는 것은 쉽지 않은 일이다.

종이 기록이든 전자 기록이든, 공식 기록은 '과정에서 활용되는 기록'이라는 두 가지 관점에서 볼 수 있다(12). 이러한 차이를 표현하는 또 다른 방법은 '보존용 환자 기록'과 '업무용 환자 기록'을 구분하는 것이다(12).[2]

---

[2] 〔옮긴이 주〕보존용 환자 기록(archival patient record): archive는 공문서, 혹은 기록 보관소를 뜻하는데, 여기서는 장기 보관 및 참조용 의무기록을 의미한다.

의료기관은 의무기록이 두 가지 목적을 모두 충족할 수 있다는 가정하에 최근 많은 정보화 기술을 적용하고 있다. 따라서 단일 전문가 기록에서 다분야 전문가 기록으로의 변화는 일정 정도 치료 조율을 지원하고 통합된 문서를 만들고자 하는 열망에서 비롯되었다. 이러한 차원에서 워크플로우 모델workflow model[3]이 권장되어 왔다(13-15).

이는 의료 업무의 기술적 측면에 지배적인 경영 논리가 점점 더 침투하고 있는 좋은 예시이지만, 이러한 이중 기능에 문제가 없는 것은 아니다. 투명성과 성과 관리에 대한 요구가 증가함에 따라 의료 기록의 보관 목적을 지원하는 기능들이 점점 더 강조되었고, 그 결과 실용적인 환자 기록으로서의 기능이 저하되었기 때문이다. 즉, 투명성과 성과 관리에 대한 요구가 증가함에 따라 의무기록의 보존 목적은 점점 더 강조되었으나 결과적으로 실제 환자 기록으로 작동할 수 있는 기능은 약화되어 버렸다. 새로운 전자 기록 시스템의 유용성과 관련하여 실망스러운 점은 이 시스템들이 데이터 수집용으로 설계되었지, 실제 일상적인 의료 현장에서 의료 종사자가 사용하기 위해 설계되지 않았다는 점이다(16). 따라서 공식 기록이 개별적인 행동이나 개별 중재를 지원할 수는 있지만, 전반적인 치료궤적을 지속적으로 조율하는 데는 불충분하다.

실제로 공식 기록 어디에도 환자의 현재 상태를 종합적으로 문서화한 기록은 없다. 공식 기록이 중요하지 않다는 의미는 아니다. 공식 기록은 중요하다. 활동을 적절한 위치에 기록하는 것은 전문적이고 조직적인 요구 사항이다. 하지만 이러한 자료들이 의료 서비스에 질서를 부여하고, 치

업무용 환자 기록(working patient record): working은 '효과가 있는, 일을 하고 있는'을 뜻하나 여기서는 '실무에 사용되는'의 의미로 사용된다.

3 〔옮긴이 주〕특정 순서에 따라 발생하는 반복적인 프로세스와 작업을 관리하는 시스템이자 실무를 설명하는 메커니즘으로 통합적인 표준치료경로 등을 예로 들 수 있다.

료궤적을 이해, 표현, 해석, 설명하는 데 근본적인 방식으로 기여하지만, 실제 현장 연구를 통해 살펴보면 이런 자료만으로는 일상 업무의 조직화라는 목적을 달성하는 데 한계가 있는 것으로 나타난다.

궤적과 조직은 너무 빠르게 움직이고, 여러 궤적을 동시에 관리해야 하는 급성기 병원의 일상적인 압박은 좀 더 민첩한 접근 방식을 요구한다. 이러한 기능을 수행하는 사람이 바로 간호사이다. 파크랜드 간호사들은 관련 정보의 출처를 찾고, 검증하고, 재확인하고, 해석하는 것에 상당한 노력을 기울였으며, 이를 바탕으로 개인의 치료궤적에 의미를 부여하고 안정화하여 내러티브로 변환시켰다. 간호사들은 대부분 보이지 않는 이러한 작업을 통해 지속적인 활동을 조직하기 위한 업무 지식을 만들어내는 기능을 수행했다(1).

간호사는 치료궤적 관리의 핵심 자원

"우리가 진짜 연결고리죠. 영양사, 물리치료사, 그리고 다른 모든 사람들이 우리에게 말을 하면, 우리는 다시 그것을 다른 모든 사람들에게 전달해요."
"그들(의사들)이 병동에서 보내는 시간이 너무 적기 때문에 우리가 정보의 빈틈을 채워주는 거예요."
코디네이터의 주요 역할은 '모든 곳에서 무슨 일이 일어나고 있는지를 정확히 파악하는 것'이다.

병원에서 간호사는 지속적으로 치료 현장을 지키는 반면, 다른 서비스 제공자는 더 넓은 영역을 담당하며 일시적이고 간헐적으로 서비스를 제공한다. 의료 전문가와 서비스 관리자가 매일 환자 주변을 오가는 상황에서 간호사는 중요한 핵심 정보제공자이자 공통의 연결고리 역할을 한다. 일시적으로 임상 현장을 방문하는 형태로 일하는 의료진은 정보를 찾기 위해 공식적인 기록 시스템을 참조할 수 있지만, 간호사와 의논하는 것도 일반적인 관행이었다.

한 의사가 병동으로 들어와 화이트보드를 살펴본다.
의사: "무슨 문제 있나요?"
병동 관리자: "누구 말하는 거예요?"
의사: "월요일 팀 환자?"
코디네이터: "이 환자(화이트보드를 가리키며) 아니, 이 환자(다른 병상을 가리키며) 진찰이 필요해요."

3장에서 살펴보겠지만, 간호사는 지속적인 의료 서비스 제공을 조율하는 데 중심적인 역할을 하며, 이 기능을 수행하기 위해서는 환자 궤적의 지속적인 변화 상태에 대한 업무 지식을 가지고 있어야 한다. 이를 위해서는 조직의 변화하는 모습과 개별 환자의 진행되는 상태, 그리고 두 시스템의 교차점을 살펴보고 있어야 한다. 일부 영역에서는 병동 코디네이터가 두 가지 기능을 모두 담당했는데, 단일 연락 창구 역할을 하면서 환자를 직접 돌보는 간호사와 더 광범위한 네트워크의 의료 서비스 제공자나 서비스 관리자 사이를 중개했다. 또 다른 영역에서는 병동 또는 실^室을 관리하고 퇴원 절차를 신속하게 처리하는 것이 코디네이터의 공식적인 역할이었고 개별 환자의 치료궤적 관리에 대한 책임은 환자를 직접 돌보는 간호사에게 있었다.

그러나 이 두 가지 방식 모두 어려움이 있었다. 실제로 여기서 설명된 역할 분리는 이러한 구분이 의미하는 것보다 더 모호했으며, 간호사들은 상황에 따라 유기적이고 유연하게 대처했다. 나중에 자세히 설명할 이유 때문에 간호사가 단일 행위자로 활동할 때 업무 지식을 가장 성공적으로 만들어낼 수 있다는 견해도 있었다.

간호사의 지식 동원 작업의 핵심은 치료궤적 내러티브이다. 치료궤적 내러티브는 개인의 지속적인 치료에 대한 업무 기록을 유지하는 기능을 하는 캡슐화된 내러티브(17)이다. 치료궤적 내러티브는 환자가 병원에 입원했을 때 간호사가 작성하고 이후 간호 인수인계를 통해 전달된다.

간호사들은 치료궤적 내러티브의 중요한 세부 사항을 종이에 기록했다. 이러한 '줄거리 요약'은 지속적인 업무 조직화를 위한 보조 메모지로 쉽게 업데이트할 수 있었다. 환자의 내러티브가 정적인 상태를 유지하지 않기 때문에 이 점이 중요했다. 간호사들은 매일 환자 기록 검토, 병동 회진 및 팀 미팅 참석, 그리고 특정 환자 치료에 참여하는 다양한 관계자와의 대화를 통해 근무 과정에서 지속적으로 내용을 수정했다. 또한 내러티브는 여러 번 언급되면서 변형되었으며, 간호사들은 다양한 청중의 요구와 당면한 상황에 맞게 내용을 수정했다.

치료궤적 내러티브 만들기

환자가 병원에 입원하면 간호사는 환자가 의료 서비스를 필요로 하게 된 상황을 파악하기 위한 초기 작업을 수행한다. 의사와 다른 의료 서비스 제공자들도 각자의 업무 목적에 맞는 내용을 바탕으로 환자 병력을 정리한다. 그러나 입원 간호 nursing admission process는 간호 중재에 국한하지 않고 환자의 전반적인 건강 및 사회복지 요구를 파악한다는 점에서 독특했다. 환자의 전반적인 건강 상태와 사회복지의 필요성, 그리고 이번 입원에 얽힌 이야기까지. 사실, '간호 사정'이라는 개념은 다소 오해의 소지가 있으며, 간호사는 환자의 전체 궤적을 위해 정보를 탐색했다. 일상적으로 간호 인수인계는 치료궤적 내러티브가 공유되는 중심 메커니즘이었다. 그러나 '입원 간호'와 마찬가지로 '간호 인수인계'라는 용어는 간호사가 실제로 하는 일을 정확하게 설명하지 못한다. 첫째, 인수인계에서는 단순한 정보 전달보다 더 복잡한 작업이 이루어진다. 간호사들은 각 환자에 대해 변화하는 치료궤적에 대한 이야기를 들려준다. 일반적으로 시간순으로 제시되는 내러티브는 인수인계라는 용어에서 알 수 있듯이 이전 근무 시간 동안 일어난 일을 설명할 뿐만 아니라 과거(심지어 환자가 병원에 입원하기 전)에 일어난 일과 활동을 되돌아보고 앞으로의 활동을 전망하기도 한다. 이러한 정보 중 일부는 공식 기록에 남을 수 있지만 늘 그렇지는 않다. 오히려 궤적 서술은 메모 읽기, 이전 인수인계, 사례에 대한 해석적 이해와 경험, 상황의 즉각적인 요구 사항과 인계받은 간호사의 정보 필요성에 따라 종합적으로 이루어졌다. 인수인계의 구성과 내용은 환경에 따라 다양했지만, 그 형식은 매우 일관성이 있었다.[4] 둘째, 이러한 경우를 간호 인수인계라고 부르는 것도 오해의 소지가 있다. 치료궤적 내러티브는 간호 중재에 대한 세부 정보를 통합하는 동시에 다른 사람들의 활동에 대한 정보도 포함되었다. 실제로 치료궤적 내러티브는 환자 경과에 대한 임상 정보, 업무 활동 조정에 필요한 상황 및 조직 정보를 통합하여 개인의 전체적인 치료에 대한 포괄적인 관점을 담아냈다. 이것이 바로 스트라우스 등(18)의 연구를 바탕으로 치료궤적 내러티브라는 용어를 사용하는 이유이다(1장

---

4 〔지은이 주〕 인수인계 내용은 해당 부서 환자의 치료궤적의 특징에 따라 다양했다. 예를 들어 중환자실과 같은 급성 전문 영역에서 이루어지는 궤적은 치료 기술 및 생의학적 세부 내용이 매우 풍부했지만(59), 비급성 환경에서는 환자의 사회적·심리적 내용이 더 많이 포함되었다.

참조).

간호조직 내에서 치료궤적 내러티브는 협력을 통해 구성되었다. 간호사들은 인수인계 과정에서 환자, 간호, 관련 자원 및 활동에 대한 이야기를 함께 만들어갔다. 다음 발췌문이 대표적인 예시이다. 밤번 간호사가 전날 근무했던 코디네이터에게 환자를 인계하고 있다. 발췌문은 밤번 간호사가 환자가 신환임을 설명하는 장면으로 환자의 병력이 짧고 불확실하다는 것을 보여준다. 간호사는 여러 차례에 걸쳐 불완전한 지식의 영역을 파악하고 코디네이터는 가능한 정보 조각을 채우며 대응한다. 그 결과 이해가 잘 안 되었던 부분이 일부 해소되고 설명이 필요한 문제가 파악되어 환자에 대해 좀 더 명확한 파악이 이루어진다.

> **밤번 간호사:** "3번 병상 […] 84세 여성 환자가 넘어져 팔이 부러진 채로 들어왔어요. 현재 석고 깁스를 하고 있고요. 12시간마다 관찰하고 있으며 일주일 후에 골절 클리닉에서 진찰을 받을 예정이에요. 낙상이 부정맥 때문인지 확인하기 위해 24시간 심전도(EKG)를 찍어야 해요. 짧은 거리는 움직일 수 있지만 약간의 호흡곤란이 있어요. 밤새 휴대용 변기를 사용하셨어요. 낮에는 어떨지 모르겠어요.
> **코디네이터:** "어제 일이 너무 바빠서 환자를 사정할 기회가 없었어요."
> **밤번 간호사:** "그 환자는 흡연자이고 니코틴 패치가 필요한지 의사의 평가가 필요해요. 혼자 살고 있는데 얼마나 잘 지낼 수 있는지 모르겠네요."
> **코디네이터:** "딸이 어제 저와 통화했는데 집에서 더 이상 돌볼 수 없다고 해서 사회복지사에게 의뢰해야 한다고 말했어요."

치료궤적 내러티브는 역동적인 인공물이다. 치료궤적 내러티브는 간호사가 다양한 출처에서 정보를 축적하고, 이해하고, 종합하는 지속적인 업무 활동을 통해 계속 수정되고 바뀌었다. 일상적인 치료 조율에 직접적으로 활용하는 가치는 제한적이었지만, 간호사들은 자신들의 이해에서 빠진 부분을 자세히 설명하고 채우기 위해 의무기록을 사용했다. 많은 간호사들은 인수인계 시 제공된 정보를 보완하기 위해 의사의 의무기록을 참조한다고 답했다. 특히 간호사가 휴가에서 복귀했거나 인수인계 시 현재 궤적 상태에 대해 불확실한 부분이 있는 경우 의무기록을 검토하는 것이 중요하다고 생각했다. 공식적인 조정 이벤트도 치료궤적 내러티브를 유지하는 데 중요한 역할을 했다. 병동 회진은 병원의 각 부서마다 빈도가 다르지만 본질적으로 의사의 활동이었고 가능한 경우 간호사들도 참석했다. 임상 실무를 관찰했던 연구자들은 병동 회진에서 간호사들의 상대적 수동성에 대해 언급하면서 간호사들이 의사결정에 기여하는 것 같지 않아도(19-20), 다른 중요하면서도 보이지 않는 일을 하고 있다고 주장했다. 병동 회진 중 내려진 많은 결정은 변화하는 치료궤적을 이해하는 데 중요한 역할을 했으며 간호사는 환자 내러티브를 업데이트하는 데 필요한 정보를 얻기 위해 참석했다.

이러한 공식 메커니즘 외에도, 치료궤적 내러티브의 최신성을 유지하는 작업의 대부분은 의료인의 지속적인 대화를 통해 이루어졌으며, 일상 실무의 날실과 씨실처럼 촘촘히 짜였다. 앞에서 주장했듯이, 특정 환자와 관련된 지식은 여러 행위자들 사이에 서로 다르게 분포되어 있다. 간호사는 전체 궤적 관리와 관련된 지식 생성을 책임지는 유일한 의료인이지만 다른 행위자들은 환자와 관련된 각기 다른 지식을 가지고 있고 이 과정의 서로 다른 요소들에 대해 더 자세히 이해하고 있다. 간호사는 치료 현장을 거쳐 가는 다양한 행위자들과 지속적으로 상호작용을 하여 새로운 정보를 알게 되고, 자신이 환자의 궤적을 이해하기 위해 통합한 다음 다른 사람들에게 전달한다. 의료의 사회적 조직화는 이런 정기적인 대화를 통해 완성되었다.

> 코디네이터: "병실의 […] 씨는 어제 입원했는데, 약 처방이 없어요. 현재 자가약을 복용하고 있는데, 변비가 약간 있어서요. 수술 전에 해결해야 할 것 같아요.
> 전공의: "(수술장에) 언제 가나요?"
> 코디네이터: "아마도 화요일, 오늘은 심혈관조영술 예정이고요."
> 두 전공의가 모두 놀란 표정을 지으며 '앗'하고 말한다.
> 코디네이터: "환자분이 토요일에 내원했을 때 마침 그 얘기를 하셨어요."

치료궤적 내러티브 요약하기

치료궤적 내러티브도 일종의 글로 작성된 기록물이다. 인수인계를 받은 간호사들은 자신의 업무 목적을 위해 세부 사항을 종이에 기록했다. 나는 의도적으로 인수인계 시간에 코디네이터와 나란히 서서 기록 내용을 관찰하여 그들의 업무 우선순위와 조직화 관행에 대한 통찰력을 얻으려고 했다. 처음에는 단순히 해야 할 일(의뢰해야 할 일, 작성해야 할 문서, 처방해야 할 약품)을 나열한 목록이라고 생각했고, 업무 내용을 이해하는 데 흥미를 느꼈다. 그러나 나는 그들의 노트에 간호사가 담당한 업무뿐만 아니라 다른 사람의 업무까지 상세히 기록되어 있는 것을 관찰했다. 코디네이터의 인수인계 노트에서 발췌한 아래 내용을 보면, 퇴원 관리에 중요한 통합평가(UA) 양식 3-11을 작성하고, 사회복지사(SW) 의뢰를 하고, 호이스트 hoist(환자이송용 도구 — 옮긴이 주)를 신청했음을 나타내는 여러 개의 체크박스를 볼 수 있다.

첫 번째 발췌문에는 환자가 지속적 건강관리지원금Continuing Health Care funding: CHC을 받을 자격이 있는지에 대한 질문이 있고, 두 번째 발췌문에는 환자가 혼자 살기 때문에 퇴원 전에 사례 회의가 필요하다는 간호사의 기록이 있으며, 세 번째 발췌문에는 환자가 월요일 오전 10시에 퇴원해야 하며 블리스터 팩(b/pack)이 필요하다는 내용이 적혀 있다.[5]

'드레인, UA 3-11 ☑? CHC, 사회복지사 SW'
'C/conf 독거 중, 사회복지사 SW ☑'
'가정 월 오전 10시, b/pack, 호이스트 ☑'

사실상 인수인계 기록은 개별 궤적에 대한 서술을 '요약한 줄거리'이다. 종잇조각에 새겨지든, 미리 인쇄된 인수인계 시트에 새겨지든, 이 목적을 위해 정해진 병동 코디네이터의 노트에 새겨지든, 인수인계 기록은 즉시 업데이트할 수 있는 치료궤적의 상태를 휴대하기 쉽고 접근하기 쉽게 하는 요약본이었다. 인수인계 기록은 다양한 출처에서 수집한 정보를 종합하고 분석한 것으로, 공식적인 기록에는 없지만 업무 관리에 필요한 정보를 담고 있었다. 따라서 다른 곳에서는 볼 수 없는 궤적의 현재 상태를 실용적으로 압축하고 요약한 것으로서 중요한 보조 메모장 역할을 했다.

코디네이터가 새 입원 환자를 위한 서류 작업을 시작하려고 할 때 에이전시 간호사가 도착한다. 그는 정말 따뜻하게 반겨준다! 코디네이터는 이제 에이전시 간호사에게 인계해야 한다. 13시 30분, 동료로부터 인수

---

5 [지은이 주] 블리스터 팩은 환자가 복합적으로 약물을 복용하고 있을 때 약을 나눠서 복용하도록 하는 도구이다.

인계를 받은 지 30분밖에 지나지 않았다. 코디네이터는 몇 분 전에 받은 인수인계 내용을 바탕으로 에이전시 간호사에게 자신이 직접 보지 않았던 환자들에 대해 설명하는 데 10분을 더 할애한다. 이 과정에서 주목할 점은 두 인수인계 내용이 비슷하다는 점과 시트에 적은 몇 가지 메모만으로도 동료가 자신에게 인계한 세부 사항과 맥락을 기억할 수 있었다는 점이다.

간호사들은 근무를 교대할 때 인수인계를 일상적으로 수행했으며, 의무기록이나 공식 간호 기록이 아닌 줄거리 요약을 가지고 다학제 회의와 병동 회진에 참여했다. 또한 간호사들은 인수인계 노트를 수술 전 체크리스트와 같은 다른 문서를 작성하는 데 기초로 사용했다. 뇌졸중코디네이터와 같은 전문가들도 의뢰 환자를 파악하기 위해 인수인계 노트를 함께 사용했다. 실제로 간호사의 인수인계 기록이 일상적인 간호 업무에 얼마나 중요한지는 인수인계 기록이 분실되었다고 생각했을 때 개인이 느낀 공황 상태를 보면 알 수 있다.

우리는 수면 중인 다음 환자에게로 간다. 코디네이터는 '특별한 내용이 없다'고 생각하고 인수인계 시트를 확인하려고 한다. 그러나 그것을 찾을 수 없다.

코디네이터: "잃어버렸다고 말하지 마세요! 그건 곧 재앙이에요!"
코디네이터: "제 인수인계 시트 보셨어요? 잃어버렸어요."
책임간호사: "기억을 잃었군요!"

하디 등(21)은 간호사의 '스크랩'(한국에서는 카덱스가 해당됨 — 옮긴이 주) 사용을 분석하면서, '사용 가능한 종이(즉, 스크랩) 또는 작은 수첩에 일상적으로 작성하는 개인화된 정보 기록'으로 정의했다. 연구자들은 스크랩이 만들어지는 과정과 일상에서 스크랩이 어떻게 사용되는지 살펴보고 콘텐츠의 신뢰성과 관련된 문제를 논의했다. 이들은 스크랩이 간호를 위한 정보를 제공하는 개인적 지식과 전문적 지식의 독특한 조합이라고 주장하며, 그 내용을 면밀히 조사하면 간호 지식에 대한 통찰을 얻을 수 있다고 제안했다. 나는 이 의견에 동의한다. 그러나 그들 주장의 전반적인 요지는 스크랩에 대한 분석을 통해 의료모델의 생의학적 초점과 달리 개별 환자 간호에 대한 간호사의 고유한 이해를 밝혀낼 것으로 기대한다는 것이다. 이와 달리 나의 분석에 의하면 스크랩은 다른 종류의 지식, 즉 전체적인 환자 치료궤적에 대한 간호사의 업무 지식을 담고 있다. 하디 등(21)은 '간호사들이 다른 의료 및 사회복지 전문가와 관련 인력들에게 정보를 제공할 때 스크랩을 사용하는 것으로 관찰되었다고 했지만 그 스크랩에 담긴 정보를 알려주지 않았고 치료궤적이나 조직화 업무에 대해서는 언급하지 않았다. 간호사와 다른 의료 제공자가 작업 노트를 사용하는 것은 잘 알려져 있다. 이는 본질적으로 환자 상황을 요약한 것으로 팀원 간의 정보 공유를 지원하기 위해 고안되었다(22). 그러나 스크랩은 일반적으로 목적을 달성한 후 폐기되며, 스크랩에 의해 뒷받침되는 다른 의료 전문가의 개별적인 중재는 공식 환자 기록에 기록되지만 간호사가 치료궤적 내러티브를 유지하기 위한 조직화 업무는 기록되지 않기 때문에 보이지 않는 일이라고 할 수 있다.

치료궤적 내러티브 해석을 통한 이해 형성하기

의료 행위를 조정하기 위한 업무 지식의 생성에는 정보를 축적하고 유통하는 것 이상의 것이 포함된다. 무엇을 주목하고 무엇을 무시할 것인지에 대한 결정을 내려야 하며, 서로 다른 정보원 간의 관계를 판단해야 하는 것이다. 여기에는 이해 형성이 수반된다(23). 이해 형성이란 특정 관점에서 상황이 이해되지 않을 때 조직 행위자들이 질서를 만들어내는 과정을 말한다. 이는 의미를 생성하고 이해를 형성하는 것과 관련이 있다. 알볼리노 등(24)은 중환자실을 대상으로 연구한 결과, '간격을 둔 이해 sensemaking at interval'와 '즉각적 이해 sensemaking on the fly'라는 두 가지 유형의 이해 형성을 구분했다. '간격을 둔 이해'는 회진이나 이를 위해 마련된 공식적인 자리에서 이루어지는 이해 형성을 의미하며, '즉각적 이해'는 공식적인 시간이 따로 정해져 있지 않은, 진행 중인 업무 과정에서의 이해를 의미한다. 간호사의 이해 형성은 대부분 후자의 활동과 관련이 있으며 공식적인 조직 구조 아래에서 이루어진다.

파크랜드에서는 간호사들이 다양한 출처에서 정보를 수집하는 데 상당한 노력을 기울였지만, 이를 검증하고 거듭 확인하며 이해의 간극을 메우는 것에도 많은 노력을 했다. 웨이크(23)가 관찰한 바와 같이, 이해 형성은 놀라움, 불확실성 또는 모호함에 의해 촉발될 수 있다. 기록은 항상 명확하지 않거나, 이야기가 서로 연결되지 않거나, 불안감을 조성하거나, 행동에 대한 불충분한 근거를 제공할 수 있다. 이러한 상황에서는 간호사가 서로 다른 출처를 교차 확인하는 것이 관찰되었다. 따라서 다음 예에서 밤근무간호사는 간호 기록에서 의사의 진찰이 필요하다는 내용을 읽었지만 관련 팀이 누구인지 명확하게 알지 못했고 코디네이터는 그 상황을 명확히 하기 위해 진료 기록을 확인한다.

> 밤번 간호사: "그 환자는 정형외과에서 봐야 해요."
> 코디네이터: "누구 담당인가요? 아무도 본 적이 없나요?"

밤번 간호사: "오늘 병동 회진 때 올 거라고 되어 있어요."

코디네이터: "어느 팀 소속인지 확인해 볼게요. 진료기록을 보죠."

5장에서 살펴보겠지만, 일반적으로 전형적인 치료 과정에서는 환자 정보가 여러 영역을 넘나들며 한 문서 세트에서 다른 문서 세트로 정보가 전달되는 경우가 많다. 이 과정에서 정보가 분실되거나 부정확하게 기록될 수 있으며, 실제로 그런 일이 발생하기도 한다. 그래서 '사실'을 명확히 확인하면서 사례의 임상적 세부 사항과 조직의 운영, 일상 및 활동 패턴에 대해 의미 있는 내러티브를 구성하는 데는 추가적인 시간이 필요했다.

코디네이터: "환자에게 수술 전에는 없었는데, 눈 주변에 검은 줄이 두 개 생겼어요."

담당 간호사: "회복실 간호사에게 물어보니 눈가에 테이프를 잘못 붙여서 그렇다네요. 마취 마스크를 너무 세게 눌렀던 것 같더라고요."

의학적 의사결정에 관한 연구에 따르면 행위자는 정보를 이해할 때 출처의 신뢰성을 평가하며, 이는 담당자의 지위와 밀접하게 연관되어 있다(25). 내 데이터에 따르면 간호사의 업무 지식 만들기는 임상 패턴과 조직 관행을 얼마나 잘 이해하고 있는가에 따라 달라졌다.

밤번 간호사: "병상 […] 75, 부분 위 절제술. 그는 ERAS(수술 후 회복환자 표준진료경로) 환자입니다. 상처에 대장균이 있어요."

담당 간호사 : "거긴 대장균이 생기기 좋은 곳이에요."

밤번 간호사: "3번 병상 […] 74세 여성. 비뇨기과 환자인데 부인과 병동에 있다가 우리 과 병동에 온 게 이해가 안 돼요. 타 과에서 타 과로 전동하

다니…"

담당 간호사: "안 돼요, 안 돼."

조직적으로 인식할 수 있는 형식과 일치하지 않는 궤적은 관심을 끌었고 이해를 형성하기 위한 행동을 촉발시켰다. 다음 장에서 설명하겠지만 패턴, 관행, 표준은 사람들이 동의하지 않아도 의료 서비스 업무의 조직화에서 핵심적인 역할을 한다. 이 세 가지 요소는 이해 형성을 촉발하는 계기이자 이해를 하게 하는 자원이다.

이해 형성은 종종 해석과 혼동되지만 중요한 차이점이 있다. 해석은 이해에 관한 것이지만, 이해 형성은 이해를 위해 어떤 것을 정하거나 만들어 나가는 것, 즉 일부에서는 이해 부여 sense giving라고 부르는 것도 포함된다(26). 간호사는 단순히 정보를 축적하고 해석하는 데 그치지 않고, 이해 형성을 통해 업무를 지탱하는 치료궤적 내러티브를 만들고 실행하는 것이다.

지식 공유의 메커니즘으로서 스토리텔링의 장점 중 하나는 다양한 대상에게 맞게 이야기를 수정할 수 있다는 점이다. 실제로 간호사가 환자 궤적과 관련된 네트워크 행위자들과의 일상적인 상호작용에서 치료궤적 내러티브를 사용하는 것을 면밀히 살펴보면, 치료궤적 내러티브가 동일한 형태로 유통되지 않는다는 것을 알 수 있다. 간호사는 각 참여자의 업무 목적과 관련된 요소를 선별하여 자세히 설명한다. 따라서 간호사의 업무에는 주요 치료궤적 내러티브를 만들고 유지하는 것이 포함되지만, 이는 상황의 필요에 따라 세부적인 내용을 조정하여 다양한 내러티브를 전달할 수 있는 자원으로 사용된다. 따라서 간호사는 일부에서 주장하는 것처럼 단순히 분산된 기억 시스템으로 기능하는 것이 아니라(27), 지속되는 치료궤적 내러티브에서 해석을 만들어낸다. 각 상호작용에서 새로운 해석이 발생하며, 한 맥락의 질문이 다른 맥락의 답변으로 변환되는 등 연속적인 흐름이 이어지는 것이다(28). 이러한 업무는 치료 환경 안팎을 오가는 수많은 행위자들과의 일상적인 상호작용에 그대로 녹아들어 있어 거의 눈에 띄지 않는다.

다양한 목적에 따라 어떤 버전의 이야기를 전달할지 알기 위해서는 다른 사람의 업무 목적과 같은 그 사람의 상황 이해 방식을 인식하고 이해하여 관련 정보의 우선순위를 정하는 능력이 필요하다. 볼랜드와 텐카시(29)는 이를 관점 포착하기perspective-taking라고 부른다. 관점 포착하기에는 전체적인 분업, 활동시스템에서 다른 사람의 역할 및 지식 요구 사항에 대한 민감성이 필요하다. 의료 분야에서 관점 포착하기는 대인 관계 능력보다 누가 무엇을 책임지는지에 대한 현장의 역할 구조를 이해하는 정도에 따라 달라진다. 이는 활동 목적을 위해 행위자들이 한자리에 모이는 것은 일시적이거나 임시적인 상황인 경우가 많기 때문이다(30).

역할의 형식은 동일하게 유지되지만, 이를 채우는 개인은 달라진다. 종종 간호인력과 가장 먼저 접촉하는 전공의는 수련 기간 동안 진료과를 순환하면서 팀의 교육훈련 과정과 분야에 따라 끊임없이 바뀐다. 게다가 요즘과 같은 재정 긴축 시기에는 권장되지 않지만, 의료 체계는 의료 서비스 제공의 공백을 메우기 위해 임시직, 에이전시 및 외부 인력은행에 의존하고 있다. 간호사들은 다른 인력들과의 사회적 관계 맺기에 힘을 쏟았지만, 업무를 조직할 때 대인관계에 대한 이해에만 의존할 수는 없었다. 따라서 실무의 관점에서, 간호사가 근무하는 지역 생태계에서의 역할 구조에 대해 아는 것은 간호사가 환자를 위한 지식을 조직하는 데 있어 중요한 비물질적 자산이었다.

전체적으로 볼 때 간호사는 의료 서비스 제공을 지원하는 데 필요한 지식을 생산하고 순환시키는 데 중심적인 기능을 수행했다. 이러한 보이지 않는 과정을 통해 간호사들은 공동의 행동을 가능하게 하는 치료궤적 내 러티브의 순간적인 '안정화'를 이뤄냈다. 그러나 이러한 합의는 항상 단기적인 것이었고, 궤적은 끊임없이 움직이고 수정되고 있었다.

과제

업무 지식을 만드는 것에는 어려움이 많다. 치료궤적 내러티브의 순환을 위해 지식을 전달하는 것이 중요하지만 직원들은 콘텐츠의 질에 대해 불평했다.

> **밤번 간호사:** "이 내용은 인계받지 못했어요. 메모에 쓰여 있긴 했는데, 5주 동안 상복부 통증이 있었나 봐요."
>
> **담당 간호사:** "큐비클cubicles(칸막이로 분리된 병상을 말함 — 옮긴이 주)에 대해 듣긴 했는데 대상포진에 걸렸다는 건 못 들었어요!"

또한 간호사가 인수인계 내용을 잘못 이해하거나 정보를 잘못 기록할 수도 있다.

코디네이터는 오늘 오후에 책임간호사 및 관리자와 함께 담당 간호사 중 한명이 저지른 실수에 대해 회의를 하고 있었다고 했다. 간호사가 의료진에게 환자의 소생 여부에 대한 잘못된 정보를 제공한 것에 대한 것이었다. 간호사는 환자가 DNR Do Not Resuscitation(심폐소생술 금지 — 옮긴이 주)이 아닌데 DNR이라고 말한 것이다. 코디네이터는 그 간호사는 이런 일이 두 번이나 있었다고 말했다. 인접한 병상의 환자들을 혼동했을 가능성이 있다는 것이다.

코디네이터는 그 간호사가 인수인계장에 정보를 잘못 입력한 것 같다고 생각했다. […] 나는 의료 전문가들이 구두 정보에 크게 의존하고 이를 바탕으로 매우 중대한 결정을 내리는 것을 관찰했다. 가장 이상적인 상황은 기록을 확인하는 것이다.

코디네이터: "간호사들이 너무 바빠요. 보통 하루 일과가 끝나고 입력할 때가 되어서야 처음으로 기록을 확인하게 돼요."

이 마지막 발췌문에서 알 수 있듯이, 의무기록을 참조하는 것이 중요하지만 다른 일을 하면서 하는 것은 어려웠다. 환자에 대한 기록은 다른 사람이 사용 중인 경우가 많아 관련 정보를 찾는 데 시간이 오래 걸리고 항목을 해독하기가 어렵기 때문에 접근성이 문제가 되었다.

부병동장: "기록지를 읽을 시간이 없어서 여기(인수인계서)를 확인해요."

회복실 담당 간호사가 환자의 노트를 훑어보며 환자에게 일어난 일을 정리하고 있다. 페이지를 넘기면서 그는 환자에 대해 아마 '약간만' 알게 될 것이라고 말한다. 기록에는 이해하기 어렵고 일부는 모순되는 부분이 많다. 예를 들어, 타이핑된 문서인 중환자실 퇴원 요약지에는 4월에 입원했다고 기록되어 있지만, 수기로 작성한 의료 기록에는 5월에 입원한 것으로 되어 있다. 담당 간호사와 나는 응급실에서 작성된 항목 중 특히 읽기 어려운 손 글씨를 면밀히 들여다본다. 눈에 띄는 단어만 해독할 수 있었다.

병동 회진에 참석하는 것도 쉽지 않았다. 여러 팀이 동시에 도착하는 경우가 많았기 때문에 간호사는 어느 팀에 합류해야 할지 선택해야 했다.

다음 발췌문은 외과환자평가실Surgical Assessment Unit에서 작성한 메모에서 발췌한 것이다.

08:20 - 갑자기 병동은 흰 가운을 입은 의사, 수술복을 입은 의사 등으로 가득 찼다. 전문간호사들도 여럿 있다. 이들은 모두 한꺼번에 도착했고, 병동에 있는 사람의 수가 너무 많아서 한 팀이 아니라 여러 팀이라는 것을 알 수 있었다. 코디네이터는 모든 의사가 동시에 도착하는 것에 대한 어려움에 대해 언급하면서 나중에 내과, 이비인후과, 외과, 비뇨기과 등 네 팀이 함께 도착하는 것을 목격하게 될 것이라고 나에게 알려주었다.

간호사는 의료 업무를 조직화하기 위한 핵심 자원으로서 중요한 역할을 담당했지만, 이 기능을 수행하기 위해 종종 자신의 업무 방식을 조정하고 다른 사람들과 유연하게 일해야 했다. 이것이 치료 업무의 복잡성을 해결하거나 병동 관리자가 의료진과 만족스러운 합의를 위해 차별화된 권한을 행사하는 것에 어떤 영향을 미쳤는지는 확실하지 않지만, 더 깊이 생각해 볼만한 문제임은 분명하다. 또한 심장외과중환자실에는 다음과 같은 현장 노트가 있었다.

우리는 4번 침대로 이동한다. 코디네이터가 전화를 받고, 나는 병동 회진에 남을지, 아니면 코디네이터를 따라갈지 망설이다가 회진에 남기로 한다. 마취과 의사가 침대 끝에 앉아 메모를 작성하는 영양사와 이야기를 나누고 있다. 코디네이터가 회진에 복귀하지만 몇 분 후 동맥혈가스분석검사ABGA 결과에 대해 걱정하는 간호사와 이야기하느라 회진 참여에 방해를 받는다. 페니토인Phenytoin과 에리스로마이신Erythromycin을 함께 처방하는 것이 금기인지, 환자에게 혈액투석이 필요한지 등의 주제가 포함된 병동 회진이 계속된다. 토론이 진행되는 동안 다시 합류한 코디네이터가 병동 중간에 서류철을 든 직원이 서 있는 것을 발견하고는 다시 한 번 '벗어났다'.

내가 주장했듯이, 공식적인 조정 이벤트 외에 네트워크 행위자들이 개별적으로 궤도에 편입되는 주요 메커니즘은 간호사가 의료 업무의 촘촘한 구조에서 핵심 자원 역할을 하는 것을 통해서였다. 그 과정에는 정해진 여러 가지 상호작용에서 이루어지는 환자에 대한 내러티브 번역translation과 안정화stabilisations가 있었다. 의사소통이 원활하게 이루어지게 하는 것은 간호사의 아비투스nursing habitus라는 중요한 특성이었지만(31), 다른 사람들은 그것을 특별하게 여기지 않았다. 간호사들은 환자를 돌보는 의사가 환자의 치료 변경 사항을 직접 알려주지 않아서 진료기록을 자주 확인해야 한다고 불평했다.

코디네이터가 '항생제 2개 추가, 내일 퇴원 후 외래 검토'라고 적힌 환자 기록을 보여주었다. 일부 의사들은 간호사에게 말하지 않고 환자를 보러 오기 때문에 간호사가 환자에게 무슨 일이 일어나고 있는지 알아내는 유일한 방법은 기록을 확인하는 것이라고 코디네이터는 설명했다. 코디네이터는 얼마 전 아침 한 환자가 수혈을 받기 위해 입원했는데 진료기록부에 수혈처방전이 꽂혀 있는 것을 보고서야 알게 되었다고 말했다. 다행히 누군가 처방전을 발견해서 그 여성은 제 시간에 수혈을 받을 수 있었다. 이런 일이 흔한 일이라며 **"환자들은 필요한 처치를 왜 받지 못했는지 알고 싶어 한다"**고 말했다.

연구 현장의 간호사들은 지식 동원을 위해 다양한 업무 방식을 채택했다. 첫 번째 방식은 책임간호 named nursing[6]의 이상적인 모습에 부합하는 모델인데, 임상적으로 환자를 돌보는 간호사가 치료궤적 내러티브의 정보 저장소이자 대표 서술자가 되는 것이다. 또 다른 모델로는 이 기능을 직접 간호를 담당하는 간호사와 병동 코디네이터가 분담하는 방식이 있다. 세 번째 모델에서는 전체 간호팀이 단일 행위자로 활동하여 모든 사람이 병동 환자의 모든 궤적에 대한 개요를 파악하는 방식이다. 내가 관찰한 간호사들 중 여러 병동을 순환하며 업무를 수행해야 하는 간호사들은 모두 두 번째와 세 번째 모델을 선호했다. 책임간호 모델은 직업적 이상에 부합하지만 책임을 맡은 간호사가 부재중이고 다른 간호사들이 해당 궤적을 잘 모른다면 업무에는 적합하지 않다고 주장했다.

반대편에서는 전문간호사 the Specialist Nurse Practitioners: SNP들이 야간에 환자 담당 시스템에 문제가 있고 병동에 도착했을 때 간호사들이 "**제 환자 아니에요**"라는 첫마디로 자신을 맞이해 주는 것에 불만을 토로한다. 그들은 병동을 전체적으로 책임지는 사람이 없다는 사실에 안타까워하고 있다. 간호사들은 각자 환자에 대한 인수인계만 할 뿐 전체적으로 아우르는 코디네이터는 없었다. 야간에는 조정할 일이 많지 않기 때문에 코디네이터가 필요하지 않을 수도 있지만, 전문간호사는 이 역할이 얼마나 중요한지 알고 있었다.

입원전평가간호사 Patient Access Nurse[7]는 코디네이터가 있는 병동에서 일하는

---

6 〔지은이 주〕 책임간호(named nursing)는 일차간호(primary nursing)에서 발전한 개념으로, 담당 간호사가 입원부터 퇴원까지 환자의 간호를 관리하고 조정하는 간호실무 모델이다.

7 〔옮긴이 주〕 영국 병원에서 "Patient Access Nurse"는 환자가 병원 서비스에 원활하게 접

것을 선호한다고 말하며, 궁금한 점이 있어 누군가에게 문의를 해도 **"미안하지만 제 환자가 아니에요"**라는 대답만 들을 때 좌절감을 느낀다고 말했다. 자신이 병동에서 일할 때는 모든 환자에 대한 인수인계가 이루어지고 모든 간호사들이 치료 활동에 대한 개요를 파악하는 문화가 있었다고 말했다. 일부 구역에서는 이러한 문화로 돌아가고 있지만, 다른 구역에서는 여전히 책임간호 named nursing가 업무 조직화에서의 주요 방식이다.

논의

1장에서 설명했듯이, 최근 사람들은 간호가 돌봄을 통해 사회에 많은 기여를 한다는 것을 알게 되었고 그 근저에는 간호의 고유한 특성인 총체적 신체-심리-사회적 접근이 있다는 것도 널리 인식하게 되었다. 간호이론과 모델은 임상간호사가 환자를 '전인 whole person'으로 인식할 수 있도록 간호사-환자 관계의 중요성을 강조하며, 일부 학자들은 간호가 그 자체로 치료적 접근이 되는 것은 이러한 치유적 관계의 구축을 통해서라고 주장한다. 그러나 간호 실무에 대한 이러한 관점이 현상학적으로 어떻게 나타나는지에 대해서는 무비판적으로 받아들여졌다(32). 최근 몇 년 동안 많은 사람들의 마음속에 연민이 최우선시되고 있으나, 환자나 간호사가 정서적으로 친밀한 관계를 원하고 있는지는 확실하지 않다.

그럼에도 불구하고 '환자를 아는 것 knowing the patient'은 간호사의 전문직

근하고 이용할 수 있도록 도와주는 역할을 한다. 주요 업무는 환자등록 및 접수, 진료예약 관리, 초기 평가 및 정보 제공, 의료 서비스 안내, 환자 지원 및 상담, 환자의무기록 관리, 협력 및 조정 등이다. 이러한 역할은 환자가 병원서비스를 원활하게 이용할 수 있도록 돕는 것이며 환자 경험을 개선하는 데 기여를 한다.

정체성의 중요한 요소이고 실무자가 자신의 역량에 대해 인식하는 핵심적인 것이다(33). 나의 연구 결과에 따르면 간호사는 총체적으로 업무를 수행하고 이는 간호사라는 직업이 가진 특성으로 보인다. 그러나 이것은 일반적으로 가정하는 총체성과는 약간 다른 것으로, 치료의 전체 궤적에 대한 관점을 바탕으로 한 총체성이다. 이 관점에서 '환자를 아는 것'은 정서적으로 친밀한 관계를 구축하는 것보다는 개인의 치료궤적을 구성하는 다양한 행위자, 행동, 자료를 파악하는 것에 더 가깝다. 협력 업무에 대한 연구에 따르면, 간호 실무와 궤적의 생성 및 순환을 지원하기 위해 다양한 종류의 인식이 필요하다는 사실이 밝혀졌다. 환자의 치료 내러티브는 간호사가 책임지고 있는 환자에 대한 '활동인식 activity awareness'을 가능하게 한다.

행위인식 action awareness은 단기적인 업무 지식 창출에 관한 정보에 대한 것이고(30, 34), 활동인식은 시간의 경과 따라 변화하는 활동에 대한 인식을 말한다(35). 환자 치료의 지속적인 관리에 관한 한, 간호사는 치료궤적에 대해 다른 사람들이 가질 수 없는 독특한 인식을 가지고 활동했다. 그러나 앞서 살펴본 바와 같이 간호사는 사람과 사물 등 복잡한 행위자 네트워크와의 상호작용을 통해 환자를 알게 된다(4). 간호사의 지식 동원 작업을 잘 들여다보면 이것이 간호사의 업무를 방해하거나 촉진하는 정도와 지식동원 기능을 더 잘 지원하기 위해 무엇이 필요한지를 알 수 있다. 간호사가 병동 회진에 참석할 수 없거나 계속 호출을 받는 경우, 자신이 없는 시간에 궤적 관리에 중요한 결정이 내려졌는지를 확인해서 치료의 누락이나 중단이 없도록 하는 추가적인 노력이 필요하다. 또한 간호사의 업무를 지원하기 위해 자체적으로 개발한 시스템이 오히려 더 '개선'의 대상이 되고 있는데, 해당 업무에 대한 충분한 이해가 부족하기 때문이다. 이로 인해 의도하지 않은 부정적인 결과가 나타날 위험까지 존재한다.

교대근무 인수인계는 영국 국립보건혁신연구소의 생산적 병동 시리즈 the UK National Health Institute for Innovation's Productive Ward Series에 포함된 프로세스 모듈 중 하나이다. 린 경영 기법Lean management techniques(36)(경영 모델 중 하나임. 병원 관리 영역에서는 주로 질 관리 차원에서 서비스 제공에서 불필요한 단계를 제거하고 낭비 요소를 줄이기 위한 노력을 의미함 ― 옮긴이 주)의 관점에서, 간호사들의 인수인계는 집중도가 낮으므로 절차를 간소화하기 위한 재설계가 필요하다는 비판을 받아왔다. 간호 인수인계의 질에 대한 논쟁은 오랜 역사가 이어져왔다. 전문직 내부의 관찰자들은 인수인계가 의례적인 성격이 강하고 간호보다는 의료적 측면이 우세하다고 강조해 왔다(37-38). 다른 경로로 얻을 수 있는 정보를 반복하는 데 걸리는 시간도 비판의 대상이 되었다(39-41). 이 모든 견해의 공통점은 인수인계의 목적이 간호 정보의 간결한 전달에 있다고 생각한다는 것이다(42-44). 그러나 간호사의 지식 동원 업무의 관점에서 보면 인수인계는 다른 색채를 띠게 된다. 소위 의료적 측면에서 인계는 임상 간호에 대한 개별적인 정보를 전달하는 과정이라기보다는 간호사의 조직화 업무의 일부로서 환자의 치료궤적 내러티브를 전달하는 메커니즘으로 이해될 수 있다. 또한, 치료궤적 내러티브의 가치는 일부에서 주장하는 것처럼 간호 기록이 제대로 관리되지 않아서 이를 백업하는 것이 아니라(21), 공식 문서에서 쉽게 얻을 수 없는 정보를 전달하는 데에 있다. 전적으로 생의학적인 문제일지라도 치료궤적의 진행에 관한 정보라면 인수인계의 목적에 매우 근접한 정보가 된다(45-46). 따라서 간호에 관한 정보를 전달하는 메커니즘만으로 인수인계를 이해하는 것은 핵심을 놓치는 것이며, 이 기능을 보강하기 위해 불필요하고 중복된 정보를 제외하려는 개선 조치는 매우 현실적인 위험을 가져올 수 있다.

또한, 앞서 살펴본 바와 같이 치료궤적 내러티브는 간호 인수인계 시

함께 생성된다. 예를 들어 사전 녹음된 인수인계를 통해 교대 근무 시 인수자와 인계자가 같이 앉아서 인수인계를 하는 시간을 줄여 효율성을 달성하고자 하는 혁신은 의도하지 않은 결과를 초래할 수 있다.

문크볼드 등(47)은 간호사의 인수인계를 특징짓는 중복 문제를 줄이고 유익한 정보만을 제공하기 위한 개선안에 대해 연구했다. 연구 현장에서는 간호사가 각자 자신의 환자를 팀 전체에 인계하던 방식에서 인계를 받을 간호사가 자신이 담당하게 될 환자의 전자기록을 확인한 다음 인계할 사람과 의문점을 논의하는 방식으로 바꾸었다. 이 연구진은 계획된 변화와 다르게 나타난 몇 가지 사실을 발견했다. 즉, (a) 간호사들이 교대 근무에 일찍 도착하여 이미 배정된 환자를 바꿔서 다시 배정했고(이전에는 인수인계가 이루어진 후에 결정됨), (b) 다음 교대 근무자가 배정받은 환자를 인계받은 후 모두 자리에 앉아 서로 정보를 공유했으며, (c) 전자 기록에는 개별적인 진행 상황에 대한 설명이 없기 때문에 간호사들은 별도로 주간 환자 치료 요약 a weekly written summary of the patient's care이라는 것을 서면으로 작성했다. 또한 새로운 시스템에서는 인계하는 간호사와 인계를 받는 간호사 간에 대화가 없어지면서 환자를 이해하기 위한 해석 과정이 누락되었다.

비슷한 맥락에서, 파크랜드의 여러 병동에서는 영국 국립보건혁신연구소의 생산적인 병동 시리즈를 부분적으로 적용한 '치료 혁신Transforming Care'의 일환으로 환자 상태를 한눈에 볼 수 있는 현황판Patient Status at a Glance White Boards: PSAGWB을 도입했다. 현황판은 시각적 관리의 한 예이며, 문제를 더 잘 보이게 하면 운영의 공유 기반을 제공한다는 믿음에 기반을 두고 있다(48). 현황판과 같은 커뮤니케이션 보드는 린 환경에서 최신 정보를 표시하여 팀의 의사결정을 돕기 위해 자주 사용된다. 의료 분야에서는 병동과 부서 수준에서 수년 동안 화이트보드가 병상 점유율을 표시하는 데 사용되어 왔다. 그러나 현황판은 단순한 병상 화이트보드 그 이상의 역할을 하도록 설계되었다. 환자 활력징후 점수, 퇴원 계획 진행 상황, 환자 안전 및 위험 지표, 식이 정보, 관련 의료 전문가에게 의뢰 등 모든 중요한 정보가 있는 핵심 정보 리소스로 활용하기 위한 것이다. 이는 환자의 상태에 대한 정보를 필요한 사람에게 명확하게 전달하고 다른 의료진의 문의로 인해 간호인력이 업무를 방해받는 횟수를 줄이는 데 목적이 있다. 여러 면에서 현황판은 간호사의 조직화 업무를 지원하기 위해 개발된 도구라고 할 수 있다. 따라서 치료궤적 내러티브 요약에 있는 정보가 동일하게 여기에 담겨야 한다. 그러나 현황판은 이를 공개적으로 제공한다는 점에서 큰 차이가 있다. 현황판은 일반적으로 간호사 스테이션의 중앙에 위치했으며 분명히 지식 공유의 구심점 역할을 했다. 병동에 방문한 직원들은 일반적으로 첫 번째 방문지로 현황판에 들렸고, 일부 직원들은 목적에 맞는 정보를 얻는 것처럼 보였다. 그러나 현황판을 통해 정보를 습득한 후 간호사에게 자세한 내용을 다시 문의하는 경우도 많았다. 여기에는 몇 가지 이유가 있다고 생각한다.

첫째, 정보의 최신성을 확신할 수 없었기 때문이다. 의료 환경은 빠르게 변화하기 때문에 간호사는 정보를 최신 상태로 유지하기 위해 많은 노력을 기울여야 하는데, 그렇지 않은 경우가 많았다. 간호사가 주머니에 넣고 다니며 쉽게 수정할 수 있는 환자 상태 요약본과 달리, 현황판을 업데이트하려면 임상 현장을 떠나야 했다. 따라서 환자 상태의 변화와 이것이 현황판에 기록되는 데에는 필연적으로 지연이 발생할 수밖에 없었다. 둘째, 많은 의료 질 개선 프로젝트와 마찬가지로 각 부서에서 각자의 목적에 맞게 현황판을 조정한 것도 문제였다. 환자 기밀 유지의 이유로 대부분의 정보는 서로 다른 구역의 복잡한 단일 기호 시스템을 사용했다. 현지화는 질 개선 활동에서의 주인의식을 고취하고 현장 리더의 활동을 적극적으로 장려하는 것으로 알려져 있지만, 여러 병동을 순회하는 직원들에게는 명확한 정보 외에는 이해하기가 매우 어려웠고 많은 사람이 내용을 이해하기 위해서는 통역이 필요했다. 실제로 일부 환경에서는 현장 직원조차도 현황판 콘텐츠의 모든 측면을 이해하지 못했다. 최신성과 현지화 문제는 극복할 수 있는 문제이다. 그러나 이러한 문제를 극복하더라도 하더라도, 정해진 각본[8]에 기반하고 있는 현황판의 경우 의료 분야의 정보 공유에서 중요한 접근성과 가용성은 문제가 될 수 있다. 행위자네트워크이론의 관점에서 볼 때, 이들은 중개자 역할을 하도록 설계되었기 때문이다.

중개자는 […] 변형 없이 의미나 힘을 전달한다. 다시 말해 투입을 정의하는 것만으로도 출력을 정의할 수 있다(49).

그러나 앞서 말한 것처럼 간호사가 지속적인 환자 관리를 목적으로 지식을 유통시킬 때, 그들은 단순히 정보를 축적하고 수정되지 않은 형태로 전달하는 것이 아니라 임상 및 조직 지식을 활용하여 다양한 목적과 여러 이해관계자를 위해 정보를 해석, 번역 및 맥락화했다. 실무 지식을 창출하는 과정에서 간호사는 '의미나 전달해야 할 요소를 변형, 번역, 왜곡, 수정'하는 매개자 역할을 수행했다(49).

현황판이 간호사를 대체할 수 있다고 가정하는 것은 간호사의 지식 동원 기능의 복잡성을 지나치게 과소평가하는 것이다. 실제로는 오히려 간호사의 업무를 증가시킬 수 있다. 현황판은 병상에서 내린 결정이나 의료

8　[지은이 주] 행위자네트워크 이론가들에 따르면 정형화된 도구는 그 도구가 사용될 세계에 대한 가정을 내포하고 있다고 설명한다. 예를 들어, 문이 벽에 난 구멍을 막는 역할을 하려면, 인간 행위자가 문을 열고 닫을 것이라는 가정을 전제로 하는 것이다.

서비스 제공자와의 상호작용에서 발생하는 환자 상태 변화에 대응하여 업데이트가 필요하다. 정보의 대부분은 먼저 줄거리 요약으로 기록된 후 현황판으로 전송되어 또 다른 업무 프로세스를 생성한다. 또한 간호사의 줄거리 요약은 무대 뒤의 사적인 인공물인 반면, 현황판은 무대 앞의 기술이다. 깔끔하게 정리된 현황판은 병동이 잘 운영되고 있다는 중요한 신호이지만, 이를 지속적으로 유지 관리하는 것은 간호사의 시간을 추가로 요구한다.

중개자와 매개자를 구분하면 현황판이 지식 공유를 지원하는 것의 한계를 이해하게 되고 이것이 간호사의 지식 동원 업무를 얼마나 덜어줄 수 있는지에 대한 의문을 갖게 된다. 이러한 관찰은 컴퓨터가 협력 업무를 지원하는 분야에서 정보 시스템이 다양한 업무 맥락에 따라 각각 어떤 유형이어야 하는가에 대한 논쟁과도 일맥상통한다. 이 논쟁은 협력 활동을 지원하기 위해 워크플로우 모델을 대신하여 등장한 정보공유공간common information space: CIS이라는 개념에 관한 것이다(50). 이 개념의 핵심은 정보를 공유하려면 한 사람의 업무 맥락에서 정보를 추출하여 다른 사람에게 관련성을 표시하는 방식으로 재구성해야 한다는 것이다. 이에 따르면 동일한 정보를 여러 사람이 서로 다른 방식으로 사용할 수 있다. 정보공유공간의 개념은 정보의 물질적 전달자와 정보 둘 다를 포함한다. 즉, 정보의 표현과 행위자가 이러한 표현을 통해 받아들이는 의미를 모두 지칭하는 것이다(7). 이 개념의 가치는 정보를 사용하는 것과 이를 통해 활동을 수행하는 것을 연결한다는 것이다. 이 분야의 주요 관심사는 다양한 업무 환경에서 지식 공유를 지원하는 데 필요한 정보공유공간의 기능에 관한 것이었다(7). 배넌과 보커(51)는 정보공유공간이 '개방적'이면서 동시에 '폐쇄적'이어야 한다고 주장하는데, 정보의 해석적 유연성이라는 의미에서 개방적이어야 하고 실무의 경계를 넘나드는 정보의 이동성이라는 의미에서 폐쇄적이라고 할 수 있다. 롤란드 등(52)은 이러한 특징이 이질적인 맥락에서는 공유되지만 비교적 안정적인 의미를 유지하는 인공물을 지칭하기 위해 만들어진 용어인 라투르(49)의 '불변의 가동물immutable mobiles'[9] 개념과 유사하다고 주장한다. 이것이 바로 현황판에 있는 중개자의 기능이다. 롤란드 등(52)은 주요 국제 가스 및 석유 회사의 경험적 연구를 바탕으로 하여, 지식을 공유하고 공통의 이해를 위해 협상하는 것이 필요한 유동적이고 이질적인 업무 환경에서 정보공유공간의 주요 특징은 가변성과 순간성이어야 한다고 했다. 이들은 정보공유공간의 보다 역동적인 개념화를 주장한다.

> 불변하는 가동물에 초점을 맞추기보다는 […] […] 객체의 가변성을 강조하는 개념화를 주장한다. 사물은 내용뿐만 아니라 주변 관계망에서도 끊임없이 변화하고 있기 때문이다(52).

여기에는 환자 치료궤적 내러티브의 역동적인 상태와 분명한 유사점이 있다. 업무가 광범위하게 분산되어 있고, 환자에 대한 이해가 파편적이고 부분적이며, 업무가 끊임없이 진화하는 의료 분야에서 지식 공유를 위해서는 현황판과 같은 불변의 가동물이 아니라 '가변적 비가동물mutable immobile', 즉 환자를 중심으로 지식을 매개하고 안정화하여 공동의 행동을 가능하게 하는 진료 현장의 정보원이 필요하며, 이를 담당하는 것은 바로 간호사이다.

---

9 〔옮긴이 주〕 번역의 중심에 위치한 행위자는 멀리 떨어져 있는 행위자들에 의해 장거리 지배력을 행사하는데, 이럴 때 지리적으로 먼 거리를 쉽게 돌아다니면서 번역의 중심 지배력을 유지시키는 데 사용할 수 있는 물건들을 '불변의 가동물(immutable mobiles)'이라고 한다.

정보공유공간의 개념에 대해서는 많은 논쟁이 있어 왔으며, 그 유용성에 의문을 제기하는 사람들도 늘어나고 있다(53). 내가 제기하는 문제는 이 분야에 대한 생각이 작업장에서 정보 공유를 지원하기 위한 컴퓨터의 역할로만 이해하려는 욕구에 의해 제한되어 왔다는 것이다. 인간 행위자가 정보의 생산자와 소비자 모두를 도와 정보를 포장하고 해석함으로써 정보공유공간의 운영을 용이하게 할 수 있다는 인식은 있어 왔지만(51), 간호사의 경우처럼 인간 행위자에게 중심적인 정보공유 기능을 부여한 사례는 없었다. 인간 행위자를 중심 무대로 옮기면 인간 행위자가 수행하는 작업이 정보가 공통으로 보관되는 공간을 유지하는 것이 아니라 당면한 목적에 따라 단일 업무 지식, 즉 안정화되고 자리를 잡은 지식을 번역하는 것이라는 점을 인식할 필요가 있다.

결론

조직에 대한 연구에서는 지식이 조직을 하나로 묶는다는 견해가 지배적이다(54). 이 장에서는 간호사가 보건의료의 실제적 성과를 지원하기 위해 업무 지식을 창출하는 작업을 살펴보았다. 간호사의 지식 동원 작업은 간호사 고유의 '활동인식'을 제공하며, 이는 다양한 목적을 위해 수정, 업데이트, 유통, 번역되는 치료궤적 내러티브로 나타난다. 내러티브 개념이 의료 현장에서의 추론 과정, 상호작용, 정보공유를 이해하는 데 유용한 개념이라는 인식이 확산되고 있다. 내러티브는 시간과 맥락에 따라 달라지고 종종 불확실하고 모호한 지식을 표현하는 데 적합한 매체이다(55). 의무기록은 점점 더 복잡해지고 단편화되고 있으며 그 내용은 일상적인 업무 수행을 지원하기보다는 보존 기능에 가까워지고 있다. 공식 기록의 어느 곳에서도 개인의 진료 궤적 중 현재 상태에 쉽게 접근할 수 없으며 다른 의료인들은 전반적인 활동을 인식하고 유지하는 책임을 지지 않는다. 이러한 격차를 해소하기 위해 현황판과 같은 시각적 관리 차원의 새로운 메커니즘을 시도하지만 접근성과 가용성이 확보된 지식 공유가 필요하기 때문에, 의료 분야의 성공적인 지식 동원에는 번역이 필요하다. 간호사는 자신의 업무 맥락에서 치료의 전반적인 궤적을 유지하고 개별적인 활동을 환자의 내러티브에 연결하는 정보를 만들면서 치료궤적 내러티브를 생성하고 순환하게 한다. 간호사는 최종적인 치료궤적 내러티브를 유지하는 중심 행위자이지만 내러티브는 항상 유동적이다. 그들이 말하는 치료궤적 내러티브는 항상 수명이 짧고 일시적인 안정화 상태이다. 의료 시스템은 이러한 유동성에도 불구하고 어떻게든 작동한다.

왜냐하면 간호사가 업무를 진행하기 위해 환자와 치료에 대한 여러 가지 유동적인 시각을 유지하기 때문이다. 간호사의 지식 동원 업무에 초점을 두기 위해서는 '전체론적으로holistically 실무를 수행해야 한다는 간호 전문직에 대한 주장을 재조명하게 된다. 나는 전체론holism이 개인의 현상이라기보다는 조직의 현상으로 가장 잘 이해될 수 있다고 생각한다. 다른 인력들은 자신의 전문 분야를 제한된 범위로 점점 더 인식하고 있는 반면, 간호사는 간호뿐만 아니라 치료궤적 전체를 대표하고 있기 때문이다.

참고문헌

1. Ellingsen, G. and E. Monteiro. (2003). 'Mechanisms for producing a working knowledge: enacting, orchestrating and organizing.' *Information and Organization* 13: 203-229.
2. Foucault, M. (1973). *The Birth of the Clinic*. London, Tavistock.
3. Armstrong, D. (1983). 'The fabrication of nurse-patient relationships.' *Social Science & Medicine* 17(8): 457-460.
4. May, C. (1992). 'Nursing work, nurses' knowledge and the subjectification of the patient.' *Sociology of Health & Illness* 14(4): 472-487.
5. Barber, N. (2005). 'The pharmaceutical gaze - The defining feature of pharmacy?' *Pharmaceutical Journal* 275(7358): 78.
6. Mol, A. (2002). *The Body Multiple: Ontology in Medical Practice*. Durham, NC, Duke University Press.
7. Bossen, C. (2002). The parameters of common information spaces - the heterogeneity of cooperative work of a hospital ward. Computer Supported Cooperative Work, New Orleans.
8. Greenhalgh, T., H.W.W. Potts, G. Wong, P. Bark and D. Swinglehurst. (2009). 'Tensions and paradoxes in electronic patient record research: a systematic literature review using the meta-narrative method.' *The Milbank Quarterly* 87(4): 729-788.
9. Seigler, E. L. (2010). 'The evolving medical record.' *Annals Internal Medicine* 153: 671-677.
10. Berg, M. and G. Bowker. (1997). 'The multiple bodies of the medical record: toward a sociology of artefact.' *The Sociological Quarterly* 38(3): 513-537.
11. Power, M. (1997). *The Audit Society: Rituals of Verification*. Oxford, Oxford University Press.
12. Fitzpatrick, G. (2004). 'Integrated care and the working record.' *Health Informatics Journal* 10: 291.
13. Allen, D. (2009). 'From boundary concept to boundary object: the politics and practices of care pathway development.' *Social Science & Medicine* 69: 354-361.
14. Allen, D. (2010a). 'Care pathways: an ethnographic description of the field.' *International Journal of Care Pathways* 14: 47-51.
15. Allen, D. (2010b). 'Care pathways: some social scientific observations on

the field.' *International Journal of Care Pathways* 14: 4-9.
16. Coiera, E. (1997). *Guide to Medical Informatics, the Internet and Telemedicine.* London, Chapman and Hall Medical.
17. Knorr-Cetina, K. (1999). *Epistemic Cultures: How the Sciences Were Made.* Cambridge, Mass, Harvard University Press.
18. Strauss, A., S. Fagerhaugh and B. Suczet. (1985). *The Social Organization of Medical Work.* Chicago, University of Chicago Press.
19. Latimer, J. (2000). *The Conduct of Care: Understanding Nursing Practice.* Oxford, Blackwells.
20. Manias, E. and A. Street. (2001). 'Nurse-doctor interactions during critical care ward rounds.' *Journal of Clinical Nursing* 10(4): 442-450.
21. Hardey, M., S. Payne and P. Coleman. (2000). '"Scraps": hidden nursing information and its influence on the delivery of care.' *Journal of Advanced Nursing* 32(1): 208-214.
22. Chen, Y. (2010). Documenting transitional information in EMR. CHI Atlanta, Georgia: 1787-1796.
23. Weick, K. E. (1995). *Sensemaking in Organizations.* Thousand Oaks, London, New Dehli, Sage.
24. Albolino, S., R. Cook, and M. O'Connor. (2007). 'Sensemaking, safety, and cooperative work in the intensive care unit.' *Cognition, Technology and Work* 9: 131-137.
25. Cicourel, A. V. (1990). The integration of distributed knowledge in collaborative medical diagnosis. *Intellectual Teamwork: Social and Technical Foundations of Cooperative Work.* J. Galegher, R. E. Kraut and C. Egodo. Hillsdale, New Jersey, LawrenceErlbaum Associates: 221-242.
26. Maitlis, S. and T. B. Thomas. (2007). 'Triggers and enablers of sensegiving in organizations.' *Academy of Management Journal* 50(1): 57-84.
27. Bowker, G. C., S. L. Starr and M. A. Spasser. (2001). 'Classifying nursing work.' *Online Journal of Issues in Nursing* 6(2). www.nursingworld.org/MainMenuCategories/ANAMarketplace/ANAPeriodicals/OJIN/TableofContents/Volume62001/No2May01/ArticlePreviousTopic/ClassifyingNursingWork.aspx (accessed 3 May 2013).
28. Mintzberg, H. (1994). 'Managing as blended care.' *Journal of Nursing Administration* 24(9): 29-36.
29. Boland, R.J. and R. V. Tenkasi. (2001). Communication and collaboration in distributed cognition. *Coordination Theory and Collaboration Technology.* G. M. Olson, T. W. Malone and J. B. Smith. New Jersey, Lawrence Erlbaum

Associates, Publishers: 51-66.
30. Hindmarsh, J. and A. Pilnick. (2002). 'The tacit order of teamwork: collaboration and embodied conduct in anesthesia.' *Sociological Quarterly* 43(2): 139-164.
31. Bourdieu, P. (2000). *Pascalian Meditations*. Stanford, CA, Stanford University Press.
32. Salvage, J. (1992) 'The New Nursing: empowering patients or empowering nurses?' in J. Robinson, A. Gray and R. Elkan(eds) *Policy Issues in Nursing*, Milton Keynes, UK, Open University Press: 9-23.
33. Allen, D. (1998). 'Record-keeping and routine nursing practice: the view from the wards.' *Journal of Advanced Nursing* 27: 1223-1230.
34. Hindmarsh, J. and A. Pilnick. (2007). 'Knowing bodies at work: embodiment and ephemeral teamwork in anaesthesia.' *Organization Studies* 28(09): 1395-1416.
35. Paul, S. A. and M. C. Reddy. (2010). 'Understanding together: sensemaking in collaborative information seeking.' *Computer Supported Cooperative Work*: 321-330.
36. Womack, J. P., D. T. Jones and D. Roos et al. (1990). *The Machine that Changed the World: The Story of Lean Production*. Cambridge, MA, MIT.
37. Ekman, I. and K. Segesten. (1995). 'Deputed power of medical control: the hidden message in the ritual of oral shift reports.' *Journal of Advanced Nursing* 22: 1006-1011.
38. Payne, S., M. Hardey and P. Coleman. (2000). 'Interactions between nurses during handovers in elderly care.' *Journal of Advanced Nursing* 32(2): 277-285.
39. McMahon, R. (1990). 'What are we saying?' *Nursing Times* 86(30): 38-40.
40. Sherlock, C. (1995). 'The patient handover: a study of its form, function and efficiency.' *Nursing Standard* 9(52): 33-36.
41. McKenna, L. G. (1997). 'Improving the nursing handover report.' *Professional Nurse* 12(9): 637-639.
42. King's Fund. (1983). A Handbook for Nurse to Nurse Reporting. Project Paper. London, King's Fund.
43. Odell, A. (1996). 'Communication theory and the shift handover report.' *British Journal of Nursing* 5(21): 1323-1326.
44. Miller, C. (1998). 'Ensuring continuing care: styles and efficiency of the handover process.' *Australian Journal of Advanced Nursing* 16(1): 23-27.
45. Atkinson, P. (1995). *Medical Talk and Medical Work: The Liturgy of the*

Clinic. London, Sage.
46. Cabitza, F., M., Sarini, C. Simone and M. Telaro. (2005). When once is not enough: the role of redundancy in a hospital ward setting. GROUP 2005: 158-167.
47. Munkvold, G., G. Ellingsen and H. Koksvik. (2006). Formalising work - reallocating redundancy. *CSCW*. Banff, Alberta Canada.
48. Grief, M. (1991). *The Visual Factory: Building Participation Through Shared Information*. New York, Productivity Press.
49. Latour, B. (2005). *Reassembling the Social: An Introduction to Actor-Network-Theory*. Oxford, Oxford University Press.
50. Schmidt, K. and L. Bannon. (1992). 'Taking CSCW seriously: supporting articulation work.' *Computer Supported Cooperative Work(CSCW): An International Journal* 1(1): 7-40.
51. Bannon, L. and S. Bødker. (1997). Constructing common information space. Proceedings of the European Conference on Computer Supported Cooperative Work ECSCW'97 Lancaster, UK, Dordrecht: Kluwer.
52. Rolland, K., H. V. Hepsø and E. Monteiro. (2006). Conceptualising common information spaces across heterogeneous contexts: mutable mobiles and side-effects of integration. Proceedings of the 2006 20th Anniversary conference on Computer Supported Collaborative Work, ACM.
53. Bannon, L. (2000). Understanding common information spaces in CSCW. Workshop on Cooperative Organisation of Common Information Spaces. Technical University of Denmark.
54. Brown, J. S. and P. Duguid. (1998). 'Organising knowledge.' *California Management Review* 40(3): 90-111.
55. Mønsted, T., M. C. Reddy and J. P. Bansler. (2011). The use of narratives in medical work: a field study of physician-patient consultations. *12th European Conference on Computer Supported Cooperative Work*, Aarhus, Denmark, Springer.
56. Schutz, A. (1964). *Collected Papers II: Studies in Social Theory*. The Hague, Martinus Nijhoff.
57. Cicourel, A. V. (1974). *Cognitive Sociology: Language and Meaning in Social Interaction*. New York, Free Press.
58. Hutchins, E. (1995). *Cognition in the Wild*. Cambridge, Massachusetts, Bradford Books.
59. Carmel, S. (2006). 'Health care practices, profession and perspectives: a case study in intensive care.' *Social Science & Medicine* 62(8): 2079-2090.

제3장

치료궤적 조율하기

Articulating trajectories of care

❖

2008년, 줄리 카먼은 자전거 여행 중 교통사고를 당했다. 그는 얼굴과 턱, 다리에 부상을 입었지만 초기 회복이 빨랐기 때문에 3개월 이내에 직장에 복귀할 수 있을 것이라 예상했다. 그러나 그는 급성 봉와직염과 패혈증으로 두 번이나 응급 입원을 했고 3년이 지난 지금도 여전히 치료를 받고 있다. 일련의 '사소한' 의사소통 실패로 인해 치료가 늦어졌고 회복이 더디게 진행되었다. 줄리가 보기에 이것은 쉽게 피할 수 있었던 일이었다(www.patientstories.org.uk/recent-posts/julies-story-now-available/).

줄리는 중요한 항생제를 제때 투여 받지 못했다. 줄리의 치료는 그의 표현대로 '일상적인 의사소통 실패'가 없었다면 완전히 달라졌을 것이다.

"모두가 저에게 친절했지만 정작 아무것도 해주지 않았어요. 여러 의료진이 '항생제 주사를 맞으면 나아질 것'이라고 말했지만 실제로 주사를 투여해 준 사람은 아무도 없었지요. 제가 말하고 싶은 건 사람들은 각자 자기 할 일을 했지만 저는 계속 그 사람들의 틈새로 빠져버렸다는 거예요."

줄리의 말에 따르면 의료진 각자가 줄리에게 무관심한 것은 아니었다. 줄리의 치료는 시스템의 틈새로 빠져나간 것이다. 이러한 '틈새 gaps'와 그 틈새를 관리하는 일상적인 업무가 이 장의 초점이다.

환자 치료는 복잡한 일이다. 누가, 무엇을, 언제, 어디서, 어떻게, 무엇을 사용해야 할지 결정해야 하고 고려해야 하는 요소가 많을수록 치료는 더 복잡해진다. 줄리와 같은 사례를 막으려면 전문성, 올바른 지식, 기술을 갖춘 사람이 적재적소에 잘 배치되어야 한다. 환자 치료는 불확실하고 긴급하며 예측할 수 없기 때문에 애초 활동시스템이 행위자들을 배치한 대로 이루어지지 않는다. 병원 조직의 각 '다채로운 업무 현장'(1)은 특정한 목적과 대상을 위해 전문적 지식, 재료 및 기술에 따라 잘 설계된 것이어도, 일상적인 현실에서는 복잡한 요구를 가진 환자들을 위해 합리적으로 배열되기 어렵다. 간호사는 환자 곁의 치료 현장에 있고 다른 사람들은 넓게 분산되어 일을 한다. 이전 장에서 살펴본 것처럼, 의료 시스템은 공식구조를 가지고 있지만 의외로 느슨하게 연결되어 있다. 환자 관점에서 보면 각 서비스는 상호 의존적이지만 의료인의 일상적인 관점에서 보면 대부분의 시간 동안 각자의 업무를 진행하는 것이다. 이런 방식은 행위자들이 충분한 유연성을 가지고 많은 수요를 효율적으로 관리하고 대응하기 위한 것이다. 하지만 다른 한편으로는 서비스 통합 측면에서 매우 현실적인 문제를 불러일으킨다. 환자에게 치료를 제공하는 일이 복잡함에도 불구하고 병원 조직에는 특이하게도 공식적으로 조정을 책임지는 사람이 없다. 물론 간호사들이 사실상의 조정자에 가까운 역할을 하고 있지만 말이다(2).

파크랜드에서는 간호사가 환자의 치료궤적을 조직화하는 것을 당연하게 여겼다. 매일 인력이 바뀌는 임상 영역에서 전공의, 다양한 의료전문인력, 그리고 기타 인력들이 자신의 일을 명확히 하기 위해 간호사를 찾았다. 그들의 활동에 필요한 재료, 기술, 도구를 확보하는 책임을 맡은 것도 간호사였다. 또한 의료인들이 함께 모여 업무를 조정하는 일이 드물었기 때문에 간호사는 여러 의료인들의 관계를 중재했다. 위급하고 촉박한 사건에 대한 대응이든, 아니면 단순히 일상적인 업무이거나 미리 정해진 개입이든 간호사는 궤적을 움직이기 위해 행위자들을 배열하고 통합하는 것에 필수적인 역할을 했다. 이 일은 서비스 질에 결과적으로 큰 영향을 미치지만 잘 보이지 않는 일이었다. 나는 스트라우스 등(1)의 연구에 따라 간호 기능의 이 요소를 '조율 업무'로 개념화했다. 조율은 작은 관절을 뜻하는 라틴어 'articulus'에서 유래한 것으로 사물을 서로 연결하여 움직일 수 있도록 하는 행위를 말한다. 조율은 당면한 업무 이상의 기술과 자원을 필요로 하는 일이고 업무를 지원하는 일이다. 조율은 전체적인 과정이며 모든 곳에서 이루어진다. 모든 사람은 아무리 사소하더라도 자신의 업무와 다른 사람의 업무를 서로 맞춰야 할 책임이 있다. 어떤 사람들은 활동의 특정 측면을 조정하도록 공식적으로 역할이 지정된 반면, 어떤 사람들은 비공식적으로 많은 조율 업무를 수행한다(4). 후자의 업무는 합리화된 조직 모델에서는 잘 보이지 않는 경향이 있다(3). 이 장에서는 간호의 잘 보이지 않는 측면과 관련 업무, 이를 뒷받침하는 지식, 그리고 간호사가 이 업무에 필요한 잠재력을 발휘하기 위해 넘어서야 하는 장벽에 대해 살펴볼 것이다.

환자를 의료 시스템으로 데려오기

환자의 요구가 미리 확인된 상태에서 의료 시스템에 들어오는 경우는 거의 없다. 치료를 조직화하기 위해서는 환자를 파악하기 위한 많은 사전 작업이 필요하다. 간호사는 환자가 서비스에 진입할 때의 관문에서뿐 아니라 치료이관 transfers of care을 할 때에도 중요한 역할을 한다(5장 참조). 행위자네트워크이론의 관점에서, 이것은 '문제 제기' 과정이라고 할 수 있는데, 중심 행위자—여기에서는 간호사—가 네트워크에 다른 행위자를 불러들이기 위해 문제를 정의하는 번역 과정의 첫 번째 단계이다(5). 예를 들어 응급실 중증도분류간호사 triage nurse는 구급대원, 환자, 가족, 기록 등을 통해 얻은 정보와 임상적 평가를 결합하여 환자의 요구를 파악한다. 전문적인 급성기 병원 치료가 필요하지 않은 것으로 판단된 일부 환자는 다른 서비스에 의뢰한다. 어떤 경우는 전문 시설에 직접 의뢰했고, 어떤 경우는 부서별 지침에 따라 의학적 평가를 먼저 받도록 했다. 결과적으로 누가 환자의 초기 진료를 담당할지, 필요한 자원은 무엇인지와 같은 넓은 차원의 관리를 통해 환자들은 각 활동시스템과 연결된다. 나는 간호사들이 다른 현장에서도 비슷한 일을 하는 것을 관찰했다. 특정 서비스를 위한 지역 센터인 파크랜드는 입원을 조정하는 전문간호사를 고용했는데 예를 들어, 심장코디네이터는 환자 의뢰가 들어오면 응급 여부를 평가하고 서비스의 적절한 경로를 결정했다.

"병상이 있어야 하고 모든 것을 준비할 수 있는 세부 계획이 있어야 해요."

응급 관상동맥조영술이나 급성뇌졸중 후 혈전용해술처럼 시간이 촉박한 중재를 앞둔 경우 이를 위해 필요한 환자의 신체·사회적 정보를 수집하기 위한 번역이 빠르게 진행되었다. 이럴 때 환자는 신속하게 병원 시스템에 등록되어야 하고 이것이 실패하면 생명을 잃게 된다.

환자가 병동에 입원하거나 전동될 때 그 병동의 업무 구조로 환자를 데려오기 위해서는 또 다른 추가적인 노력이 필요하다. 의사는 초기 의학 평가를 통해 환자를 진단하고 치료 계획을 세운다. 간호사는 필요한 조치를 파악하여 이루어지게 하는 역할을 한다. 이 과정을 흔히 '간호 사정 nursing assessment'이라고 부르지만, 2장에서도 언급했듯이 이 용어는 다소 오해의 소지가 있다. 간호사는 일반적으로 간호 요구를 넘어 더 넓은 시각으로 환자 치료에 참여할 다른 행위자들도 고려한다. 다음 예는 외과 병동에서 외상 및 정형외과 병동으로 전동한 상황에 관한 것이다. 코디네이터가 환자의 독립적 기능 상태에 대해 환자의 부인과 이야기를 나눈다.

코디네이터: "옷 입는 것은 어떠세요?"

아내: "남편은 샤워하고 의자에 앉을 수는 있어요. 그때 제가 도와주면 옷을 입을 수 있고요."

코디네이터: "힘들진 않으세요?"

아내: "힘들어요."

코디네이터: "병동에 사회복지사가 있으니까 도움을 드릴 수 있을 거예요."

아내: "최근에 제가 팔을 다쳐서 더 힘드네요."

코디네이터: "제가 (사회복지사에게) 의뢰해 드릴까요?"

아내: "네, 부탁드릴게요. 팔 때문에라도 그래야 될 것 같아요."

코디네이터: "곧 알아볼게요."

입원 과정에서 의뢰나 개입이 필요하다는 것을 알게 되는 것은 흔한 일이다. 흥미로운 점은 이것이 공식적인 평가보다는 간호사가 환자의 요구를 확인하는 일상적인 질문을 통해 이루어진다는 것이다. 앞 장에서 살펴본 것처럼 간호사는 일상적인 업무를 하면서 다양한 출처에서 정보를 수집하고, 이 과정에서 지식을 동원하고 조율하는 것은 상호 밀접하게 이루어진다. 이것은 간호 아비투스의 또 다른 특징이다(6).

간호사가 통상적인 사회적 상호작용만으로 업무를 조정하는 것은 충분하지 않다. 최근 몇 년 동안 의료 분야에서 각종 도구가 많이 개발되었고 이 도구들은 업무를 더 잘 조정하려는 노력을 보여준다. 파크랜드에서 간호사는 궤적을 움직이기 위한 다양한 인공물을 모으는 데 주도적인 역할을 했는데, 그 인공물들은 환자의 치료 조직으로 행위자들을 불러들이는 또 다른 수단이었다. 표준화된 양식, 차트, 체크리스트가 산더미처럼 쌓여 있는 상황에서 간호사들은 대상 환자에게 필요한 것을 결정했다. 예를 들어 뇌졸중코디네이터는 뇌졸중 환자들이 적절한 치료를 받을 수 있도록 의무기록에 뇌졸중 표준진료지침를 추가했다. 마찬가지로 환자가 단기입원외과병동에 입원하면 간호사는 병동, 수술실과 회복실 그리고 그 이후 단계까지 활동을 유도하는 지침 역할을 하도록 고안된 일련의 양식과 체크리스트를 조합했다. 인공물들이 설계자의 의도대로 실제 업무를 배열하는 데 얼마나 성공했는지는 불분명하다(7). 신제도주의에 따르면 인공물들은 그 자체로 기본적인 서비스 질을 나타내고 행동에 대한 합리적 설명을 제공하지만 업무에 실제로 도움이 되는 정도에 따라 조직에서 부여하는 가치는 달라진다(8-9). 2장에서 보았듯이, 보존용 환자 기록과 업무용 환자 기록 간에 큰 차이가 있고 공식 기록만으로는 일상 서비스 제공에 필요한 내러티브 지식을 만들기 어렵기 때문에 의료인들은 많은 부분을 간호사에게 의존한다. 그러나 파크랜드에서는 전체 조직의 차원에서 조정을 위한 도구 사용을 의무화했기 때문에 도구를 활동시스템에 도입하는 책임은 간호사에게 있었고, 이는 그들의 시간을 필요로 하는 일이었다.

치료궤적을 나아가게 하기

간호사는 중요한 접점에서 개인을 조직으로 데려오는 역할 외에도 계속 변화하는 치료궤적을 나아가게 하는 업무를 수행했다. 이 업무에는 계획된 경로를 따라 나아가는 것에 필요한 활동을 사전에 파악하는 것과 환자의 새로운 임상 요구와 조직의 우발 상황에 의해 필요하게 된 것을 미리 파악하는 것이 포함되었다. 의료 서비스의 많은 부분은 미리 계획될 수 있고 환자 개인의 치료궤적은 공식적인 루틴과 구조에 따라 배치될 수 있다. 그러나 의료 업무는 분산되어 이루어지기 때문에 행위자는 환자 개인의 경과를 직접 추적하기 어렵다. 또한 궤적이 변화함에 따라 특정 활동은 중단되며, 기존의 행위자 네트워크는 해체되고 다른 네트워크가 구성될 수도 있다. 이 모든 것은 조직의 시간적 제약과 행위자들의 우선순위 경쟁 안에서 관리되어야 하는 것이었다.

시간 조율

바드람(10)은 개별 활동들이 적절한 시간과 순서로 이루어지게 보장하는 일을 '시간 조율Temporal articulation'이라는 용어로 표현했다. 급성 치료 상황에서 프로세스 매핑mapping, 지침화, 리허설은 참가자들의 시간 조율을 원활하게 한다(11-12). 의료팀이 절차를 알고 그 절차에서 자신의 역할을 알면 예전에 같이 일한 적이 없더라도 효과적으로 협업할 수 있다. 행위자 네트워크이론의 관점에서 볼 때, 이것은 긴밀하게 융합된 행위자 네트워크이다. 네트워크 안에서 공식적인 절차를 통해 번역이 성공적으로 이뤄진다면 효과적인 결과를 낳을 수 있다. 번역이 잘 되면 행위자 네트워크에서는 합의에 가까운 높은 수준의 융합이 이루어지고 눈에는 보이지 않는 행위자 간의 관계가 연결된다. 하지만 이렇게 긴밀하게 결합된 조합은 모든 상황에서 잘 활용되지는 못하는데 이때 간호사는 환자 치료에 필요한 행위자 간의 관계를 중재하는 중요한 역할을 한다.

예측적 시간 조율

"간호사는 이곳을 운영해요. 우리는 시스템의 접착제이지요. 그러기 위해서는 사람들의 요구를 미리 예측하고 계속 두 발 앞서 나가야 해요."

궤적을 유지하는 것은 숙련도가 필요하고 시간이 많이 소요되는 업무이다. 2장에서 살펴본 바와 같이 간호사는 환자의 지속적인 치료를 전체적으로 보는 것에 상당한 노력을 기울인다. 하지만 궤적을 움직이기 위해서는 지속적인 감독 이상의 것이 필요하다. 그것은 치료가 어떻게 전개될지 예측해서 적시에 필요한 조치가 이루어질 수 있도록 사전에 준비하는 것을 포함한다. 이는 수술, 검사 또는 퇴원과 같은 계획된 활동에 대한 사전 준비나 일상적인 중재가 수행되도록 보장하는 것을 의미한다.

그는 목요일로 예정된 퇴원 환자 명단을 살펴보고 오후에 필요한 조치를 취하겠다고 말했다. "작업치료사와 물리치료사에게 전화해서 환자 평가를 미리 요청하려고요."

밤근무간호사: "[…] 78세 – 개복술과 복부 성형술을 받고 하트만 수술(장 수술의 일종)을 받았어요. 식이를 시작했구요. 가장 최근 HB(헤모글로빈 혈액 검사)가 언제였는지 확인하는 걸 깜빡했네요."
간호사: "걱정 마세요. 제가 확인할게요."

간호사는 활동 스케줄을 정할 때 시스템에서의 시간적 제약을 고려해야 한다. 많은 서비스가 항상 제공되는 것이 아니기 때문에 지연이 발생하지 않도록 조정해야 한다. 간호사들은 이러한 구조에 대한 세밀한 이해를 갖추고 미리 계획을 세우기 위해 애썼다(13). 다음 현장 기록은 코디네이터와 간호사 간의 일상적인 대화인데 그들은 간호사 스테이션에서 함께 앉아 서류 작업을 하고 있었다.

간호사: "GP(주치의)에게 […]에 대해 전화해야 돼요."

코디네이터: "그 환자 월요일에 퇴원하는 거 아니에요?"

간호사: "네, 그런데 와파린 퇴원이에요."

여기서 간호사는 한 환자에 대해 주치의에게 전화하겠다고 하고 코디네이터는 퇴원이 예정보다 빨라진 것으로 이해하고 놀라는 반응을 보인다. 그러나 간호사는 환자가 와파린을 처방받았고 이는 일반적인 퇴원보다 더 많은 준비가 필요하다고 설명한다. 간호사의 시간 조율 업무 대부분은 미리 예측하여 계획하는 것과 관련이 있다.

"미리 생각하는 것, 바로 그게 중요한 거죠."

반응적 시간 조율

의료는 역동적이고 예측이 어렵다. 간호사는 조직의 최전선에서 일하므로 변화하는 환자의 요구와 함께 조직의 변화에 대응하는 것에서도 중요한 역할을 한다. 이를 반응적 시간 조율이라고 할 수 있다. 간호사는 상당 부분 조직의 눈과 귀 역할을 하고, 다른 행위자 특히 의사는 중재가 필요하다고 알려주는 간호사의 임상적 판단에 의존한다(14). 다음 두 사례가 대표적인 예이다. 첫 번째 예시는 병원의 야간 근무 전문간호사가 환자의 혈당 수치가 증가한 것을 보고 의학적 검토가 필요하다는 것을 확인하는 경우이다. 두 번째 예시는 병동 간호사가 요로감염 증상을 보이는 환자에게 항생제 투여를 시작할지에 대해 전공의와 대화하는 것이다.

병원 야간 근무 일지에 한 환자의 혈당 수치에 대한 메모가 있다. 환자는 48시간 동안 금식했고 인슐린을 투여하지 않았지만 혈당 수치가 증가하고 소변에 케톤이 검출되었다. 환자는 야간 근무 전문간호사에게 의사가 내일까지는 인슐린을 주지 않을 것이라고 했다고 전했다. 야간 근무 전문간호사는 환자의 기록을 확인하고 걱정이 되었다. 그는 환자에게 가서 의사에게 다시 봐달라고 하겠다고 말한다.

코디네이터: "제 생각에는 X 씨가 요로감염이 있는 것 같아요. 밤에 공격적이었어요. 뭔가 해야 하지 않을까요? […] 체온은 38.5구요, 혈액 배양 검사를 하거나[…]."
전공의: "오그멘틴(항생제)으로 시작하지요."
의사가 처방전을 작성한다.

궤적의 지속적인 변화로 인해 새로운 활동이 필요할 수 있다. 치료의 궤적은 지속적으로 바뀐다. 환자의 상태가 변화하면 새로운 일련의 활동을 시작하거나 특정 자료를 찾아야 할 수 있다. 간호사는 앞 환자와 관련하여 지역사회 간호사와 상의했고 환자가 췌장염일 수도 있다는 잠재적 진단을 염두에 두고 혈당 모니터링을 시작한다.

보조원 Health Care Assisstant이 혈당모니터링을 실시하려고 하자 간호사는 보조원에게 이 환자에게도 '임의로 혈당모니터링'을 해줄 수 있는지 묻는다. 이는 앞서의 췌장염 진단 가능성에 대한 대화 이후 이루어진 조치이다.

간호사는 환자의 요구가 변화하는 것에 대응하고 더 나아가 조직의 변화를 고려하여 행동을 했다. 예를 들면 예상치 않게 병상이 비거나 환자의 퇴원을 앞당겨야 하는 경우, 새로운 환자의 입원이 예상되는 경우 등이 있다. 조직 생활의 밀물과 썰물에 대응하여 유연하게 일하는 것도 간호 아비투스의 또 다른 중요한 측면이다.

활동 배정

간호사는 궤적 진행에 필요한 활동을 파악한 후 이를 책임 있는 행위자에게 할당해야 한다. 이것은 간호사의 공식적인 업무 범위를 벗어나 외부의 누군가에게 특정 업무를 수행하도록 요청하거나 특정 전문가에게 전화하는 것을 포함한다. 또는 행정 업무나 병실 관리 업무를 할당하는 것도 포함될 수 있다. 이는 중심 행위자가 다른 행위자로 하여금 해당 행위를 자신의 일로 받아들이도록 설득하는 '관심 끌기'(행위자네트워크이론에 따르면 행위자를 네트워크로 끌어들이는 과정은 문제 제기, 관심 끌기, 등록하기, 동원하기의 네 단계로 이루어진다. 2장에서는 앞의 세 단계를 번역 과정으로 설명한 바 있다 — 옮긴이 주)이다. 간호사가 이 업무를 수행하는 것은 환자 옆에서 변화하는 치료궤적을 지켜보면서 어떤 행동이 필요한지 판단할 수 있는 적절한 위치에 있기 때문이다. 개별적인 활동을 하는 많은 행위자들은 여기저기 돌아다니며 일했고 자신의 개입이 필요할 때 알려주는 간호사에게 의존했다. 또한 의료 분야의 노동이 점점 복잡해지고 서비스 통합의 중요성이 증가함에도 불구하고, 치료궤적에 참여하는 사람들은 서로 거의 만나지 못했기 때문에 그들을 연결하는 것도 간호사의 몫이 되었다. 예를 들어, 주로 의사와 간호사만 참석하는 병동 회진에서 나온 중요한 이야기를 간호사가 적절한 당사자에게 전달하는 것은 당연한 것이었다.

활동을 배정하는 것은 상당 부분 간호사의 업무에서 눈에 띄지 않는 특징이었다. 나는 자료를 분석하면서 간호사들이 이 역할을 수행하는 것을 보여주는 생생한 여러 예시에 주목하게 되었지만(이 장의 뒷부분 참조), 스처 지나간 수많은 일상적인 과정들을 다 기록하지 못했다. 그 이유는 대부분의 업무가 간접적인 방법을 통해 배정되었기 때문이다. 앞서 설명한 것처럼, 환자가 입원하면 간호사는 전체적인 프로세스에서 각 행위자들이 각자의 몫을 잘할 수 있도록 조정하기 위해 관련 기록지(인공물)들을 준비했다. 또한 대부분의 병동에는 어떤 형태로든 의료 전문가에게 의뢰할 수 있는 수단인 의사 업무 기록지, 사회복지사 게시판, 병동 접수 담당자를 위한 메시지 북 등이 있었는데 주로 급하지 않은 활동은 간호사가 이것들을 이용해 업무를 할당했다. 입원 병동에서는 환자 이동이 빨리 진행되어야 하는 경우 대부분 현황판을 통해 누가 어떤 환자를 봐야 하는지, 완료된 작업, 미결 작업 등을 확인할 수 있었다. 응급실에서는 임상검사의 요청과 진행 상황을 보여주는 인공물들이 사용되었다.

> 간호사가 현황판에 심전도(ECG), 혈당 검사(BM), 컴퓨터 단층촬영(CT) 등 환자가 받았거나 받아야 할 검사 항목을 표기하고 있다. 각 항목 옆에는 네모 칸이 그려져 있고 검사를 완료하면 체크 표시를 한다.

이 정보를 관리할 책임은 간호사에게 있었다. 기록지와 같은 인공물은 일을 눈에 띄게 하는 중요한 수단이고, 직접 만날 기회가 보장되지 않거나 기억하기 어려운 상황에서 유용하다. 간호사들은 인공물을 통해 자신의 담당 영역에서 궤적의 진행 상황을 계속 확인할 수 있다. 하지만 이전 장에서도 말했듯이 인공물은 제한적이기 때문에 행위자들은 환자의 정보에 대해 간호사와 직접 논의하는 것을 선호했다.

나는 이전에 업무 할당에 대한 이런 간접적 접근 방식을 권한이 없는 상태에서 누군가에게 업무를 할당해야 할 때의 잠재적 긴장감을 관리하기 위한 방법이라고 해석한 적이 있다(15). 의료진에게 직접 말하지 않고 메모를 남기는 관행은 레스토랑에서 주문표의 중개 기능을 한다는 것이다. 와이트(16)에 따르면 레스토랑의 주문표는 웨이트리스가 더 높은 지위의 동료, 즉 요리사로 하여금 요리를 하게 하는 것에서 발생하는 긴장감을 누그러뜨리는 역할을 한다. 그러나 의료 분야에서 이러한 관행은 지위의 차이에서 오는 민감함뿐 아니라 업무 환경의 현실적인 문제 때문인 것으로 보인다. 첫째, 간호사는 관련 행위자가 병동을 방문했을 때 그를 즉시 만날 수 있다는 보장이 없다. 둘째, 간호사는 여러 가지 요구 사항을 한꺼번에 잘 처리해야 하는데 해야 할 일을 기억하면서 일하기보다 기록하는 방식으로 전환하게 되었다. 셋째, 일에 대한 단일 기록물을 만들면 다양한 주체들이 써 넣을 수 있고 반복을 피할 수 있다. 넷째, 개별 행위자의 모든 작업을 한곳에 편리하게 목록화하면 행위자들은 자신이 담당해야 하는 환자를 일일이 확인할 필요가 없다.

간호사는 중재의 필요성을 파악한 후 긴급한 것인지 아니면 담당 의료진이 병동에 올 때까지 기다려도 되는지 판단했다. 많은 의료인들이 흩어져서 일하고 있고 병동에 와달라고 반복적으로 요청하게 되면 그들의 업무가 방해를 받기 때문이었다. 간호사들이 뭔가 어려울 때, 즉 궤적이 통제 불능 상태가 되거나 일을 진행시키기 위해 시스템을 우회해야 하는 상황이 오면, 다른 사람과의 관계를 통해 이것을 해결해야 하기 때문에 사회적 자본인 다른 사람들을 배려하는 것은 중요했다. 하지만 이런 결정에는 균형 있는 섬세한 판단이 필요했다.

파크랜드에서는 야간 근무 중에 전문간호사가 임상 현장과 내/외과 의료팀의 관계를 중재했다. 병동에서 노트를 사용하여 긴급하지 않은 요청을 하면 전문간호사가 이를 스크리닝하여 직접 해결하거나 의료팀에게 의뢰했다. 긴급한 문제는 병동에서 의사들에게 직접 연락했다. 내가 전문간호사를 따라다녔을 때 기록지에서 의식 수준이 저하된 환자와 관련된 내용을 본 적이 있다. 나는 이것을 의사에게 즉시 알려야 하는 심각한 문제라고 판단했다. 전문간호사는 해당 환자를 확인하여 간호사에게는 추가 관찰을 위한 지침을 남겼고 의사에게는 진찰을 요청했다.

환자에 대한 직접 간호는 의료 보조 인력과 신규 간호사가 점점 더 많이 담당하고 있다. 나는 신규 간호사가 담당하는 환자의 요구에 대해 선임 간호사가 개입하는 상황들을 여러 번 관찰했다. 사실, 비용 절감 차원에서 선임간호사의 수가 줄면서 신규 간호사를 감독하는 역할은 조직 전체에서 점점 더 중요하지만 어려운 역할이 되고 있다.[1]

간호사들은 활동의 우선순위를 정할 때 임상 요구뿐 아니라 조직의 요구를 반영했다. 최근 파크랜드에 새로운 경영진이 임명되었고, 내 연구의 많은 간호사들이 병상 관리와 관련된 조직 문화의 변화를 지적했다. 4장에서 살펴보겠지만, 병원 내 병상 가동을 높여야 하는 압박이 심했고, 간호사는 병상을 신속하게 확보하기 위해 환자 퇴원을 앞당기기 위한 활동을 우선시하도록 요구받았다. 조직에서의 고려 사항으로 인해 어떤 활동이 특정 활동에 의존하는 경우 또는 더 큰 시간적 제약이 있는 경우 그 활동을 우선적으로 수행해야 할 수 있다. 예를 들어 특수 검사가 예정되어 있을 때 이에 앞서 투약 처방이 먼저 이루어져야 하는 경우이다.

간호사의 업무에는 활동을 배정하고 우선순위를 정하는 것이 통합되어 있지만 앞에 설명한 이유로 인해 상대적으로 눈에 잘 띄지 않았다. 임상적으로 긴급한 상황 또는 전문적 지위의 경계를 넘어야 할 때 가장 그러했다. 이것이 바로 보이지 않는 일을 연구할 때의 어려움이다. 이런 일은 문

---

1 〔지은이 주〕 이 글을 쓰는 시점에 영국왕립간호학회는 2010년 이후 약 4,000명의 선임간호사가 국가보건의료서비스의 기관을 사직했다고 보고했다(www.bbc.co.uk/news/health-26519324, 검색일: 2014.3.14).

제가 생기지 않는 한 당연시되는 경우가 많다. 하지만 줄리 카먼의 사례는 이런 업무가 완료되지 않았을 때 어떤 일이 일어나는지 너무도 명확하게 보여준다. 또한 미드 스태프 조사the Mid Staffs Inquiry(세인트 조지 병원에서 22세 환자가 탈수로 사망한 사건 — 옮긴이 주)에서 환자가 꽃병 물을 마셔야 했던 상황도 마찬가지이다(17-18). 눈에 띄지 않지만 활동을 할당하는 것은 매우 중요한 일이며, 그 중심에는 치료궤적에 필요한 수많은 일들이 이루어지게 하는 간호사가 있었다.

물품 조율

업무를 정하고, 배열하고, 할당하는 것 외에도 궤적을 움직이기 위해서는 활동을 지원하기 위한 물품들이 필요하다. 나는 이것에 물품 조율 Material articulation이라는 용어를 붙였다. 실무가 인공물과 도구에 의해 중개되는 것을 고려하면 물품 조율은 시간 조율에 대응하는 것이다. 의료 분야의 환자 안전에 관한 연구에서 장비 또는 약품을 적절히 사용할 수 없다면 심각한 사고가 발생하고 환자에게 치명적인 결과를 낳는다는 것이 반복적으로 확인되었다(19-21). 간호사는 환자 치료가 이루어지는 바로 그 현장에서 일하기 때문에 자원과 물품의 접근성을 보장할 책임이 있다.

이 업무의 한 측면은 임상 환경을 유지하는 것이다. 간호사는 일상적인 안전을 점검하고 필요할 때 사용할 물품을 확보할 책임이 있다. 응급 카트를 점검하여 특정 장비가 제대로 작동하는지 확인하고, 약품이 유효기간이 지나지 않았는지, 감염 관리를 위해 매트리스가 문제가 없는지 병동 장비를 지속적으로 확인하고 재고를 조사했다. 또한 간호사들은 수요를 예측해서 물품의 가용성을 확인했다. 이는 현재 병동에 입원해 있는 환자들의 치료궤적의 변화를 예측해서 미리 계획을 세우며 조직의 시간적 제약을 고려하는 것을 포함했다.

> 코디네이터: "펜타닐이 서랍에 다섯 개밖에 없어서 더 신청했어요. 오늘은 괜찮을 거예요."

그런 다음 그는 펜타닐이 주로 필요한 환자조절진통제 Patient Controlled Analgesia: PCA 사용 환자들의 명단을 작성했다.

응급실코디네이터와 나는 복도에 있는 트롤리(환자이동카트 — 옮긴이 주)의 매트리스를 확인했다. 어떤 매트리스는 너무 얇아서 환자의 피부 조직을 위해서는 2시간 이상 사용해서는 안 되는 것이었다. 그는 오늘 복도에 트롤리가 여러 개 나와 있고 사람들이 오랫동안 기다려야 할 것 같다는 것을 알고 있다. 우리는 응급실을 샅샅이 뒤져 두꺼운 매트리스가 있는 트롤리를 찾는다. 복도로 트롤리들을 가져오고 얇은 매트리스가 달린 것은 평가 구역으로 가져간다.

코디네이터는 커피를 마시러 가는 길에 병동 약사와 마주쳤다.
> 코디네이터: "아, 오늘은 연락하지 않으려고 했는데, GNT Glyceryl Trinitrate 정맥 주사약이 다 떨어졌어요."
> 약사: "24시간 동안은 충분하게 넣어 두었는데, 용량이 늘었어요?"
> 코디네이터: "아니요, 약국이 휴일이니까 부족하면 안 될 것 같아서요."

이 마지막 예에서 간호사는 병원의 시간적 질서에 대해 자신이 알고 있는 것을 환자의 궤적에 대한 예측과 결합시켜서 GNT를 사용할 수 있게 했다. 하지만 항상 미리 계획할 수 있는 것은 아니어서 어떤 경우에는 다른 부서에서 물품을 구해야 했다. 현장 코디네이터는 예상치 못한 돌발 상황이 발생했을 때 물품을 찾는 중요한 문제 해결자의 역할을 담당했다.

현장 코디네이터는 환자의 침대가 고장이 나서 대체품을 찾아야 할 때 호출을 받는다고 말했다. 그는 평소 병원 아래쪽에 있는 터널을 통과할 때마다 침대와 매트리스가 있는지 확인한다고 했다.

또한 대부분의 병동에는 정해진 수의 환자를 위한 물품과 기술적 장비가 적절하게 있지만 환자의 긴급한 요구를 충족하고 병상을 유연하게 사용하기 위해서는 다른 곳에서 장비를 조달해야 한다. 이러한 상황에서 장비를 공유하는 것은 관련 기술 및 지식의 교환을 포함한다.

> **코디네이터:** "**스노우드롭 병동**Snowdrop Ward(급성 정신 건강 장애가 있는 노인들을 위한 병동 — 옮긴이 주)에 계속 기관절개관 내관 문제가 있어요. 10개 박스를 보냈는데, 우리가 설명했는데도 이해를 잘 못해서 재사용이 가능한 줄 알았나 봐요. 그쪽에서는 몇 개 더 주문하고 싶어 하는데 어떻게 해야 할지 모르겠네요."

자원 공유는 조직 문화의 일부였고 현실적으로 궤적 진행에 필수적이었다.

간호사들은 임상 환경이 제대로 기능하도록 유지하는 일 외에도 종종 특정 행위를 지원하기 위해 물품을 배열했다. 이것은 의료인의 업무에 대한 압박이 있거나 시간이 촉박하거나 행위자가 자원과 장비의 위치를 잘 모르는 상황에서 필요했다. 예를 들어 급하게 입원이 이루어지는 경우 간호사는 검사 결과를 검토하고 의사가 의사결정을 신속하게 내릴 수 있도록 미리 정보를 제공했다. 조직 전체에서 간호사는 의사나 약사가 업데이트해야 할 약물 차트, 작성해야 할 양식, 처치를 위해 필요한 장비 등 특정 업무 절차를 신속하게 처리하기 위한 물품을 준비했다. 이것은 일상적인 중재를 시간적으로 조율하여 활동이 빠르게 이루어지게 하는 메커니즘이지만 어떤 상황에서는 위급할 때 치료 조정을 위한 필수적인 것이기도 하다. 예를 들어, 뇌졸중코디네이터에게는 환자가 뇌졸중 발병 후 3시간 이내에 시행되어야 하는 혈전용해술을 신속하게 받을 수 있도록 준비할 책임이 있었다. 환자가 발생하면 당직 의료진이 응급실로 호출되었고 뇌졸중코디네이터는 이 과정을 확인했다. 그리고 필요한 행동을 하고 처치를 지원하기 위해 필요한 물품을 배열했다.

"저는 모든 준비 상황과 약물의 양을 확인하고 환자가 뇌졸중 병동으로 이송될 때까지 환자 곁을 지켜요. […] 시술 후 출혈이 있을 수 있는 위험까지 포함해서 모든 범위의 일을 예상해서 준비하고 확인해요. 연하 검사, 비위관, 카테터catheter 삽입 같은 것들이지요."

간호사는 또한 자신의 임상 환경에 더 익숙하기 때문에 다른 사람이 필요한 물품을 사용하는 것을 도와주는 역할도 수행했다. 파크랜드에서는 개별 부서와 여러 구역에서 린Lean 원칙을 적용하여 병동 수납공간의 합리화 및 체계화를 위한 재구성 작업이 진행 중이었다. 간호사가 소모품과 장비를 찾아주는 데 소요되는 시간을 줄이고 환자 침상에서 더 많은 시간을 할애할 수 있게 하려는 것이다. 그러나 병동마다 서로 구조가 달라서 이런 개선 활동에도 불구하고 다른 인력들이 물품을 찾을 때 간호사에게 의존하는 정도를 낮추지 못했다.

외상 및 정형외과 팀원들이 책상 주변을 서성이고 있다. 그중 한 명이 구술녹음기에 대고 말을 하다가 가끔씩 멈춰서 현황판에서 정보를 확인한다[…]. 의사들은 병동에 익숙하지 않은 것 같고, 그중 한 사람이 **"여기 어디지?"** 하고 묻는다. 또 다른 사람은 혈액요청서를 찾으려고 수납함 위아래를 뒤졌고 **"이 병동에는 간호사가 없나?"** 하고 묻는다. 동료가 그를 중앙 리셉션 책상으로 안내했고 거기에 모든 의료 양식이 보관되어 있었다.

간호사들이 처치에 필요한 물품을 정리하는 일은 소위 보조적인 역할 또는 허드렛일, 또는 셀리아 데이비스(22)가 말한 '보조자의 일'이라고 할 수 있지만, 이 일은 많은 행위자들이 다양한 장소를 넘나들며 일하고 그 병동의 상황과 구조에 친숙하지 않은 채 압박을 받으면서 일하는 상황에서 활동이 원활하게 이루어지게 하는 필수적인 일이었다.

통합적 조율

치료궤적을 움직이기 위해서는 활동을 촉진하기 위한 업무 외에도 서로 다른 요소들이 조화를 이루게 하는 또 다른 노력이 필요하다. 공식적인 조정 메커니즘인 '상호 조정mutual adjustment'(23) 또는 '관계적 조정relational coordination'(24)은 직장에서 일하는 사람이 각자의 기여를 배열하는 과정이라고 할 수 있다. 의료 영역의 서비스 제공자들은 가끔씩만 직접 상호작용을 하고 간호사가 이 관계를 중재하는 중요한 역할을 한다. 나는 간호사 업무의 이러한 측면을 '통합적 조율'이라고 부른다.

총체적인 의사결정 촉진

간호사는 환자의 궤적에 대한 전체적인 관점을 가지고 일하기 때문에 구성 요소 간의 상호 관계를 이해할 수 있다는 장점이 있다. 카비자 등(25)은 이를 '조정적 인식coordinative awareness'이라고 했는데 이것은 활동시스템에서 상호 의존성에 대해 인식하는 것을 말한다. 활동들은 그 자체로는 합리적으로 보이지만 궤적의 관점에서는 의문이 제기될 수 있다. 이러한 문제는 다학제 팀 회의에서 명확하게 논의할 수 있지만 이를 위한 회의는 드물다. 그래서 주로 간호사가 행위자 사이에 개입하여 환자의 전체적인 요구의 맥락에서 결정이 내려지도록 중재했다. 간호 기능의 이러한 요소는 총체적 의사결정을 촉진하는 것이라고 할 수 있다.

총체적 의사결정은 대부분의 실무 현장에서 의사와 간호사가 참석하는 핵심적 조정 과정이라고 할 수 있는 병동 회진에서 가장 필요한 것이었다. 병동 회진은 환자 옆에서 수행되는 전면적 활동이었고 이 맥락에서 총체적인 의사결정을 촉진하기 위한 간호사의 행동은 매우 미묘했다. 나는 간호사들이 의학적 결정에 공개적으로 반대하는 사례를 본 적은 없다. 그러나 그들이 주로 추가적인 정보 제공을 통해 의사결정에 영향을 미치는 많은 경우를 보았다. 다음 예시에서 코디네이터는 의사가 도뇨관 제거에 대한 결정을 내리려고 할 때 보충적인 정보를 주었다. 의사가 환자에게 '소변줄이 필요하신가요?'라고 질문하는 것은 배뇨 기능이라는 좁은 의미에서라고 이해될 수 있지만 간호사가 개입해서 환자가 움직일 수 있는지에 대해서도 짚었고 이는 환자가 의사의 질문에 대답할 때 미처 생각하지 못할 것 같은 요소였다.

전공의: "폐 때문에 항생제를 맞고 계시네요. 네뷸라이저가 도움이 되나요?"

환자: "네, 도움이 돼요."

전공의가 환자의 흉부 소리를 들으며 더 좋아졌다고 말한다. "**최근에 흉부 엑스레이를 찍었지요?**"

환자: "일요일에요."

전공의: "며칠 지났으니 확인을 해봐야겠네요. Mr. […]와 입으로 드셔도 괜찮으실지 얘기해 볼게요. 그 소변줄은 계속 필요하신가요?"

코디네이터: "아직 잘 움직이지 못하세요."

두 번째 발췌문에서도 미묘한 영향을 미치는 비슷한 과정을 볼 수 있다. 여기서 의사는 환자에게 퇴원할 수 있다고 알려주었다. 그러나 전반적인 궤적 관리의 관점에서 퇴원 결정을 할 때 의학적 적합성은 영향을 미치는 여러 요소 중의 하나일 뿐이다. 간호사는 이 점을 염두에 두고 환자에게 움직일 수 있는지 질문했다. '계단은 올라가 보셨어요?' 간호사는 의사에게 직접 말하지 않고 환자에게 질문하면서 의사결정에 영향을 미칠 수 있는 새로운 정보를 만들었다. 의사가 (퇴원 여부를) 결정하면서 상처를 확인하는 것을 빠뜨렸다가 다시 물어보자 간호사가 이때 개입한 것으로 보인다.

> 전공의: "칼륨 수치와 대변검사 결과를 확인하고 나서 집에 가는 것을 생각해 볼 수 있어요. 제가 의무기록을 검토해 보고 모든 것이 괜찮다면 오늘 가실 수 있습니다. (의사는 방을 나가려다가 뒤늦게 생각한 것처럼 말한다.) **상처는 어때요? 확인해야겠네요.**" (돌아와서 환자의 복부를 검진한다.)

코디네이터가 환자에게 물었다. "**계단은 올라가보셨어요?**"

환자가 올라가봤다고 대답했다.

이 발췌문에서 알 수 있듯이, 총체적인 의사결정을 내리는 과정에서 간호사가 영향을 미치는 방식은 절제되어 있었다. 두 가지 예시 모두 간호사는 의사의 결정에 의문을 제기하지 않으면서 마지막 판단을 할 때 고려해야 하는 요소들을 넓히는 신중한 방식으로 결정에 영향을 미쳤다. 간호사가 의사결정에 영향을 미치는 기술을 섬세하게 사용한다는 주장은 병동 회진에서 의사결정을 할 때 간호사가 제한적이지만 일정한 기여를 한다는 연구(26-27)와 여러 사회학 연구에서 의료에서의 의사결정은 분산되어 있다는 것을 강조하는 주장과 같은 흐름이다(28-31). 간호사들이 간접적으로 영향을 미치는 전략을 채택한 것은 조율에 대한 권한이 불확실하기 때문이다. 병동 회진과 같은 일선 현장의 활동에서 간호사들은 의사의 높은 지위를 명확히 알고 있고 환자 앞에서 이를 강화하는 방식으로 행동했다. 반면, 병상에서 멀리 떨어진 무대 뒤에서는 의료진과 더 직접적으로 상호작용했다.

변수와 모순의 해결

간호사는 총체적인 의사결정을 촉진하는 업무뿐만 아니라 치료궤적에서의 변수나 모순된 요소를 해결하는 데 중요한 역할을 했다. 전문화가 점점 증가하는 환경에서 업무의 단절은 많은 의료 업무 간의 결합을 느슨하게 하는 어려움 중의 하나이다. 간호사는 궤적의 과정을 전체로 바라보고 시스템과 서비스가 조직화되는 과정을 넓게 이해하기 때문에 문제를 명확히 하고 잠재적 문제가 생기기 전에 예측할 수 있다. 다음 예시에서 간호사는 당뇨 환자에게 포도당 수액을 투여하라는 처방을 명확히 확인하기 위해 의사에게 연락했다. 간호사는 처음 담당했던 의사가 환자가 '아무것도 먹지 못할 때'를 가정하고 포도당 주사를 처방했다는 것을 알고 있다.

이제 환자가 식이를 시작했고 이 처방이 더 이상 필요하지 않았지만 간호사는 의사의 처방을 취소할 권한이 없었고 환자를 새로 담당하게 된 의사는 이전 담당 의사가 내린 결정에 대해 알 수 없었다.

> 간호사가 의사에게 전화를 걸어 이전 담당 의사가 포도당 주입과 2시간 간격의 혈당 모니터링 처방을 냈다는 것, (처방에는) 자정부터는 금식하도록 되어 있지만 환자가 구강 섭취가 가능하다는 것에 대해 설명했다.

치료궤적 통합은 행위를 넘어 환자의 요구를 위해 필요한 사회-물질적 구성에도 적용된다. 다음 예에서는 간호사가 의사와 약물 복용량에 대해 협상하고 있다. 간호사는 처방된 용량에 딱 맞는 알약이 없고 퇴원을 앞둔 이 환자는 정확한 용량을 위해 스스로 반으로 쪼개서 먹는 것을 어려워한다는 점을 걱정했다.

> 간호사: "[…] 90까지 내려갔는데 90짜리가 없어서요. 환자가 혼자 투여해야 하는데 혹시 100으로 해도 되나요?"
> 전공의: "증량하면 비출혈이 심해져서 더 낮춰야 할 것 같은데요."
> 간호사: "80 – 80짜리는 있어요. 좋아요, 그럼 제가 전임의와 얘기해 볼게요."

이 사례에서 간호사는 환자에 대한 지식과 약물의 투약 용량에 대한 지식 둘 다를 활용하여 현재의 처방에 따라 퇴원했을 때 생길 수 있는 잠재적인 위험을 확인하는 치밀한 판단을 했다. 이러한 개입은 환자의 복약 순응도에 큰 영향을 미칠 수 있는 것이었지만 궤적 관리에서 의사결정이 내려지는 복잡한 과정에 가려 거의 보이지 않았다. 2장에서 살펴본 것처럼,

간호사는 이상 징후나 어떤 종류의 불일치가 있을 때 환자의 치료궤적을 이해하고자 했다. 이상 징후에 주의를 기울이고 이를 해결하기 위해 행동하는 것은 궤적이 진행되는 중요한 방식이었다.

계획 수립 촉진

간호사는 일상적인 작업을 통해 궤적의 일관성을 보장한다. 그리고 궤적의 일관성을 보장하는 것은 지식을 동원하는 업무와 서로 관련이 있다. 그럼에도 불구하고 치료가 더 높은 수준으로 통합되어야 하므로 다학제 접근이 중요하다는 의료계의 인식이 높아지고 있다. 많은 병동에서, 특히 복잡하고 지속적인 치료가 필요한 특성이 있는 환자들의 경우, 병동 회진을 보완해서 모든 행위자가 함께 모여 궤적을 안정화하고 할 일을 의논할 수 있게 하는 핵심 장치로 주간 다학제 회의를 열었다. 궤적을 움직이는 것에 필요한 업무들은 평상시에는 분산되고 파편화되어 있기 때문에, 다학제 회의는 짧은 기간 동안 공통의 계획을 세우면서 환자의 궤적 내러티브를 유지시키는 중요한 안정화 지점[2]이라고 할 수 있다. 파크랜드에서 특정 분야의 전문적 역할을 하는 간호사는 무대 뒤에서 중요한 힘으로 작용하고 있었고 그 효과를 증진시키는 데 중요한 역할을 했다.

뇌졸중코디네이터는 다학제 팀 회의가 최근 몇 년 동안 개선되었다고 말했다. "저는 우리가 전체적 관점을 가지고 있고 목표와 계획을 잘 정하고 있어서 좋아요." 코디네이터는 전문의가 여전히 의학적 문제에 대해 너무

---

2   〔지은이 주〕안정화 지점(crystallisation point)은 행위자네트워크이론에서 네트워크 활동들이 통합되는 것을 나타내는 용어이다.

많이 이야기해서 말을 줄여야 하고 — 왜냐하면 그는 병동 회진에서 이러한 문제에 대해 이미 논의했기 때문에 — 치료사의 말에 귀를 기울여야 한다고 했다. 하지만 "아직은 초기 단계이고 더 나아질 거예요".

간호사는 다학제 팀 회의를 시작하고 조율하는 것에 핵심적인 역할을 했으며 목표를 설정하고 의사결정을 하며 역할과 책임을 명확히 하는 것을 주도했다. 다음 상황은 신경재활 팀 회의에서 나온 것으로 간호사인 신경재활코디네이터는 여기에서 공식적인 계획을 수립하도록 촉진하는 역할을 했다.

신경재활코디네이터: "좋은 아침입니다. Mr […] (회의가 이미 시작되었고 전문의가 늦게 도착했다). 그 환자가 여기 있을 필요가 없다면 퇴원 계획을 세울까요? 그는 […] 침대가 필요한가요?"

물리치료사: (나는 이 사람의 답변을 놓쳤다.)

신경재활코디네이터: "짐머Zimmer(보행기의 일종 — 옮긴이 주)가 필요한가요?"

물리치료사: "아니요, 그는 짐머 안 써요."

신경재활코디네이터: "만약 그가 퇴원하면 재활훈련은 어떻게 하나요? 입원해서 재활훈련을 하나요?"

물리치료사: "다시 데려올 필요는 없어요. 외래에서 해도 돼요."

[…]

신경재활코디네이터: "다음 주 금요일에 회의를 할까요? 금요일 상황을 보고 진행할까요? […]"

전문의: "그 환자 혼자 살아요?"

물리치료사: "가족은 있는데 혼자 살아요."

임상 전문간호사: "계속 도움을 주는 전 파트너가 있어요."

신경재활코디네이터: "그 환자 퇴원할 수 있을 것 같아요. 여기 있을 필요는 없어요. 다만 그의 주거 환경이 문제인데요. 환자는 현재 상황을 알고 있나요?"

물리치료사 : "뭐가 필요한지는 알지만 어떻게 해야 할지는 우리보다 더 몰라요."

신경재활코디네이터: "좋아요, 그럼 사실 확인은 끝났네요. 누가 사회복지사에게 알려 주실래요? (담당 간호사에게) 당신이 연락할 수 있어요? 연락해서 곧 퇴원할 거라고 알려주세요. 그럼 그 사람들이 알아서 하겠지요."

여기서 신경재활코디네이터는 환자의 치료궤적 정보를 취합하는 것에 주도적인 역할을 한다. 앞부분에서 환자가 입원해 있을 필요가 없음에 동의하는 것부터 대화가 시작되고 퇴원 계획으로 넘어간다. 코디네이터가 물리치료사에게 환자가 특수 침대나 짐머를 필요로 하는지 물어본다. 이는 중요한 고려 사항이다. 만일 필요하면 퇴원 전에 주문해야 한다. 그다음으로 이동과 관련된 계획을 세우고 코디네이터는 담당 간호사에게 주거 문제를 해결하기 위해 사회복지사에게 연락하게 한다. 이 예에서 의사는 평소와 달리 소극적이다. 은퇴를 앞둔 그는 원래 불만이 많은 사람으로 인식되어 있고 그래서 이런 주제에서는 잘 참여하지 않았다. 이 사례 외에도 나는 현장 노트의 다른 부분에 뇌졸중 병동의 팀 회의를 관찰한 후 '뇌졸중코디네이터와 퇴원연계간호사 둘 다 회의에서 결정해야 할 것을 정리해서 다른 사람들의 생각을 촉진시킴'이라고 요약해 둔 바가 있다.

간호사는 환자 치료를 통합하는 데 있어 주도적인 역할을 하고, 활동을 배분하고 배열하는 중요한 역할을 했다. 이러한 기능이 필요한 이유는 의료 업무가 서로 연결되어 있기 때문이다. 한 행위자가 한 가지 목적을 위해 취한 조치는 다른 치료에 영향을 미칠 수 있고 책임은 또 다른 곳에서

지게 될 수도 있다. 또한 각 의료 서비스 제공자는 환자의 필요를 부분적으로 파악해서 자신의 일을 정하게 된다. 간호사는 궤적의 변화를 전체적으로 바라보고 궤적이 파편화되지 않도록 이들 간의 관계를 중재한다. 이를 위해서는 임상 치료 차원의 개별적인 의사결정들이 어떻게 상호작용하는지에 대해 이해하고 있어야 한다. 간호사는 다학제 간 치료를 계획하는 과정에서도 주도적인 역할을 했다.

진행 상황 유지

궤적이 계속 진행되려면 지속적인 노력이 필요했다. 의료팀을 확인해서 환자 치료 계획을 수립하게 하고, 검사 결과를 확인하고 퇴원 계획의 진척 상황과 준비 정도를 확인해야 했다. 또한 진행에 걸림돌이 생기면 우회적인 방법이 필요하기도 했다. 응급실에서 환자를 퇴원시키려고 하는데 집 열쇠가 없다고 하면 코디네이터가 '여기저기 전화를 걸고 그의 아내에게 연락해' 문제를 해결했다. 환자가 퇴원할 때 의사들이 완하제 처방을 빠뜨리면 담당 간호사는 약사와 협의하여 이것 때문에 퇴원이 지연되지 않도록 했다. 그린 부인이 블리스터 팩(요일별 분할 약통 — 옮긴이 주)이 필요해서 퇴원이 지연되자 간호사는 동네 약사가 약을 줄 수 있게 협의하는 임시 조치를 취했다. 병원 업무는 예측이 불가능하고 복잡하기 때문에 이에 대처하기 위해 유연하게 일하는 것은 당연하다. 하지만 조직에는 항상 원심력이 내재되어 있어서 궤적이 쉽게 코스를 벗어날 수 있다. 치료궤적을 움직이게 하려면 다양한 요소가 이탈하지 않도록 하는 지속적인 노력이 필요했고 이 기능을 수행하는 것은 바로 간호사였다. 간호사의 통합 작업은 의료 업무의 분산된 특성에서 비롯된 것이고 꼭 필요한 일이었다.

활동시스템을 이해하고 조율하기

간호사가 치료궤적을 조율하는 일은 지식을 생성하는 기능과 궤적 내 러티브에 의해 제공되는 활동들을 인식하는 것과 밀접한 관련이 있다(2장). 또한 환자 치료가 진행되게 하는 것은 다른 종류의 지식도 필요한데 소위 활동시스템에 대해 이해하는 것이다. 이것은 부분적인 역할 구조와 상호 의존성에 따른 조정에 대해 아는 것을 의미한다(25). 궤적 조율이 조직적·임상적 패턴을 알고 적절한 방식으로 연결하는 간호사의 능력에 의존한다는 것은 당연한 사실이지만 주목받지 못했다. 루틴이 인지적 효율성에 도움을 주고 복잡함을 관리하는 것에 유용하다는 것은 오랫동안 잘 알려져 있는 사실이다. 내 현장 노트에 따르면 혼란스러운 일상 업무 속에서도 간호사가 패턴과 루틴을 잘 인식하는 것은 궤적을 움직이게 하는 주요 자원이었다. 환자가 어떤 범주의 문제를 가지고 있는지를 아는 것은 특정 행동을 하게 하는 트리거로 작용했다. 한 코디네이터는 지속적인 건강관리 지원을 받을 자격Continuing Healthcare Criteria: CHC이 있는 환자를 미리 예측하여 의뢰를 하고 퇴원 절차까지 신속하게 진행하는 것이 어떻게 가능한지를 설명했다.

코디네이터는 CHC 환자를 미리 알면 의학적으로 퇴원해도 좋다는 결정이 내려지기 전에 비공식적인 차원에서 치료를 위한 배정을 먼저 시작할 수 있다고 말했다.

어떤 '결정'은 루틴(일상적인 업무)과 관련이 있었다. 예를 들어 다음 발췌문에서 코디네이터는 야간 근무 간호사가 'A환자가 오늘 퇴원에 대해 질문함'이라고 기록한 것을 본 후 퇴원을 신속하게 하기 위해 필요한

TTHs^{tablets to take home}(집으로 가져갈 정제), OPA^{outpatient appointment}(외래 진료 예약), GP letter(주치의 소견서) 등의 조치 목록을 만들었다.

밤근무간호사의 기록: 통증이 조절되고 장이 움직이면 오늘 집으로 돌아갈 수 있는지 궁금해 함.
코디네이터의 기록: '집, TTH, OPA 및 GP letter'라고 적고 각각 빨간색 체크 박스를 표시함.

루틴은 활동뿐 아니라 물품 구성에도 적용된다(32). 예를 들어, 중환자실 입원이 예정되면 환자가 도착할 때를 대비한 준비를 할 수 있다.

임상 책임자: "(수술 병동에) 병원감염성 폐렴에 걸린 환자가 있는데 우리가 받아야 해요. […] 어느 병실에 입원시킬까요?"
코디네이터: "(병실) 5번 병상으로 갈 수 있어요. 어떤 약이 필요해요?"
나는 임상 책임자의 답변을 못 받아 적었다. 코디네이터는 해당 병실의 담당 간호사에게 알리고 장비를 확인하고 약물을 준비하고 라벨을 붙이기 시작했다. […] 다른 간호사들도 행동에 착수했는데 한 간호사는 종이 시트와 '팩 슬라이드'(환자를 이동시키는 장치)로 침대를 덮었고, 다른 한 명은 정맥주사 백을 장비에 연결했다. 한 번에 다섯 명이 준비 작업에 참여하고 있었다. 그들 각자는 자신이 무엇을 할지 알고 있었고 명확한 의논 없이 분업이 이루어졌다. […] 그런 다음 코디네이터는 환자를 담당할 간호사와 함께 약을 확인했다. 다른 간호사가 말한다. "**트롤리와 모든 약품은 확인했어요**"(인공호흡기를 위한 장비가 있는 트롤리를 언급한 것임).

정상적이지 않은 '임상 증상'도 간호사의 특별한 개입을 필요로 했다.

다음은 심장외과 중환자실 인수인계에서 나온 내용이다. 간호사는 마취 후 회복이 더딘 환자의 간호를 담당하고 있다. 간호사는 환자의 회복이 느린 이유를 확인하기 위한 행동을 설명했고 임상 기록에 환자의 증상에 따라 라식스lasix가 필요할 수 있다고 적었다. 그러나 그녀는 아침에 환자 체위를 확인하라고 한 마취과 의사에게 이 문제를 이야기했다면서 걱정했다. 간호사는 환자의 임상 증상을 기록하고 반응했고 적절한 중재를 확인했으며 책임이 있는 사람에게 연락했지만 기다리라고 했다고 강조했다.

"환자의 콜로이드 발란스가 1.8이고 크리스탈로이드 발란스가 […] 인 것 같아요. 마취과 의사에게 라식스에 대해 물어봤지만 그는 아침까지 기다리라고 말했어요. 어쨌든 전 물어봤어요."

간호사는 환자의 궤적이 정상적인 활동 과정에서 벗어난 이런 상황에 대해 자신이 중재할 책임이 있음을 명확히 알고 있었다. 간호사들은 어떤 의사결정이나 행동 방침이 예정된 경로를 따르지 않을 때 그것을 명확히 확인하려고 했다. 다음 발췌문에서 간호사는 환자가 수혈을 받을 때 프루세마이드Frusemide를 투여하는 경우가 많은데 이 사례에서는 처방되지 않았다는 것을 알고 있었다.

간호사: "수혈하는 중간에 프루세마이드를 투여할까요?"
의사: "안 써도 될 것 같아요. 그는 어차피 마이너스 발란스(이미 탈수 상태 — 옮긴이 주)예요."
간호사: "그렇군요. 확인하려구요."

패턴을 인식하는 것, 루틴을 적용하는 것 그리고 결과적으로 조치를 취하는 것은 선형적인 방식으로 진행되는 것처럼 보이지만 그 사이에는 매우 많은 일들이 있다. 두 가지 예에서 보듯 환자의 치료는 패턴과 루틴 그대로 결정되지 않는다. 이 관계에 대해 생각해 볼 것은 루틴의 '명시적 ostensive'인 측면과 '수행적performative'인 측면의 구별에 대해서이다(33). 루틴의 명시적 요소는 참여자에게 특정 행동을 안내하고 설명하고 참조하도록 하는 추상적인 패턴이다. 수행적 요소는 특정 시간에 특정 장소에서 특정 사람들에 의해 실행되는 것이다. 간호사가 어떤 패턴을 활동이 필요한 트리거라고 인식하면, 루틴의 명시적인 측면을 적용하여 그 상황을 이해한다. 그리고 궤적을 움직이기 위해 필요한 행위자가 누구인지 찾아내어 이 상황을 다시 확인한다. 여기에서 루틴을 실행하는 것은 의료 제공자에게 달려 있다. 간호사는 활동시스템의 멤버인 전문가와 전문적 지식을 직접 공유하는 것이 아니라, 자신들에게 익숙한 활동시스템의 명시적인 루틴을 확인하는 것을 통해 전문성을 발휘했다. 일일이 정할 필요 없이 루틴을 통해 일련의 활동들이 취해지면 적시의 중재가 이루어지고 실수나 누락을 피할 수 있다. 간호사는 패턴을 조직의 루틴에 맞춰보는 것을 통해 궤적을 움직이게 하는 중요한 엔진이었다.

선진 의료 시스템 전반에 임상 거버넌스와 관리의 논리가 확장됨에 따라, 의료에서 표준화의 역할에 대한 상당한 논쟁이 있었다. 그러나 표준화 추세의 장점과 위험에 대한 논의는 업무 조직을 지원하는 메커니즘으로서 루틴의 핵심적 역할을 간과하고 있다. 실제로 글로버만과 민츠버그(34)는 '의료 시스템에서 전문적인 업무는 개방형 문제 해결이 아니라 폐쇄형 비둘기 넣기(서류 정리, 환자의 상태를 하나 이상의 처치 칸에 넣는 것 — 옮긴이 주)로 여겨진다'고 했다. 사람들은 이것이 의료 시스템의 가장 큰 강점 중 하나라고 주장하지만 약점 중 하나이기도 하다. 글로버만과 민츠버그는 조직의 지원 메커니즘이 수술과 같이 촘촘하게 연결된 임상 절차에는 어느 정도 작동하지만 넓은 범위의 의료 서비스 제공에는 적합하지 않다고 주장한다. 그들은 말했다. '여러 활동은 비둘기 넣기처럼 명확히 분류되고 누구나 알고 있는 것에 의해 조정된다고 생각하기 쉽다. 의학에서도 정해진 여러 가지 선택지 중 하나를 선택하는 방식을 확대해서 적용하고 있지만 — 사실 그렇진 않다 — 이 방식은 의학을 벗어나서는 덜 작동한다. 정해진 것들 중에서 선택하는 것은 일종의 중복, 잘못된 이해, 실수를 가져온다'(34). 이 주장에서 이미 드러난 바 있지만 내 자료에서도 궤적 조율은 모든 사람의 일에 대해 모든 사람이 아는 것을 통해서가 아니라 간호사가 이들의 관계를 중재하는 것에 달려 있었다. 글로버만과 민츠버그는 의료 서비스의 특성을 말할 때 이것에 대해서는 간과했다. 신제도주의에서 말하는 것처럼 공식적인 조직 구조와 일상적인 업무 프로세스는 느슨하게 결합되어 있다는 것 그리고 간호가 거기에서 어떤 기여를 하는지 잘 보이지 않는다는 것을 생각한다면 당연한 일이다.

간호사가 패턴을 인식하고 조직의 루틴을 결합시켜서 궤적을 움직이게 한다는 나의 관찰은 2장에서 표준진료지침과 같은 공식적 기록물이 일상적 업무에서 기능하지 않는다는 나의 주장과 모순된다. 그 이유는 간호사들이 생각하고 있는 루틴이 더 당연한 것으로 여겨지기 때문이다. 루틴은 '절차적 기억'에 저장되어 조직 구성원의 암묵적 지식의 일부가 된다(35). 그래서 펠드만과 펜틀랜드(33)가 주장하듯, 표준진료지침과 같이 루틴을 인공물로 유형화한 것은 루틴의 명시적·수행적 요소와는 별개로 이해되어야 한다. 루틴의 명시적인 요소는 유형적으로도 무형적으로도 존재할 수 있기 때문이다(36). 통합된 표준진료지침과 같은 유형적 인공물은 치료의 이상적인 경로에 관한 루틴을 구체화할 때 중요하다. 그러나 일상적인 업무에서 간호사가 사용하는 루틴은 지극히 무형적이다. 루틴은 추상적인 이해, 특정 활동, 여러 인공물들로 존재한다. 그러나 이들이 항상 일치하지 않기 때문에 어느 하나의 특성을 다른 것에 적용하는 것에 주의해야 한다(37-38).

과제

의료의 질과 조직의 효율성을 위해 궤적 조율이 중요하지만 간호사들이 이 기능을 수행하는 것에는 많은 어려움이 있다. 간호사의 실무는 활동 시스템에 대한 지식에 의해 뒷받침되었고 이는 임상적인 미시 체계의 활동을 조정하는 데 매우 효과적이며 익숙한 것이었다(39). 그러나 병동에서 타 과 환자, 즉 치료를 맡은 진료과가 아닌 다른 과 환자가 증가하면서 이 작업은 더욱 어려워졌다.

> "타 과 환자의 문제점은 의사가 환자를 직접 보기 전까지 무슨 일이 일어나고 있는지 모른다는 거예요(입원전평가간호사)."

간호사가 관련 패턴과 루틴에 접근할 수 없기 때문에 다른 전문가의 참여에 익숙하지 않은 상태에서 활동을 배분하는 것은 어려웠다. 자신이 잘 알지 못하는 질환을 앓고 있는 환자를 돌보는 경우, 간호사는 경험적 추론뿐 아니라 논리적 추론을 통해서도 개입이 필요한 임상 징후를 알아차리는 능력이 떨어질 수도 있었다.

간호사는 활동들을 명확하게 연결하기 위해 절차에 대한 기억에 크게 의존했으며 일상 업무에 공식적인 임상 표준진료지침를 적용하지 않았다. 이 진료지침은 비용을 절감하여 조직에 도움이 되었지만 새로운 지침으로 바뀌자 또 다른 어려움이 발생했다. 대장암 병동에서는 새로운 '수술 후 회복 향상' 표준진료지침이 시행되고 있었지만 전문의는 전공의들이 합의된 대로 정맥주사를 처방하지 않는다고 불평했다. 의사들이 오히려 간호사의 안내를 받고 있다는 사실이 알려졌는데 간호사들은 의사들에게 새로운 표준진료지침을 알려주는 대신 오래된 루틴을 따르고 있었다.

> 간호사: "전문의 […] 선생님이 다시 정맥주사에 대해 얘기했어요. 회복을 촉진하기 위해 시간당 62.5ml를 투여해야 하는데 8시간마다로 처방하고 있다구요."
> 코디네이터: "그게 간호사와 관련이 있나요?"
> 간호사: "간호사들이 밤에 의사들이 그렇게 처방하게 유도하고 있어요."

이 발췌문은 책임의 경계가 모호하다는 것을 명확하게 보여준다. 코디네이터는 이것이 간호와 관련한 문제인지에 대해 질문했지만 명확히는 아니었다. 그러나 업무 현장에서는 간호사가 의사의 처방을 유도했고 이는 간호사의 잘못이었다.

의료 분야는 점점 더 전문화되고 있고 여러 이유로 인해 의료인은 자신의 기술을 적용하는 환자를 좁은 시야로 보면서 일하고 있다. 의료팀은 특정 환자를 누가 담당할지 합의하지 못하는 경우가 많았고 논의가 길어지면 궤적 진행은 지연될 수 있었다.

> 코디네이터: "이 환자는 우리에게 왔지만 신경과로 의뢰되었다가 다시 재의뢰되었는데 아무도 그를 안 봐주었어요. 8일이 지났죠."

간호사가 이러한 갈등을 해결할 책임이 있는 것은 아니지만 의료팀에게 결정을 내리도록 압력을 행사하는 것을 종종 관찰했고 그러나 영향력을 행사하는 데는 한계가 있었다.

간호사는 변화하는 환자 상태에 따라 업무를 할당하는 데 중요한 역할을 했으나 공식적인 권한은 그들의 역할에 제약을 주었다. 예를 들어, 마취전평가간호사는 환자의 마취 적합성을 평가할 수 있는 높은 임상 기술을 가지고 있었으나 공식적으로 검사를 요청할 의무는 없었다. 이것은 마취과 의사의 책임이었다. 상주하는 의사가 없었기 때문에, 책임자와 접촉하기는 어려웠고 간호사들이 마취과 의사를 대신해 검사를 요청하고 서명하는 방식으로 일을 했다. 간호사들이 치료의 원활한 진행을 위해 비공식적으로 업무의 경계를 모호하게 하는 관행은 이미 잘 알려져 있다(15). 다른 연구에서도 많은 예가 있는데 간호사가 이런 역할을 하는 근본적인 이유는 환자 입장에서 필요한 활동이 취해지게 하려는 것 때문이었다.

간호사는 다학제 상황을 조율하는 데 주도적인 역할을 하고 있었지만 환자의 퇴원 적합성을 결정하는 궁극적인 책임은 전문의에게 있었다. 나는 여러 차례 다학제 회의에 참석했는데, 선임 의사가 참석하지 않아서 결정과 계획에 제약이 있었다. 또한 내과 병동에서는 의사가 참석할 수 없어 여러 번 팀 회의가 취소되었고 퇴원 계획에 필요한 의사결정이 지연되었다.

앞서 살펴본 바와 같이 궤적을 진행시키기 위해서는 우선순위를 정해야 하고 그 기준은 임상적·조직적 차원 둘 다일 수 있다. 간호사가 더 높은 직책에 있는 사람들을 설득하여 조치를 취하도록 하는 것에는 어려움이 있고, 이로 인해 상태가 악화되는 환자를 구하지 못할 수 있다는 것을 강조하는 연구가 있다(40). 연구를 진행하는 동안 심각한 의료 사고에 대한 보고를 접하거나 듣지 못했지만, 전공의가 조직적 요청이 긴급하다는 것을 잘 인식하지 못한다는 것을 알게 되었다. 임상 관점에서는 긴급하지 않은 업무처럼 보이는 것이 조직에는 큰 영향을 미칠 수 있다. 간호사들은 궤적이 진행되도록 하는 자신의 일을 완수하기 위해 전공의를 찾는 데 상당한 시간과 에너지를 써야 하는 경우가 많았다.

접수 담당자와 코디네이터는 전공의를 호출했는데 연락이 오지 않아 곤란해하고 있다. 그들에게 호출을 다섯 번이나 했다.
코디네이터(나에게): **"의사와 연락이 안 되니까 일을 못하겠어요."**

인력은행 간호사 bank nurse (영국 국가보건의료서비스 건강위원회에서 운영하는 간호인력은행에서 온 간호사. 직원들의 병가나 급한 추가 근무가 있을 때 급하게 요청하는 간호사임 — 옮긴이 주)는 의사와 연락하기 위해 전화를 돌리느라 근무 시간 대부분을 보냈다고 말했다.

연구 당시 내부 설문조사가 진행 중이었는데, 간호사가 의사에게 활동을 요청한 시간을 체계적으로 기록하고, 의사는 해당 활동이 완료된 시점을 표시하는 것이었다. 이는 내가 이해하기로는 전공의가 책임을 다하지 못해 궤적 진행이 지연된다는 간호사들의 주장을 확인하기 위한 시도였다. 어떤 차원에서 보면 이것은 간호사가 하는 일이 공식적으로 인정받는다는 점에서 중요한 성과이지만, 이런 사려 깊은 노력에도 불구하고 그 양식에서 요구하는 항목이 다 채워진 예는 보지 못했다.

논의

이 장에서 나는 간호사가 치료궤적의 진행에 필요한 사회-물질적 구성을 조율하는 주도적인 역할을 하고 이 일이 서비스 질에 매우 중요하다고 주장했다. 일부 부서에서는 간호사가 다학제 간 의사결정을 조정하는 것에 큰 역할을 하지만 간호사의 치료 조정자로서의 조직적 위치는 모호했고, 다양한 의료 서비스 제공자의 업무에 영향을 미쳐야 함에도 불구하고 공식 권한이 거의 없었다. 이전 연구에 따르면 공식 권한이 없는 상태에서 기능적 경계를 넘나들어야 하는 조정은 어려운 일이다(41). 나는 병동 회진에서 간호사들이 이러한 문제를 직접적으로 다루기보다는 미묘한 전술을 써서 잠재적으로 영향을 미치는 방식을 설명했다. 관할 구역의 경계가 진행을 가로막을 때 비공식적인 업무 관행을 통해 이러한 문제를 일시적으로 극복할 수 있다. 그러나 시스템이 계속 작동하기 위해서는 간호사들이 환자 치료를 위해 선의로 규칙을 어길 준비가 되어 있어야 했다. 또한 간호사들이 환자 치료를 책임지고 있는 의사와 의논할 때는 신경을 많이 써야 하는 측면도 있었다. 마지막으로, 파크랜드에서 간호사는 조직의 눈과 귀 역할을 수행해야 했고 선임간호사가 줄어들어 의료 지원 인력과 직접 환자 간호를 일차적으로 책임지는 신규 간호사를 감독하는 것에 어려움이 컸다.

궤적을 조율하는 것은 환자 치료의 질과 안전, 그리고 조직의 효율성을 위해 필수적이다. 나는 간호사의 치료 조정 역할에 대한 공식적인 인정이 필요함을 강조하고자 한다. 간호사에게는 치료를 직접 조율할 수 있도록 모든 범위의 이해관계자와 협상할 수 있는 권한이 필요하다. 뿐만 아니라, 조직은 간호사의 기능을 충분히 발휘하지 못하게 하는 장애물과 권한 제한을 해결할 수 있도록 해야 한다. 파크랜드에서는 여러 부서의 간호사들이 복잡한 환자의 퇴원 준비를 조율하는 주도적 전문가로 보였고 이 역할을 성공적으로 수행할 수 있는 권한을 부여받은 것처럼 보였다. 그러나 이러한 일은 궤적 관리를 폭넓게 한다기보다 퇴원 계획을 위한 조직 차원의 우선순위 때문이었다.

결론

 의료 업무에 대한 전통적인 이해에 따르면 의사가 주요 행위자이고 의사가 내리는 결정은 의심할 여지없이 궤적 진행에 결정적인 영향을 미친다. 하지만 간호사의 보이지 않는 일을 자세히 들여다보고 눈에 띄지 않는 수많은 활동을 보면서 매일의 환자 치료를 구성하고 재구성하며 궤적 진행을 유지하는 에너지를 제공하는 것은 간호사라는 것을 알게 되었다. 간호사의 업무는 환자가 적절한 시간에 통합된 치료를 받고 조직적 자원을 효율적으로 사용하기 위해, 이질적이고 분산된 작업의 잠재적 원심력을 줄이는 것에 필수적이다. 이 일이 환자 개인의 치료는 물론이고 조직의 효율성에 영향을 미치는 중요한 일임에도 불구하고 많은 어려움이 있었다. 눈에 보이지 않는 간호의 이 기능에 빛을 비추었을 때 얻을 수 있는 장점 중 하나는 간호사의 잠재력을 실현하기 위해 극복해야 할 장벽이 보인다는 것이다.

참고문헌

1. Strauss, A., S. Fagerhaugh and B. Suczet. (1985). *The Social Organisation of Medical Work*. Chicago, University of Chicago Press.
2. Glouberman, S. and H. Mintzberg. (2001). 'Managing the care of health and the cure of disease – Part 1: Differentiation.' *Health Care Management Review* Winter: 56-69.
3. Star, S. L. and A. Strauss. (1999). 'Layers of silence, arenas of voice: the ecology of visible and invisible work.' *Computer Supported Cooperative Work* 8: 9-30.
4. Strauss, A. (1985). 'Work and the division of labor.' *The Sociological Quarterly* 26(1): 1-19.
5. Callon, M. (1986). Some elements of a sociology of translation: domestication of the scallops and the fi shermen of St Brieuc's bay. *Power, Action and Belief. A New Sociology of Knowledge?* J. Law. London, Routledge and Kegan Paul: 196-229.
6. Bourdieu, P. (2000). *Pascalian Meditations*. Stanford, CA, Stanford University Press.
7. Allen, D. (2014). 'Lost in translation? "Evidence" and the articulation of institutional logics in integrated care pathways: from positive to negative boundary object.' *Sociology of Health & Illness*. Article first published online 17th March 2014: DOI: 10.1111/1467-95666.12111.
8. Bittner, E. (1965). 'The concept of organisation.' *Social Research* 32: 239-255.
9. DiMaggi, P. J. and W. W. Powell. (1983). 'The iron cage revisited: institutional isomorphism and collective rationality in organizational fields.' *American Sociological Review* 48(April): 147-160.
10. Bardram, J. (2000). 'Temporal coordination. On time and coordination of collaborative activities at a surgical department.' *Computer Supported Cooperative Work* 9: 157-187.
11. Draycott, T., T. Sibanda, L. Owen, V. Akande, C. Winter, S. Reading and A. Whitelaw. (2006). 'Does training in obstetric emergencies improve neonatal outcome?' *BJOG: an International Journal of Obstetrics and Gynaecology* 113(2): 177-182.
12. Salas, E., M. A. Rosen and H. King. (2007). 'Managing teams managing crisis: principles of teamwork to improve patient safety in the emergency

room and beyond.' *Theoretical Issues in Ergonomics Science* 8: 381-394.
13. Waterworth, S. (2003) 'Temporal reference frameworks and nurses' work organization.' *Time and Society* 12(1): 41-54.
14. Allen. D. (1997). 'The medical-nursing boundary: A negotiated order?' *Sociology of Health & Illness* 19(4): 498-520.
15. Allen. D. (2001). *The Changing Shape of Nursing Practice: The Role of Nurses in the Hospital Division of Labour*. London, Routledge.
16. Whyte, W. F. (1979). The social structure of the restaurant. *Social Interaction: Introductory Readings in Sociology*. H. Robboy, S. L. Greenblatt and C. Clark. New York, St Martin's Press.
17. House of Commons. (2010). Independent Inquiry into Care Provided by Mid Staffordshire NHS Foundation Trust January 2005 – March 2009, Volumes I and II, (Chaired by Robert Francis QC), HC375. London, The Stationery Office.
18. House of Commons. (2013). Report of the Mid Staffordshire NHS Foundation Trust Public Inquiry, Volumes I, II and III (Chaired by Robert Francis QC), HC 898. London, The Stationery Office.
19. National Patient Safety Agency. (2007). The Fifth Report from the Patient Safety Observatory. Safer Care for the Acutely Ill Patient: Learning from Serious Incidents. London, National Patient Safety Agency.
20. BBC. (2012). Secret Scottish NHS incident reports released.
21. Telegraph Reporters. (2012). Patients die due to fl at batteries in hospital equipment. *Telegraph*.
22. Davies, C. (1995). *Gender and the Professional Predicament in Nursing*. Buckingham, Open University Press.
23. March, J. G. and H. Simon. (1958). *Organizations*. New York, Wiley.
24. Gittel, J. H., K. M. Fairfield, B. Bierbaum, W. Head, R. Jackson, M. Kelly, R. Laskin, S. Lipson, J. Siliski, T. Thornhill and Zuckerman, J. (2000). 'Impact of relational coordination on quality of care, postoperative pain and functioning and length of stay.' *Medical Care* 38: 807-819.
25. Cabitza, F., M. Sarini and C. Simone. (2007). Providing awareness through situated process maps: the hospital care case. Group07, Sanibel Island, Florida, USA, ACM.
26. Latimer, J. (2000). *The Conduct of Care: Understanding Nursing Practice*. Oxford, Blackwells.
27. Manias, E. and A. Street. (2001). 'Nurse-doctor interactions during critical care ward rounds.' *Journal of Clinical Nursing* 10(4): 442-450.

28. Bloor, M. (1976). 'Bishop Berkeley and the adenotonsillectomy enigma: an exploration of variation in the social construction of medical disposals.' *Sociology* 10(1): 43-61.
29. Berg, B. (1992). 'The social construction of medical disposals: medical sociology and medical problem solving in clinical practice.' *Sociology of Health & Illness* 14(2): 151-180.
30. Rapley, T. (2008). 'Distributed decision making: the automony of decisions-inaction.' *Sociology of Health & Illness* 30(3): 429-444.
31. Goodwin, D. (2013) 'Decision-making and accountability: differences of distribution.' *Sociology of Health & Illness* 36(1): 44-59.
32. Bardram, J. E. and C. Bossen. (2005). 'Mobility work: the spatial dimensions of collaboration at a hospital.' *Computer Supported Cooperative Work* 14: 131-160.
33. Feldman, M. and B. T. Pentland. (2003). 'Reconceptualizing organizational routines as a source of fl exibility and change.' *Administrative Science Quarterly* 48: 94-118.
34. Glouberman, S. and H. Mintzberg. (2001). 'Managing the care of health and the cure of disease - part II: integration.' *Health Care Managment Review* 26(1): 70-89.
35. Cohen, M. and P. Bacdayan. (1994). 'Organizational routines are stored as procedural memory: evidence from a laboratory study.' *Organizational Science* 5: 554-568.
36. Vygotsky, L. (1978). *Mind in Society: The Development of Higher Psychological Processes*. Cambridge, MA., Harvard University Press.
37. Pentland, B. T. and M. S. Feldman. (2005). 'Organizational routines as a unit of analysis.' *Industrial and Corporate Change* 14(5): 793-815.
38. Pentland, B. T. and M. S. Feldman. (2008). 'Designing routines: on the folly of designing artifacts, while hoping for patterns of action.' *Information and Organization* 18(4): 235-250.
39. Mohr, J. J. and P. B. Batalden. (2002). 'Improving safety on the front lines: the role of clinical microsystems.' *Quality & Safety Health Care* 11: 45-50.
40. Silbey, S. S. (2009). 'Taming prometheus: talk about safety and culture.' *Annual Review of Sociology* 35(1): 341-369.
41. Clarke, K. and S. Wheelwright. (1992). 'Organizing and leading "heavyweight" development teams.' *California Management Review* 34(3): 9-28.

제4장

환자와 병상을 매칭하기

Match-making

❖

포이스 주치의, 환자들이 수술 대기 중에 '죽어가고 있다'고 주장(2013년 9월 6일).

응급센터 의사들, 병상 부족으로 환자 안전이 위협받는다고 우려(2013년 10월 8일).

BBC 조사 결과, 구급차들이 응급센터 앞에서 장시간 지체돼(2013년 12월 9일).

국가보건의료서비스에서 주요 수술을 '제한 조치 중'(2013년 12월 6일).

브룸필드 병원: 암 수술 다섯 차례 연기(2012년 10월 10일).

(BBC Health News)

이 장에서는 병상 관리에 기여하는 간호사들의 역할을 살펴본다. 병상은 병원의 주요 자원이다. 이는 의료 시스템의 핵심적인 특징이자 병원 운영의 기본단위이기도 하다. 필요할 때 병상을 이용할 수 없으면 환자는 신체적이나 정신적으로 심각한 피해를 보게 된다. 병상 부족으로 응급실에서 대기하거나 수술이 연기되는 등 의료기관과 정부가 감당해야 하는 정치적이고 재정적인 손실도 만만치 않다. 그래서 '병상'이라는 간단한 단어에는 많은 문제와 의미들이 포함되어 있다. 물론 여기에서 말하는 병상이 단순히 물리적 인공물만은 아니다. 관련된 사람들, 지식, 공간, 기술까지 포함한다. 병원은 점점 전문화되고 있고, 인프라, 내부 프로세스, 인력 구성skill-mix(의료진의 전문성 및 기술 조합 — 옮긴이 주)을 특정 환자 집단의 필요에 맞게 합리적으로 구성한다. 3장에서 살펴본 바와 같이, 환자의 치료 궤적을 조율하는 간호사들의 업무에는 각 현장의 활동시스템에 관한 지식이 중요하다. 이때 익숙하지 않은 타 과 환자의 존재는 어느 정도 간호사들의 실무를 어렵게 한다. 따라서 병상과 그에 수반되는 모든 자원을 환자에게 적절히 할당하는 것은 의료의 질과 안전 및 효율성에 큰 영향을 미친다.

병원을 이용하는 환자 수와 개별 환자의 요구는 매일 바뀌고 예측이 어렵기 때문에 적절한 수의 병상을 안정적으로 확보하는 것은 매우 어려운 일이다(1). 운용과학operation research(수학적·통계적 모형 등을 활용하여 효율적인 의사결정을 돕는 기법. 문맥에 따라 경영 과학이나 의사결정 과학으로 불리기도 함 — 옮긴이 주) 분야의 대기행렬이론Queuing theory(큐잉이론, 대기행렬에 도착하는 것과 대기하는 것 그리고 일련의 프로세스들에 대해 수학적·확률적으로 분석하는 이론 — 옮긴이 주)과 시뮬레이션 기법에 따르면, 환경의 변화에 영향을 받는 모든 생산시스템은 활용률이 100%에 근접하면 효율성이 떨어지게 된다. 이러한 아이디어를 의료에 적용해 보았을 때 가장 효율적인 병상 점유율은 85%이다(2). 그러나 연구 당시 영국의 병원들은 훨씬 더 높은 수준의 병상 점유율(90%)로 운영되고 있었으며(3), 고위 관계자는 파크랜드에서는 이보다도 훨씬 더 높다고 했다. 이러한 상황에서 운영되는 조직은 환자를 적절한 병상에 배치할 수 없는 상황이 되거나, 수용 능력을 확보하기 위해 환자를 시스템 내에서 자주 이동시켜야 한다. 이때의 병상 관리는 무척 어려운 일이다. 타 과 환자들을 위한 퇴원 계획 및 치료 조정은 훨씬 까다롭고, 환자가 병동 간 이동을 하면 더 어려워진다(4). 이 글을 쓸 당시, 영국 언론에선 입원 환자 증가와 병상 부족으로 인해 정규 수술 대기자 명단이 늘어나고 응급실의 압박이 증가하고 있다는 보도가 이어지고 있었다.

파크랜드에서는 환자의 이동을 사전에 관리하여 응급 병상 가동률을 최적화하는 데 우선순위를 두었으며, 내가 관찰하는 동안의 병상 압박은 엄청났다. 병원에서 오랫동안 일해 온 경험이 있는 사람들은 매년 병상 가동률이 증가하고 있으며, 한때는 특정 계절에만 높았던 병상 압박이 이제는 지속적인 상태가 되었다고 했다. 병원 내에는 병상 가동률에 대해 두 가지 상반된 논리가 존재했다. 하나는 효율성의 논리로 가장 큰 혜택을 받을 수 있는 범주의 환자들에게 응급 병상을 배정하는 것이 중요하다고 강조했다.

> 전문간호사: "응급실과 당일 수술실 복도에 환자가 넘쳐나는 상황에서, 입원 환자에게 "이틀 더 있어도 돼요"라고 하는 건 더 이상 용납할 수 없죠."

또 다른 하나, 개별화된 치료 논리는 병상 가동률 극대화가 특정 환자의 요구를 가려버릴 수 있다고 강조했다. 이는 다음 구절에서 확인할 수 있는데, 선임간호사의 말을 들어보면 병상 배정에 추상적이고 비인격적인 규칙을 적용하는 병원 관료들의 이미지가 연상된다.

> "그들은 클립보드를 들고 다니는 사람들이 와서 누가 레벨 2이고 누가 레벨 3인지 알 수 있도록 현황판에 간호필요도 dependency levels(간호사의 필요성과 계속 치료 받기 위해 간호사에게 의존하는 정도를 나타냄 ─ 옮긴이 주)를 표기해 달라고 했어요. 그들은 간호필요도가 무슨 의미인지 이해하지도 못하면서 뭔가 나름의 규칙을 무조건 적용하는 것 같아요."

특정 그룹이나 개인의 논리가 항상 일관된 것은 아니었다. 실제로 나는 한 사람이 상황에 따라 두 가지 논리를 모두 사용하는 걸 자주 보았다. 이는 일관된 세계관에 따른 문제라기보다는 그 당시의 상황에 따라 병원이 개인의 필요와 많은 사람의 필요를 조화시키려고 노력하는 과정에서 논리가 서로 충돌하면서 발생하는 긴장으로 이해하는 편이 나을 것이다. 파크랜드에서 일하는 사람들 모두가 이런 압박감을 느꼈을 것이라는 데 의심의 여지가 없다. 하지만 간호사들은 이를 특히 더 심하게 느꼈다.

병상 관리: 간호사의 역할

과거 영국에서 급성기 병상은 병동에서 자체적으로 관리했다. 하지만 지난 30년 동안 수요가 증가하면서 병원 차원에서 전체 병상을 관리하게 되었다(5). 또한 이 기간에 병상 관리에 대한 권한은 의사에서 점차 공식적으로 병상 관리를 담당하도록 지정된 간호사에게로 넘어왔다. 영국 국가 지침에 따라(1) 파크랜드에서는 입원전평가간호사 및 퇴원연계간호사들이 일차적으로 병상 가동률 관리를 책임졌다. 그러나 이런 전문적 역할을 맡은 간호사 외에도 전 병원의 모든 간호사가 병동부터 이사회에 이르기까지의 모든 영역에서 병상 관리 업무에 참여했다.

병동 수준에서는 모든 환자의 퇴원예정일을 계획해야 했고 이를 달성하는 것이 병동 관리자들의 핵심 성과 지표였다. 따라서 병동 간호사들은 현재 직접 돌보고 있는 환자들과 미래에 입원해야 하는 환자 모두를 고려해야 했다. 환자들의 퇴원 계획과 관련된 활동이 업무의 우선순위가 되었다. 간호사들은 열심히 노력하여 정오 전에 환자의 퇴원 관련 활동을 완료하고, 병상이 비워지자마자 바로 다른 환자가 이용할 수 있게 했다. 실제로, 코디네이터 역할이 생겨난 동기도 이러한 압박 때문이었다. 병동 이외의 부서에서는 마취전평가간호사anaesthetic pre-assessment nurses들이 환자가 입원한 후에 수술이 취소되지 않도록 미리 개인의 수술 적합성을 평가했다. 많은 다른 전문가 역할에도 병상 관리 요소들이 포함되어 있었다. 예를 들어 뇌졸중코디네이터는 환자가 '전문적인 치료가 집중된 곳에서 가능한 조기에 적절한 치료를 받을 수 있도록' 애쓰고, '7일 이내에 다음 단계로 옮겨갈 수 있도록' 조치했다. 심장내과코디네이터는 의뢰 환자가 '긴급한지 아니면 며칠 더 기다릴 수 있는지' 판단했고, 재활전문간호사는 '의뢰서를 검토하거나 직접 찾아가 의사 대신 환자의 재활 적합성을 평가'했다. 또한 병원에는 입원전평가간호사 외에도 여러 부서별로 병상 관리만을 전담하는 간호사들이 있었다. 응급실코디네이터들은 그 부서의 환자경로patient pathway에 따라 치료가 원활하게 이루어지도록 했고, 내과 및 외과 환자평가실 코디네이터들은 응급실과 일반 병동 간의 중재 역할을 맡았다. 그리고 현장관리자site manager는 정규 시간 외 병상 배정을 책임졌다.

조직의 상층부에서는 선임간호사들이 매주 모여 치료이관transfers of care (병원 내 전과·전동이나 퇴원 후 지역사회서비스로의 연계를 포함한 개념 — 옮긴이 주)이 결정되지 않아 퇴원이 지연된 환자(의학적으로는 퇴원할 수 있는 상태지만 병원에 남아 있는 환자) 사례를 해결하는 데 자신들의 실력을 발휘했다. 또한 그들은 지속적 건강관리지원금 신청서가 잘 작성되도록 감독하여 지원금 심사 과정에서 반대 의견 때문에 퇴원이 지연되지 않도록 했다. 병원에서는 간호학생들이 병상 관리를 하는 입원전평가간호사와 함께 임상 실습을 하도록 하는 계획이 진행 중이었다. 신규 간호사들이 입원전평가팀의 업무 압박감을 보다 잘 이해할 수 있도록 일정 기간 그 팀과 함께 일하는 것이 일반적인 추세가 되고 있었다. 이처럼 조직 전반에 걸쳐 간호사들은 병상 관리 프로그램에 포괄적으로 참여하게 되었다. 간호사들은 여러 분야에서 문지기 역할을 통해 해당 날짜에 서비스를 이용할 수 있는 사람들을 결정했다. 적시에 퇴원이 이루어지도록 하는 것은 거의 전적으로 간호사의 책임이었다. 그리고 한때 행정 기능이었던, 환자를 적절한 병상에 배정하는 일은 이제 모든 간호사의 일이 되었다.

환자와 병상을 매칭하기

파크랜드 간호사들은 다양한 역할을 통해 여러 방식으로 병상 배정과 환자의 이동을 관리하는 업무에 종사하고 있었다. 병상이 넉넉할 때면 이러한 일은 그리 어려운 일이 아니다. 실제로 과거에는 행정 직원이 맡아오던 일이었다. 그러나 수요가 급증하는 상황에서 환자 개개인의 필요를 충족면서 동시에 병상 가동률을 극대화하기 위한 병상 관리에는 숙련된 판단력이 요구된다. 이는 최적의 배치를 이루기 위해 이렇게 짝지어 보고 저렇게도 짝지어 보는 과정을 반복해야 했다. 이 연구에서는 이러한 업무를 잘 표현하기 위해 병상 매칭Match-making이라는 개념을 사용했다.[1] 파크랜드의 병상 매칭 과정에서 간호사들에게 요구되는 사항은 간호사들이 일하는 지점마다 달랐지만, 공통적인 요소는 임상 지식 및 조직에 대한 지식의 결합이 필요하다는 점이었다.

병상이란 무엇인가?

병상이란 무엇인가? 단순한 질문이지만 그 대답은 복잡하다. 물리적 인공물에 한정하더라도 병상에는 일반 병상, 소아용 병상, 비만 환자용 병상, 저상 병상 등 다양한 종류가 있다. 트롤리Trolly 또한 특정 유형의 환자에게 한정된 기간 동안 병상 역할을 할 수 있다. 병상이란 단어는 또한 다양한 전문성과 장비와 연관이 있다. 집중치료 병상, 심장병 병상, 여러 수

---

[1] [지은이 주] Law, J. (1994). *Organizing Modernity: Social Ordering and Social Theory*. Oxford, Blackwell.

술 병상 등이 있으며, 의료용 병상은 항상 부족하다. 재활 병상 또한 빠른 회복fast track, 느린 회복slow stream, 조금씩 차이 나는 그 중간 단계들에 따라 다양하다. 그리고 집중치료실의 일시 입원bed and breakfast 병상, 단기 수술 병동의 식사 및 숙박bed and board 병상과 같이 단기 사용을 위한 병상도 있다. 급성기 치료 부문 외부에는 요양원 병상, 거주시설 병상, 전환기 치료용 병상transitional care beds, 그리고 지속적인 건강관리지원 병상continuing health care beds이 있다. 노인성 치매 환자용 병상, 정신 및 신체 건강 문제가 있는 환자를 위한 이중 등록 병상dual registered beds도 있다. 물론 사람들은 집에서도 자기만의 침대를 가지고 있고, 그 침대에서 안전하게 잠잘 수 있도록 추가적인 지지와 보조 장치가 필요할 수도 있다.

병상은 전문 지식뿐 아니라 인력과도 연관되어 있다. 적절한 인력이 없다면 수술실에서는 수술을 진행할 수 없고, 병동은 환자 치료를 진행하지 못할 수 있다. 같은 부서 내에서도 모든 병상이 동등한 것은 아니다. 어떤 병상은 특정 유형의 환자에게 더 적합하거나 적합하지 않은 공간에 위치할 수 있다. 예를 들어 내과환자평가실에 수용 인원을 늘리기 위해 병상을 추가로 설치했는데, 잘 보이지 않는 곳에 있어 '저위험 환자'에게만 사용할 수 있었다. 병원에서는 전반적으로 큐비클cubicles, 즉 싱글 룸 병상을 유용하게 여겼다. 병원은 성별이 같은 환자를 한 방에 수용하는 방침을 시행하고 있었지만(단, 중환자실과 회복실은 예외), 칸막이로 분리된 큐비클은 남녀 불문하고 유연하게 사용할 수 있었기 때문이다. 감염 위험이 있는 환자에게도 큐비클이 필요했다. 파크랜드는 다른 병원들과 마찬가지로 여분의 병상을 확보하기 위해 유연하게 접근할 수 있는 일정 비율의 병상을 보유하고 있었다. 병상 부족에 따른 압박에 대처하기 위해 외과단기입원실Short Stay Surgical Unit이 정기적으로 사용되었는데, 여기에는 특정 유형의 환자만 받을 수 있었다.

코디네이터: "너무 위중한 환자는 여기서 안전하게 돌볼 수 없어요. 일상 업무로 엄청 바쁜 데다 병원의 다른 부서와 너무 멀리 떨어져 있어서 환자에게 좋은 환경이 아니에요."

내가 병상이 가지고 있는 다른 중요한 몇 가지 구성 요소들을 놓쳤을 수도 있다. 하지만 핵심은 '병상'은 환자의 필요에 맞게 배치되어야 하고, 이를 위해 간호사가 그 복잡한 흐름을 이해해야만 하는 자원이라는 것이다.

환자는 어떻게 유형화되는가?

간호사들은 '병상'에 대한 세밀한 이해와 더불어 환자에 관한 또 다른 개념 틀을 가지고 일했다. 의료 전문가들이 의학적 상태에 따라 환자를 유형화하는 것은 잘 알려진 사실이다. 누군가를 '6번 병상의 충수절제술환자'라고 부르는 것은 비인간화한다는 비판을 받지만, 현실에서는 여전히 그런 일이 일어나고 있다. 왜 이런 일이 일어나는가? 앞서 주장했듯이, 인간 주체는 객관적 세계와 직접적으로 관계 맺는 것이 아니라 항상 인공물에 의해 매개되는 인간의 활동을 통해 관계를 맺는다. 이러한 맥락에서 병상을 범주화하는 것과 마찬가지로 환자를 범주화하는 것도 정신적으로 만들어낸 인공물이며(6), 이는 일상적인 서비스 제공을 조직화하는 데 유용하다. 실제로 그러한 인공물을 연구하면, 이 업무의 본질에 대해 무언가를 알 수 있을 것이다. 간호사들의 병상 관리에 주목해 보면, 환자의 범주에 기반을 둔 전문직 관점professional vision [Goodwin(1994)은 이 용어를 '특정 사회 집단의 독특한 이해관계에 부합하는 사건을 보고 이해하는 사회적으로 조직된 방식'을 지칭하기 위해 사용했다 — 지은이 주](7)이 드러난다. 환자 범주는 부분적으로 환자의 의학적 상태와 관련이 있지만, 더 정확하게는 간호사가 담당하는 특정 구역의 병상 배정 상황과 관련이 있다. 예를 들어, 응급실코디네이터가 사용하는 환자 분류는 자신들이 일하는 곳과 가까운 구역에 있는 병상에 환자를 배치해야 할 필요성이 반영되어 있다. 그들은 점퍼들jumpers과 CIWA[2] 환자들(알코올 금단 증상으로 흥분하는 환자들)을 언급했는데, 둘 다 잘 보이는 병상에 배치해야 한다.

코디네이터가 그 환자의 지남력이 괜찮은지 묻는다. 담당 간호사는 환자 상태가 양호하며 "점퍼는 아닌 것 같다"고 한다. 우리는 외과환자평가실로 이동한다.
담당 간호사: "8번이 비어 있어요. CIWA를 받을 수 있어요."
코디네이터는 이 환자들이 "상당히 위험하여 잘 보이는 곳에 있어야 해요. 트롤리에서 벗어날 가능성이 높아요" 하고 설명했다.

내과 병상은 엄청난 압박을 받고 있었다. 응급실 진료가 끝난 환자를 최초 배정하는 장소는 내과환자평가실이었지만, 환자 흐름을 조절하기 위해 외과환자평가실의 병상을 사용해야 할 때가 자주 있었다. 그러나 모든 내과 환자가 외과환자평가실에 배치될 수 있는 것은 아니어서 응급실 간호사들은 외과환자평가실로 이송하기에 적합한 환자를 눈으로 판단할 수

---

2 〔지은이 주〕 CIWA는 'Clinical Institute Withdrawal Assessment'를 의미하며 북미에서 알코올 금단 증후군을 평가 및 치료하고 알코올 해독을 위해 사용되는 일반적인 측정 방법이다. 이 임상 도구는 10가지 일반적인 금단 징후를 평가한다. 15점 이상의 점수는 혼란과 같은 알코올 금단 증상의 위험 증가와 관련이 있다. 흥미롭게도 CIWA라는 용어는 특정 유형의 환자를 지칭하는 일반적인 통용이었지만 누구도 그것이 무엇을 지칭하는지 말해주지 않았다.

있는 능력을 발휘했다. 마찬가지로 내과환자평가실 간호사들은 병상 가동에 대한 압박이 증가할 때, 트롤리에 실려 병동으로 이동할 수 있을 정도로 상태가 좋은 환자를 파악했다. 외과환자평가실에서도 간호사들은 환자를 적절한 서비스 범주에 배치하는 것 외에도 추가 수용 병상으로 사용되는 외과단기입원실로 보낼 수 있는 환자를 일상적으로 파악했다. 환자를 적합한 병상에 배치하는 데 필요한 정확한 기준을 명시할 필요는 거의 없었다. 이는 병동 간호사들이 당연히 알고 있는 것이었으며, 환자 흐름을 관리하는 업무는 배치될 수 있는 병상 종류에 따라 분류된 환자에 대한 종합 평가에 의존했다.

병동 간호사들은 병상 배정을 논의할 때 다양한 환자 유형을 고려했고, 특히 치료이관을 결정할 때 가장 명확하게 환자 유형을 병상 매칭의 중요한 구성 요소로 고려했다. 간호사들은 환자 범주를 특정 서비스와 매칭되는가 하는 측면에서 이해했다.

물리치료사: "오늘 침대에서 일어나 앉았지만, 매우 허약해요. FRAME(기능재활 및 내과평가 병상 Functional Rehabilitation and Medical Evaluation bed)이 필요할지도 모르겠네요."

퇴원연계간호사: "FRAME이에요?"

재활간호사: "FRAME에 더 가까운 것 같아요."

퇴원연계간호사: "느린 재활 slow stream rehabilitation로 진행될 게 확실하네요."

외부에서 이러한 분류 과정을 보면, 의료 서비스 제공 과정이 마치 생산라인 같아 보이고, 자칫 차갑고 비인간적으로 여겨질 수 있다. 당신, 나, 어머니, 아버지, 아이들 등 환자 개인은 시야에서 사라진다. 그러나 이는 조직적으로 연관된 방대한 정보를 의사결정에 사용할 수 있게 압축하는 매우 효과적인 메커니즘이다. 개인의 정체성을 지우는 것은 환자와 병상의 관계를 이해하고 업무를 수행하는 데 필수적인 과정이었다. 실제로 환자 유형과 병상이 너무나 밀접하게 연결되어 있어서 간호사들은 요청받은 병상 종류만으로 환자의 세부 정보를 추정할 수 있었다.

재활간호사가 병동에 전화한다. "남자 병상 하나 줄 수 있나요? 현재 스노우드롭 병동Snowdrop ward에 있고, 저상 침대가 필요할 거예요."
[…] 몇 분 후 재활간호사가 호출받는다.
재활간호사가 (나에게) 말한다. "병동에 저상 침대가 없다고 하는 전화일 거예요."
그의 말이 맞았다. 병동에는 저상 침대를 사용하는 환자가 이미 3명이나 있고 간호필요도가 높은 환자가 많아서 다른 환자를 더 받을 수 없다.
재활간호사: "다들 유능한 사람들이에요. 그들이 받을 수 없다면 그런 거예요. 스프링 재활병동Spring Rehabilitation Ward에 가보신 적 있어요? 빅토리아 양식으로 1960년대에 지어졌는데, 원래는 산부인과 병원이었어요. 병동 내의 환자들을 볼 수도 없고, 최소한의 인력으로 40명의 환자를 돌보고 있죠. 내가 저상 침대를 요청한다는 건 자신들이 감당하기 어려운 환자라는 걸 그들도 알고 있어요."

재활간호사가 저상 침대를 요청하면, 병동 간호사는 요청받은 병상 종류를 바탕으로 입원 예정 환자의 간호필요도 수준을 평가할 수 있다. 저상 침대는 일반적으로 낙상 위험도가 높은 환자, 특히 이 경우에는 인지장애로 인해 낙상 위험도가 높은 환자에게 사용된다. 이 환자들에게는 높은 수준의 돌봄이 필요하다. 이는 병상과 자원 사이의 관계를 매우 분명하게 보여주는 것이다. 병동에서는 '병상' 자체는 있지만 현재 그렇게 간호필요도가 높은 환자를 돌볼 수 있는 인력이 부족하다는 것을 알려준다. 재활간호사가 병상과 환자가 얼마나 밀접한 관계에 있는지 다음과 같이 요약했다. **'이미 3개의 저상 침대를 사용하고 있다는 건 다른 환자를 돌볼 여력이 없다는 거예요.'**

가용 병상 수와 병상 수요 파악하기

간호사들은 담당 구역의 병상 가용성을 파악해야 하는데, 이를 위해서는 병상이라는 복합적인 자원에 대한 섬세한 이해와 환자에 대한 지식을 바탕으로 병원의 수용 능력을 평가하고 검토해야 했다. 병원 입구에서는 코디네이터들이 응급실을 계속 가동하기 위해 빈 병상을 확보하려고 애쓰고 있었다. 주요 관심사는 환자가 응급실 진료를 받고 관련 임상팀에 의뢰된 후 이송되는 내과 및 외과환자평가실이었다. 코디네이터는 근무 시간 내내 이 구역들을 반복적으로 방문하여 병상 수용 능력과 주요 병동으로 환자가 이동하는 과정을 감독했다. 마찬가지로 각 단위 코디네이터들도 계속 자기 담당 구역의 병상 상황을 파악했다. 이전 장에서 살펴보았듯이, 현황판은 이 작업을 수행하는 데 중요한 도구였다. 또한 병상 수요를 평가하기 위해 간호사들은 병상이 필요할 가능성이 가장 높은 환자를 예측해야 했다. 내과환자평가실 코디네이터들은 환자의 입원 가능성을 평가하기 위해 주치의 의뢰 목록GP referral list에 있는 간략한 임상 정보를 검토했다. 간호사들은 증상과 징후의 패턴이 잘 알려진 임상 상태와 치료궤적을 보이는 '뻔한 환자들barn door patients'을 빠르게 식별했다. 입원 결정은 궁극적으로 의료진의 책임이지만, 이용할 수 있는 간략한 임상 정보를 읽고 예상되는 병상 수요를 예측하는 능력은 코디네이터들이 미리 계획을 세우는 데 중요한 기술이었다.

응급실 내 트롤리 구역Trolley Bay에서 코디네이터가 '**입원하지 않을 가능성이 있는 사람이 있는지**' 묻지만, 간호사는 환자들 대부분이 입원하게 될 것 같다고 대답했다.

외과단기입원실은 전체 시스템에서 또 다른 중요한 접점이었으며, 이 맥락에서 병상 관리는 특히 복잡했다. 이 병동은 종종 병원 전체의 추가 병상 자원으로 사용되었다. 따라서 이 병동의 코디네이터들은 가용 병상이 있는지 확인하여 예정된 수술을 계속 진행해도 될지 판단하기 위해 환자의 치료궤적을 예측하는 복잡한 과정에 참여해야 했다. 또한 그들은 유연하게 사용할 수 있지만 환자 나이와 수술 종류에 따라 특정 환자에게 더 적합하거나 덜 적합할 수 있는 트롤리와 침대를 적절히 혼합하여 운영했다. 예정된 치료와 예정에 없던 치료라는 이중의 압력 속에서 코디네이터들은 환자가 이동할 가능성과 병상을 수용 능력의 최대치로 활용하는 방법을 검토하는 세심한 작업에 참여했다. 다음은 코디네이터와 선임관리자Senior Manager가 병상 가용 상황을 살펴보고 어떤 수술을 받은 환자가 병상을 이용할 수 있는지 평가하는 대화이다.

코디네이터: "현재 상황을 보면 남자 2개와 트롤리 3개가 있는 것 같네요"
　　　(여기서 남자는 실제론 사람이 아니라 병상을 가리킨다).
선임관리자: "여자용은 없나요?"
코디네이터: "트롤리가 3개가 있어서 여자용으로 사용할 수 있어요. 무슨 수술이에요?"
선임관리자: "방광경검사예요."

코디네이터: "당일 퇴원하고 출혈이 없으면 괜찮아요."

선임관리자가 환자의 생년월일을 확인한다. 환자는 80세이다. 코디네이터와 관리자 모두 80세 노인을 트롤리에 받는 것에 대해 우려한다. 그들은 다시 현황판을 보기 시작한다.

선임관리자: "[환자 이름]은 어때요?"

코디네이터: "그분은 통증이 있어요(명단에 통증 표시가 되어 있는 사람임)."

선임관리자: "[현재 2개의 큐비클 중 하나에 있는 남자 환자의 이름]은 여자도 가능해요."

코디네이터: "좋아요, 그러면 남자 2개, 큐비클 1개, 트롤리 3개 정도 가능하네요."

선임관리자: "(현황판을 가리키며) 이쪽은 어떻게 돼요?"

코디네이터: "아뇨, 이쪽은 [의뢰의사 이름] 두 명과 ERCP Endoscopic Retrograde Cholangiopancreatography(내시경적 역행성 담췌관조영술) 예정이라 퇴원하지 않을 거예요."

입원전평가간호사들은 이러한 구역 단위의 병상 관리 업무 외에 전체 조직의 상황을 파악하고 유지·관리하는 책임을 졌다. 연구 당시 파크랜드에는 통합적인 병상 관리 전산시스템이 없었지만, 개발 중이었다. 중앙시스템에서 퇴원예정일 정보를 확인할 수는 있었지만 이 시스템은 정확하지 않기로 정평이 나 있었다. 간호사들은 데이터베이스를 업데이트할 시간을 내기 어려웠고, 중앙시스템이 병동의 성과 모니터링용으로 사용되었기 때문에 실제 퇴원 관리 메커니즘과 이와 관련된 데이터 처리 작업 간에는 괴리가 있었다. 그 결과 입원전평가간호사는 담당 영역의 병상 상태를 가능한 한 정확하게 파악하기 위해 상당한 시간과 노력을 들여 정보를 대조하고 확인해야 했다. 이를 위해 병동을 직접 방문하여 담당 간호사와 대화를 나누었다. 기존 연구들에 따르면 병동 간호사들이 자신의 업무를 조절하고자 병상을 숨기거나 표시하지 않는 '게임'을 했기 때문에 이를 막기 위해 병상 관리자들이 직접 병동을 방문할 필요가 있다고 한다. 그러나 파크랜드에서는 이것이 큰 문제로 여겨지지 않았다.

밤새 병상 하나가 비어 있는 사례를 본 적이 있지만, 이는 속이려는 의도보다는 실수로 여겨졌다. 병동 방문 외에도 입원전평가팀은 주요 부서 선임간호사와 관리부장들이 참여하는 회의를 1일 3회 진행하여 병상 현황을 검토했다. 병상 부족이 특히 심각할 때 이 회의는 전시내각 같은 분위기를 띠었다. 병상 현황 개요를 제공하는 것 외에도 공동의 목적의식을 형성하는 기능을 하는 것으로 보였다. 다음은 아침 회의에서 발췌한 내용으로, 선임간호사가 힘들었던 밤 근무에 대해 보고하고 있다. 응급실 복도에 환자들이 있고 시스템의 압력을 줄이기 위해 주치의가 의뢰한 환자들은 다른 병원으로 이송되었다. 이 발췌문에서 재활간호사에 대한 언급은 그가 급성기 병동에서 재활병동으로 환자를 옮겨 여유 병상을 확보하는 역할을 한다는 걸 보여준다. 여기서 우리는 병상 관리가 빈 병상이 있는 다른 병동으로 환자를 배치하여 환자의 병원 유입을 원활하게 하는 것뿐만 아니라 환자를 적합한 병상에 매칭하는 과정과도 밀접한 관련이 있음을 알 수 있다.

> 선임간호사: "밤새 정말 힘들었어요. 대부분의 시간 동안 응급실 복도에 환자들이 있었고, 한때는 11명이나 됐어요. 주치의 의뢰 환자는 발리병원 Valley Hospital으로 보내고 있는데, 거기에는 병상이 있는 것 같아요. 재활간호사는 자리에 없지만 빈 병상은 있으니까, 나중에 이메일 보낼 거예요. 트롤리에서 오래 기다린 분들이 몇 명 있어요. 그분들 모두 트롤리에 계시니까 우선순위를 정해야 해요."

간호사들은 의료 시스템의 여러 현장에서 환자를 병상에 배치하는 업무에 참여했다. 이 과정은 환자의 필요와 가용 자원을 맞추기 위해 임상 지식과 조직에 대한 지식을 종합하는 일종의 매칭 과정이었다. 이는 간호사들이 개인의 요구와 다수의 요구 간의 균형을 맞추려는 긴장감에 휘말리는 어려운 상황에서 수행되었다. 이 장의 후반부에서는 실제 매칭 활동의 몇 가지 사례를 제시하면서, 이러한 작업을 통해 드러나는 지식과 기술을 강조할 것이다.

매칭 활동의 실제

입원전평가간호사와 현장관리자의 병상 배정 협상

입원전평가간호사들과 정규시간 외 현장관리자들은 필요한 병상과 가용 병상을 최적의 조합으로 매칭하고, 파크랜드 전체의 병상 가동률을 극대화하는 역할을 했다. 이러한 협상은 때로 쉽지 않은 과제였다. 환자가 입원할 병동에 병상이 없으면 타협이 필요했고, '상황을 이리저리 흔들면서jiggled around' 최선의 대안을 찾아야 했다. 이를 위해서는 환자의 입원 필요성과 병동에서 돌보는 다른 환자들의 요구가 균형을 이루어야 했다. 이 과정에서 간호사들은 섬세하게 조율된 임상 기술과 병원 내 병상 배치 상황에 대한 정교한 이해가 필요했다.

입원전평가간호사는 가슴 통증을 예로 들면서 적절한 병상에 환자를 배치하기 위해서는 광범위한 임상 정보가 필요하다고 말했다. "가슴 통증은 흉부 감염, PE(폐색전증), 심장질환, 척추손상 환자 등이 겪을 수 있는 증상이에요. 이처럼 광범위한 정보를 아는 것이 중요해요."

현장관리자: "병원 시스템 내에는 병상이 필요한 환자가 여러 명일 때도 자주 있고, 환자를 트롤리에서 침대로 옮겨야 할 때도 있어요. 그럴 때는 환자 기록을 확인하여 어떤 환자를 다른 곳으로 옮겨도 될지 판단해야 하죠."

이는 정치적 결정이기도 했다. 최근 의료 서비스 제공자들은 위험과 성과 관리 문제 같은 복합적인 이유로 서비스 제공 형태를 제한하는 경향이 있고(8), 개별 단위는 특정 유형의 환자 또는 프로세스를 중심으로 설계된다. 하지만 합리화와 전문화가 증가하는 추세에도 불구하고 여전히 파크랜드에서는 시스템 압박을 완화하기 위해 병상을 유연하게 사용할 필요가 있었다. 따라서 병동 대부분이 어느 시점이든 일정한 수의 '타 과 환자'를 수용하게 되고, 이 환자들의 담당 의사는 대개 다른 병동에 있었다. 따라서 타 과 환자들은 의사들을 힘들게 만든다. 그들이 치료하는 환자들이 조직 전체에 널리 흩어져 있기 때문이다. 하지만 이는 그 의사들의 업무 내용에는 큰 영향을 미치지 않는다. 반면에 간호사의 업무에는 큰 영향을 미치게 된다. 앞서 설명했듯이, 타 과 환자들의 요구는 간호사의 일반적인 전문 영역을 넘어서는 것이 될 수 있으며, 네트워크 행위자에게 익숙하지 않기 때문에 치료궤적 조율에 문제를 일으킬 수 있다. 또한 물리적 환경 및 조직의 인프라가 제한되어 특정 유형의 환자를 받기 어려운 병동도 있다. 전체 병원 간호사들은 계속하여 각 부서의 서비스 형태를 관리하는 과정에 참여했다. 입원전평가간호사와 현장관리자는 이러한 문제에 매우 민감하게 대응했다. 환자를 타 과 구역에 배정할 때는 가능한 팀원들에게 익숙한 환자와 비슷한 요구를 가진 환자를 배정하여 병동 간호사들에게 과도한 부담을 주지 않으려고 노력했다.

현장관리자: "신경과 병동에 빈 병상이 있고 응급실이 정체되면 우린 그 병상을 사용할 거예요. 가능한 CVA(뇌졸중) 같은 신경외과 영역의 환자를 우선 배정하여 전문 분야를 유지하려고 노력하죠."

지남력이 없는 환자를 배치하는 데는 특별한 민감성이 필요했다. 주된 이유는 이런 환자들은 간호 요구가 높기로 유명한데 병동에는 이런 유형의 환자를 돌볼 수 있는 역량이 상대적으로 부족했기 때문이다.

현장관리자: "'CIWA(알코올금단증후군) 환자를 배치하려고 하면 어디서도 병상을 찾기 어려워요. 그런 환자들은 소란을 피울 수 있어서 다른 구역에 배치하는 걸 피하고 싶어요."

입원전평가간호사(외과): "큐비클이 필요한가요?"
입원전평가간호사(내과): "지남력 없는 내 환자 한 명만 받아주세요!!!"
입원전평가간호사(외과): "아, 아뇨. 그건 안 돼요!!"

성공적으로 치료이관을 하려면 환자를 배치하기 위한 미묘한 협상이 필요했다. 때로는 새 환자를 받아들이는 조건으로 타 과 영역의 '자기' 환자 한 명을 데려오기도 했다. 일종의 '환자 거래trading patients'로 생각할 수도 있는데, 이는 환자 팔기selling patients(9)와 유사하게 환자를 시스템 내에서 이동 및 배치하는 또 다른 메커니즘이다. 나는 이런 종류의 타협을 많이 보았고, 그러한 협상과 거래를 통해 조직이 계속 기능할 수 있었다. 그렇지만 때때로 어려운 타협이 필요했음을 부인할 수는 없다.

입원전평가간호사: "나쁘다고 할 수 없지만 최적의 장소는 아니에요."

압력이 정말 심할 때는 추가로 병상을 만들어내야 했다. 이는 수용 인원을 늘리기 위해 외과단기입원실을 사용하는, 정치적으로 부담이 따르는 결정을 내리는 걸 의미한다. 외과단기입원실의 병상을 어떻게 활용할 것인지는 상당히 민감한 문제였다. 이러한 결정이 직원에게 미치는 영향에 대해 광범위한 공감대가 형성되어 있었다.

코디네이터는 병동에 있는 타 과 환자의 수가 직원들에게 스트레스가 된다고 말했다. "그들은 타 과 환자보다는 해당 과의 환자를 돌보는 것을 더 선호해요. 타 과 환자들에게 추가적인 문제와 부담이 따라온다는 걸 알고 있고, 그들은 그런 환자들을 위해 고용된 게 아니죠. […] 때때로 그 환자와 가족들이 매우 무례하게 행동하는데, 자신이 타 과 병동에 있다는 걸 알게 되면 제대로 치료받지 못하고 있다고 생각하거든요."

여기에는 추가적인 비용도 발생했다. 추가 인력을 투입하고 가족들에게는 수술 취소 소식을 알려야 했다. 그런 모든 노력이 실패했을 때, 선임 간호사들은 대개 암 환자와 같이 예약된 입원환자를 우선순위에 둘 수밖에 없었다. 특별한 청탁이나 '수의 흔들기shroud-waving'(병상 경쟁에서 전술적 이점을 얻기 위해 감정에 호소하는 환자 사례를 사용하는 것 — 지은이 주, 병상이 없으면 환자가 죽을 수도 있다고 위협적으로 감정에 호소하는 것 — 옮긴이 주)는 발견되지 않았다. 모두 공통된 정의감을 갖고 일했다. 이는 병상 관리와 함께 등장한 합리적 병상 배정이라는 중립성 수사학rhetoric of neutrality(무언가를 전달할 때 공정하고 객관적이라는 인상을 주기 위해 사용하는 의사소통 기법 — 옮긴이 주)이라는 그린과 암스트롱(10)의 연구를 상기시키는 것이었다.

입원전평가간호사들은 임상적 시선과 조직적 시선 사이를 끊임없이 왔다 갔다 하고, 병원의 전체적인 병상 상황에 대한 이해와 자신들이 평가한 특정 개인의 요구 사이를 이동하면서 줌인zoom in과 줌아웃zoom out을 반복해야 했다. 그들은 엄청난 압박을 받는 상황, 빠르게 변화하지만 불확실하고 예측하기 어려운 조직 환경에서 이 업무를 수행했다. 또한 그들은 자기 병동의 특성을 유지하려는 병동 간호사들의 요구에 민감하게 반응했다.

예정에 없던 치료

입원전평가팀이 병상 찾기와 배정을 담당했지만, 다른 곳에서는 간호사들이 환자가 입원하기 전 병상 배정에 관한 결정을 내렸다. 응급실의 중증도분류간호사triage nurse는 환자를 조직 내로 데려오는 과정에서 환자를 어디에 배치할지 고려해야 했다. 이런 판단은 응급실 환자 수가 많은 상황에서, 항상 필요한 환자들이 병상을 사용할 수 있도록 보장해야 한다는 요구 사항을 배경으로 이루어졌다. 이런 상황에서 매칭은 환자가 다른 곳에서 치료받을 수 있다면 '병상'을 배정하지 않는 것을 의미할 수도 있다.

중증도분류간호사는 입원 가능성이 낮은 환자들이 응급실 공간을 차지하지 않도록 큐비클에 배치하지 않는 경향이 있다고 설명했다.

입원전평가간호사의 업무에는 줌인과 줌아웃를 반복하며 살펴보기, 환자 거래, 만일의 사태에 대한 대책 수립 등의 숙고 과정이 필요하지만, 병원 입구에서 병상을 배정하는 일에는 신속한 평가와 의사결정이 필요했다. 다음 예시는 중증도분류간호사가 다른 환자에게 주의를 기울이는 동안 응급실코디네이터가 개입하여 밀린 병상 배정 업무를 처리하는 상황을 보여준다.

중증도분류간호사가 불만을 제기한 환자와 있는 동안 코디네이터는 구급대원들과 함께 대기 중인 다른 환자들을 분류한다. 여성 한 명은 요양원에서 다른 주민 때문에 넘어져 팔을 다쳤다. 구급대원은 그 환자를 휠체어로 중증도 분류실에 데려가라는 지시를 받는다. 트롤리에 있는 한 남성은 술집에서 실신한 에피소드가 있고, 구급대원이 함께 있어 줘서 다행이라고 말하는 코디네이터와 함께 병상을 기다리기 위해 복도를 더 내려간다. 세 번째 여성은 쇼핑하던 중에 턱과 팔에 통증이 있었다. 그는 가지고 있던 GTN(글리세릴 트리니트레이트)을 복용하고 '친절하게 대해주는' 약국에 갔다가 토했고, 통증이 지속되고 있다. 코디네이터는 그 환자를 곧장 '소생실Resus'로 안내하며 12-유도(심전도)를 요청했다. 젊은 여성 한 명은 럭비 경기 중에 발목을 다쳤다. 다리엔 부목을 했고 코디네이터가 살펴본다. 통증이 심해 보인다. 코디네이터는 그 환자를 비응급Minors (응급실은 Resuscitation, Majors, Minors로 구분되었다. 입원할 수도 있는 심각한 문제가 있는 환자는 Majors에서 볼 수 있다. Minors은 생명을 위협하는 증상이 없는 환자를 다룬다 — 지은이 주) 구역으로 이동시킨다. 코디네이터는 놀라운 속도로 밀린 업무를 처리한 후 중증도분류간호사에게 다시 인계한다.

때때로 환자를 어려운 조건에 두는 것은 타협하는 것을 의미했다.

복도로 돌아오자 우리는 공격적인 남성 환자를 상대하고 있는 구급대원과 만난다. 이 환자는 학습장애가 있으며 발작 후 상태다. 그는 구급대원들에게 소리를 지르며 욕설을 퍼붓고 있다. 구급대원은 그를 '매우 전투적'이라고 설명한다. 팀원 한 명이 침착하게 그 환자에게 **"진정하라"**고 말한다. 다른 환자가 입구에 도착하자 중증도분류간호사는 구급대원에게 그 환자를 바로 큐비클로 옮기라고 했다.

담당 간호사: "혼자 그 안에 두어도 괜찮을까요?"

중증도분류간호사: "선택의 여지가 없잖아요? 복도에 놔두라고요?"

어떤 환자들은 분명히 다른 환자들보다 병상을 확보할 자격이 더 있는 것으로 여겨졌다. 예를 들어 현장 관찰 중에 두 명의 '단골 환자regulars'가 근무 시간 내내 트롤리에 누워 복도에 있는 걸 알게 되었는데, 그들은 자고 나서 술이 깨면 퇴원할 것이다. 반면, 최근 치핵절제술 후 출혈이 있어 내원한 여성에게는 빠르게 병상이 배정되었다. 응급실 직원들이 이런 사회 정의 개념을 갖고 일한다는 건 잘 알려져 있다(11-14).

입구에서의 압박 외에도 코디네이터는 환자를 응급실에서 내과 및 외과환자평가실로 이송하기 위해 계속 연락하며 어떤 병상을 이용할 수 있는지, 병상을 누구에게 배정할 수 있는지 확인했다. 다음 예시에서 코디네이터는 내과환자평가실에서 빈 병상을 찾았고 응급실 병상을 비워주기 위해 그 병상을 채우려고 한다. 의사가 이동할 수 있는 환자를 추천했을 때, 코디네이터가 제공된 임상 정보를 기초로 이를 필요한 병상 유형(모니터링이 필요함)으로 해석하여 내과환자평가실에서 환자가 사용할 공간의 종류를 정하는 방식에 주목해 보라.

코디네이터가 응급중환자실High Dependency Unit 사무실 한가운데 서서 **"내과 환자 한 명을 내과환자평가실로 보내야 해요"**라고 말한다. 의사 한 명이 자기 환자 한 명이 갈 수 있다며 **"빈맥이에요, 유발 요인 없고요"** 하고 말한다.

코디네이터: **"그럼 (심장) 모니터링이 필요하겠네요."**

이 예시에서 알 수 있듯이 응급실의 입·퇴실 관리는 종종 환자를 위해 병상을 확보하기보다는 '흐름 유지'를 위해 이용할 수 있는 병상으로 이동할 환자를 식별하는 데 중점을 둔다.

퇴원: 병동에서 지역사회로

매칭이라는 은유는 병동에서의 치료이관에도 적용된다. 이는 항상 병상에 대한 압박이 있고, 시간과 자원이 제한된 조건에서 발생한다. 급성기 병동은 환자가 치료로부터 더 이상 이득을 얻을 수 없을 때 퇴원시켜야 할 의무가 있다. 하지만 재활 및 지역사회 서비스들은 엄청난 부담을 받고 있었다. 따라서 환자 흐름을 진척시키는 과정에서 간호사들은 환자 개인의 필요와 적시 퇴원을 촉진하려는 조직의 명령을 조화시키기 위해 일정 정도 실용적인 판단을 내린다. 이는 다음 현장 노트에 잘 요약되어 있다. 여기서 병동 코디네이터는 병상이 없는 상황에서 간호사들이 대체 기관을 협상하고자 할 때 의사가 특정 시설로의 퇴원만을 고집하는 것에 대해 불만을 표하고 있다.

> 코디네이터: "어제 병실에 계신 환자분 때문에 엄청난 논쟁이 있었어요. […] 의사는 환자를 전환치료실Transitional Care Unit(급성기 치료를 마친 환자들이 퇴원 전에 추가 치료나 재활, 사회적 지원이 필요할 때 이용하는 특수 시설로 병원 내에 있거나 별도의 건물로 운영됨 — 옮긴이 주)에 보내고 싶어 했지만, 거기도 꽉 차 있었어요. 그래서 우리는 다른 안전한 퇴원 계획을 세우고 있었죠. 환자분의 최종 목표는 집으로 돌아가는 것인데, 의사는 "아니, 안 돼요. 전환치료실로 가야 해요. 환자가 그곳을 좋아하면 거기에 갈 수 있잖아요"라고 말하더라고요. 환자에게 선택지를 모두 제시해야 한다는 건 알죠. 하지만 환자분께서 현재 급성기 병상을 사용하고 계셔서

감염 위험에 계속 노출될 수 있어요. […] 어쨌든 퇴원연계간호사가 하려던 일이 의사한테 막혀버렸죠. […] 의사는 환자에게 초점을 맞추고 전환치료실 병상이 필요하다고 주장했어요. 다 좋은데 문제는 거기가 꽉 차 있다는 거예요. 우린 현실 세계에 살고 있어요. 응급실 복도에 환자들이 있고 외과 병동에 타 과 환자들이 있는데 이 환자를 급성기 병상에 계속 눕혀 둘 수는 없는 거예요. 대안을 찾아야 해요. 의사는 그 환자만 생각하지만, 우린 시스템 전체를 고려하고 있어요."

이 구절은 코디네이터가 의사의 '환자 중심 접근'과 간호사가 처한 '현실 세계'를 대비시켜 조직 내에 작용하는 서로 다른 논리의 조율 과정을 보여 준다는 점에서 흥미롭다. 핵심은 병원에서의 퇴원을 합의하는 데 따르는 이런 긴장 관계를 탐색하는 것이다. 여기에는 환자 개인과 이용할 수 있는 서비스의 적합성을 확보하는 정교한 과정이 필요하다.

다음 예시에서는 다학제 팀이 곧 퇴원하게 될 환자의 요구에 대해 논의한다. 팀은 질병이나 장애 발병 후 '회복을 돕도록 설계된' 지역사회재활 팀인 스텔라(Stellar)에 의뢰하는 게 좋다고 생각한다. 하지만 이는 환자가 집으로 퇴원하는 걸 지연시킬 수 있다. 따라서 팀은 환자의 요구와는 다소 차이가 있지만 더 빨리 이용할 수 있는 대체 서비스를 선택한다.

사회복지사: "그분을 스텔라에 의뢰할 수 있을까요?"
작업치료사: "거기 정책이 바뀌었어요. 퇴원 준비가 될 때까지는 의뢰할 수 없어요."
사회복지사: "하지만 그러면 늦어질 거예요."
작업치료사: "지금 의뢰해도 아무런 소용없어요. 그냥 반려될 거예요."
전문의: "환자에게 스텔라 서비스가 꼭 필요한가요?"

작업치료사: "네, 환자는 움직이는 데 도움이 필요해요."

코디네이터: "문제는 지금이 목요일이라는 거예요."

전문의: "다른 선택지는 퀀텀Quantum을 이용하는 건데, 그러면 다음 주 동안 물리치료를 받을 수 없어요."

작업치료사: "큰 차질이 생기겠네요."

SHO(senior house officer의 약자. 의과대학을 졸업하고 1년 이상의 훈련을 받은 의사로 전문의 아닌 병원 의사를 말함 ― 옮긴이 주): "다음 주? 안타깝네요. 그렇죠?"

코디네이터: "얼마나 걸릴까요?"

작업치료사: "이전에 스텔라에 의뢰했을 때 몇 주가 걸렸죠. 환자를 선별할 여력조차 없다고 하더라고요."

전문의: "그럼 가망이 없네요."

작업치료사: "네, 아무래도 퀀텀으로 가는 게 좋을 것 같네요."

그러나 많은 지역사회 기반 서비스들도 자원 제약 상황에서 운영되고 있기는 마찬가지여서 일정한 환자 의뢰 기준referral criteria을 가지고 업무량을 조절하고 있었다. 그런 상황에서 매칭 협상을 하려면 환자가 특정 수준의 서비스를 받을 수 있도록 '적합한 사례 만들기'가 필요하다. 파크랜드에서는 이런 목적을 위해 종합평가지를 사용했다. 이 평가는 환자의 요구에 대한 객관적 평가를 표방하고 있다. 하지만, 실제로는 환자 문서를 조작하여 '평가된 요구'를 서비스 기관의 요구 사항과 일치시켜 의뢰가 수용되도록 하는 목적으로 사용되곤 한다.

코디네이터: "사회복지사는 퀀텀을 이용하길 원해요. 이를 위해서는 환자에게 그 서비스가 필요하다는 걸 보여주는 문서가 필요하죠. 솔직히 말하

면, 환자의 요구에 맞게 서류를 만드는 것이지요. 알다시피 그들이 퀀텀을 원하니까 환자에게 왜 그 서비스가 필요한지 문서에 명확히 드러내는 거죠."

이 발췌문은 문제의 간호사가 여기에 정치적인 구성construction이 작용하고 있음을 쉽게 인정하면서도 그의 설명은 조직의 목적과는 별개로 객관적인 환자정체성patient identity이 존재한다고 믿는 것처럼 보인다는 점에서 흥미롭다. 제5장에서 논의할 예정이지만, 이러한 가정을 재고할 필요가 있을지도 모른다.

때때로 이런 조심스러운 구성은 그 자체로 문제가 될 수 있고 새로운 협상이 필요해진다. 다음 예시에서 퇴원연계간호사는 호이스트가 들어갈 수 없는 병실만 남아 있다는 이유로 환자를 받지 않으려는 요양원과 협상한다.

한 요양원이 병실 하나가 있는데도 환자 받기를 거부했다. 그 병실은 너무 작아서 호이스트가 들어갈 수 없다. 그러나 퇴원연계간호사는 환자가 침대에서 일어나지 않기 때문에 호이스트를 사용하지 않을 것이라고 주장한다. 그는 요양원에 연락하여 '환자 상황을 잘 호소하여', 더 적당한 병상이 나올 때까지 그 병실에 입소할 수 있도록 허락받아 보겠다고 한다. "환자는 절대로 침대에서 일어나고 싶어 하지 않고 호이스트도 필요하지 않아요. 환자 마음은 단호해요. 제가 직접 요양원에 얘기해 볼게요. 제가 환자를 아니까 요양원을 설득할 수 있을지 알아볼게요."

그러나 의뢰 기준이 2차 의료기관 직원들에게 항상 명확한 것은 아니어서 환자와 시설의 매칭이 가능하도록 환자 상태를 조작하는 것은 더욱 어려워졌다.

코디네이터는 요양원들이 기꺼이 받아주는 환자 유형에 대해 일관된 기준을 갖고 있지 않아 자신들이 어려움을 겪고 있다고 했다. 요실금 환자를 받는 곳도 있고 받지 않는 곳도 있었다. 이는 급성기 병원에서 근무하는 직원들이 적합한 입소 시설을 찾는 걸 매우 어렵게 만든다. 요양 시설에서 마음에 드는 환자만 '골라 받고', 마음에 들지 않는 환자는 거부할 수 있도록 기준을 의도적으로 모호하게 유지한다는 견해도 있었다.

이 발췌문에 나온 골라 받기에 대한 언급이 전혀 근거가 없는 것은 아니었다. 시설들은 모호한 의뢰 기준을 통해 자신들의 전체 수용 능력을 평가하여 유연하게 병상을 통제할 수 있었다. 앞서 저상 침대에 대한 예시에서 보았듯이, '병상'은 있지만 양질의 치료에 필수적인 다른 관련 행위자들을 이용할 수 없는 상황도 있을 수 있다. 그런데 재정적 고려 사항으로 인해 병상 매칭이 혼란을 겪고 있는 것은 분명했다. 웨일스 지역에서는 국가보건서비스 자금을 지원받아 지속적인 건강관리 서비스를 모든 사람에게 무료로 제공하지만, 사회복지 부서는 지방 당국의 자금 지원을 받으며 일정 한도를 초과하는 환자에 대해서는 자산 조사를 한다. 파크랜드는 척추손상 전문 지역 센터였는데, 신경계 퇴원연계간호사는 많은 환자가 국가보건의료서비스 자금 지원 자격을 갖고 있음에도 불구하고 지속적인 의료지원금을 받는 게 얼마나 어려운지 매우 자세히 설명해 주었다. 직원들은 가능한 한 이 환자들이 집으로 퇴원하도록 노력했다. 하지만 지속적인 의료지원금을 받는 환자들은 복잡한 요구로 인해 종합적인 치료 패키지가 필요했고 비용이 많이 들었다. 게다가 환자들이 젊은 경우가 많았기 때문에 서비스 제공자들은 그들의 치료가 재정에 미치는 장기적인 영향을 걱정했다. 퇴원연계간호사는 보건 당국과 협상하는 것이 엄청나게 어렵고 매칭에 적합하게 사례를 구성하느라 엄청난 양의 문서 작업을 해야 한다고 설명했다.

> 퇴원연계간호사: "심사위원이 다시 돌아와서 가정 퇴원 외에 몇 가지 더 많은 대안 조치를 더 제시하고 가정 퇴원 시 발생할 수 있는 위험 및 위험 관리 방법에 대한 정보를 요구했어요. 소견서 covering letter에도 환자가 가정 퇴원을 원한다고 분명히 나와 있었는데 가정 퇴원에 위험이 따른다고 언급하고 있어서 정말 답답했어요. 팀에게 "우리는 이미 위험 평가를 했고, 가정환경은 안전해요"라고 말했지요. 하지만, 그들은 우리에게 전체적인 치료 계획과 환자가 병에 걸리면 어떻게 될지 생각해 보라고 했어요. 그 모든 자료를 다 정리하는데 하루가 걸렸어요. 모든 정보가 원래 치료 계획에 이미 포함되어 있었는데, 그쪽에서 공식적으로 요구하는 위험 평가는 이루어지지 않았거든요."

종합평가지에 기재된 정보에 대해 반복적으로 이의가 제기되자 시달리다 못한 퇴원연계간호사는 권고 사항에 포함된 평가를 투명하게 할 목적으로 정교한 공식 위험평가지를 개발했다. 이를 통해 제안된 서비스와 환자 간의 적합성을 뒷받침할 수 있는 더 강력한 근거를 제시할 수 있었다.

> 퇴원연계간호사: "정말 많은 시간이 소요돼요. 이 과정을 거치면 점수가 생성되고, 치료 관리 계획이 수립되면 수정된 위험 점수가 나와요. 모든 환자에게 필요한 건 아니에요. 모든 환자에게 증거를 요구하는 건 아니니까요. 4병동 남성 환자의 가정 퇴원에 대해 우려가 제기되어서 그 환자에 관해 작성할 예정이에요."

치료 패키지를 위해 다양한 공식 인공물들을 통해 사례를 조작하는 작업이 늘어나고 있는 것 외에도 퇴원연계간호사는 다른 간호사들과 마찬가지로 사회적 자본을 활용하여 이러한 협상을 촉진했다. 다음 예시에서 신경계 퇴원연계간호사는 건강위원회에서 환자가 지속적인 의료지원 서비스의 기준을 충족하는지 의문을 제기하면서 해당 서비스와의 매칭을 반대했을 때 자신이 선임간호사와의 네트워크를 이용하여 환자 대리인으로서 이송 협상을 진행한 사례를 설명했다.

> **퇴원연계간호사:** "그 지역 담당 팀장이 환자의 요구를 파악하기 위해 찾아왔어요. 그건 매우 비용이 많이 드는 패키지였고, 지속 가능성에 대한 우려가 있었죠. 그건 지속적인 의료지원 자격 충족 여부와 치료 계획 수립 정책에 연계되어 있었고, 치료 계획이 지속되어야 하는지 비용이 너무 많이 들지는 않는지 판단하는 거였죠. 하지만 예외도 있죠! 제가 그 지역 선임간호사를 만났거든요. 나는 그 간호사를 알고 있었어요. 몇 년에 걸쳐 네트워크를 구축하고 신뢰를 쌓아 왔거든요. 나는 그 분을 만나서 환자가 집으로 돌아갈 예정인데 건강위원회가 제 권고를 받아들이고 싶어 하지 않는다고 말했어요. 그는 나에게 그 환자가 지속적인 의료지원 기준을 충족하는 이유와 그 근거를 설명해 달라고 했고, 결국 제 의견에 동의했어요. 그분은 제 판단을 믿었어요."

이 사례에서, 퇴원연계간호사와 그 선임간호사의 접촉은 건강위원회 프레젠테이션을 할 때 환자의 이익을 대변하기 위한 일종의 동맹이다.

2차 병원과 지역사회 접점에서의 매칭에서는 가능한 조건에 대해 환자와 그 가족들과의 협상이 필요하다. 내 연구의 응답자 중 상당수는 가족이 지역사회에서 제공할 수 있는 서비스에 대해 '비현실적인 기대'를 갖고 있다고 했다. 퇴원연계간호사의 중요한 역할 중 하나는 이런 기대치를 관리하면서 적합한 퇴원 장소를 합의해 내는 것이었다.

그는 일부 가족들이 지역사회에서 제공할 수 있는 지원에 대해 완전히 비현실적인 기대를 하고 있으며, 퇴원연계간호사들이 이러한 기대치를 관리하는 데 도움이 된다고 말했다.

입원전평가간호사와 응급진료 담당 간호사의 업무는 환자들을 입원시키기 위해 병상을 확보하는 데 초점을 두었다. 반면에 병동 수준에서의 매칭은 더 이상 급성기 병원에서 이득을 얻을 수 없는 것으로 여겨지는 환자를 병원에서 퇴원시키려는 조직의 필요에 좌우되었다. 자원이 한정된 상황에서 퇴원이 지연되지 않도록 충분히 좋은 매칭을 찾기 위해서는 교묘한 타협이 필요할 수 있다. 여기에는 개별 환자의 요구와 전체 환자 집단을 위한 서비스 수준 유지라는 두 가지 목표를 균형 있게 조정하는 신중한 협상이 요구된다.

과제

이 설명에서 알 수 있듯이 병상 매칭은 시간에 쫓기고 자원이 제한된 환경에서 이루어졌으며, 당연히 긴장을 유발했다. 응급실코디네이터는 환자를 내보내기 위해 너무 열심히 밀어붙인다는 비난을 받았으며, 입원전평가간호사는 병상을 찾는 데만 관심이 있다는 꼬리표가 붙었다. 그리고 병동 간호사들은 환자를 적절히 파악하기도 전에 어디로 퇴원시킬 것인지를 계획해야 했다. 실제로 병상 관리는 현장 조사 중에 관찰된 조직적 어려움의 주요 원인이었다. 나는 수술을 위해 당일입원센터Theatre Admissions Lounge(적합한 환자가 수술 당일 입원할 수 있도록 하고, 수술 전날 밤에는 집에 머물 수 있도록 하며, 병원이 침대를 가장 효율적으로 사용할 수 있도록 하는 시설 — 지은이 주)로 입원한 환자들이 수술 후에 갈 병동에 병상이 확보되었는지 확인하기도 전에 수술실로 이송되는 사례들을 보았다. 병상이 준비되기 전에 환자가 병동에 도착하는 건 드문 일이 아니었고, 매칭에 필요한 환자의 요구가 잘못 전달되어 입원 병동에 치료를 제공할 장비가 갖춰지지 않은 경우도 여러 번 있었다.

또한 의사들이 조직에 미치는 영향을 고려하지 않고 환자를 마음대로 입원시키는 사례도 있었다. 나는 의사가 수술 후 병동에 가용 병상이 있는지를 고려하지 않고 외과단기입원실short stay surgical theatre 명단에 환자를 추가하는 사례들을 목격했는데, 환자 치료에 대한 마지막 순간의 임상적 결정은 간호사들에게 큰 영향을 미쳤다. 일례로, 밤새 중환자실에서 모니터링을 할 예정이던 환자가 의사의 결정에 따라 수술 후 일반 병동으로 돌아왔다. 마취과 의사는 그 환자가 중환자 병상을 필요로 하지 않는다고 판단했다. 여러 면에서 이는 부족한 자원을 합리적으로 활용했다고 볼 수 있다. 하지만, 사전에 계획되지 않았기 때문에 병동에는 간호필요도가 그렇게 높은 환자를 돌볼 수 있는 간호인력이 부족했다. 인력은행이나 에이전시를 통해 대체 인력을 확보하기에도 너무 늦어 사실상 인력을 추가하기는 불가능했다. 병동 복도에 놓여 있는 침대 위에서 환자가 듣고 있는데 병동 간호사와 회복실 간호사가 환자를 받을 수 있는지 논쟁하는 보기 좋지 않은 광경도 목격되었다.

앞서 언급했듯이, 시스템에 가해지는 압력 때문에 필요한 영역에 여유 병상을 만들고자 병상 할당을 조정해야 했다. 이는 간호사들이 환자에게 필요한 병상을 찾는 게 아니라 사용할 수 있는 병상에 적합한 환자를 찾아내는 경우가 많음을 의미한다. 병원 치료에 관한 최근 보고서들에서는 환자들이 떠밀리고 돌봄을 받지 못한다고 느끼게 만드는 잦은 이동을 용납할 수 없다고 강조하고 있다(15-17). 공식적으로는 임상적 이유가 아닌 이상 환자를 다른 병상으로 이동시킬 수 있는 횟수가 제한된다. 하지만, 위반 사례를 찾는 건 그리 어렵지 않았고, 환자들이 거의 예고 없이 이동하는 사례도 많은 것으로 나타났다. 나는 병원 직원과 가족들이 이미 다른 병동으로 옮겨간 환자들을 만나러 병동에 찾아오는 경우를 수없이 목격했다.

작업치료사: "[환자이름]?"
접수원: "그분은 여기 없어요, 시립병원으로 가셨어요."
작업치료사: "맙소사. 오늘 환자 여섯 명을 만나야 하는데 아무도 자리에 없었어요. 여기 명단에 있는 사람을 아직 한 명도 못 봤어요."

병상 관리에 관한 문헌들에 따르면, 해당 업무를 담당하는 사람들이 권한과 합법성을 갖는 것이 중요하며 간호사로 일한 경력은 이 업무를 담당하는 데 신뢰성을 높이는 것으로 간주한다(18). 그러나 선행 연구에서는 병상 관리 역할을 담당하는 동료들에 대한 간호사들의 양가감정을 지적하고 있다(5). 그린과 암스트롱(5)에 의하면 간호사들은 주로 병동에 초점을 두고 일하지만, 의사와 관리자는 전체 조직에 중점을 두기 때문에 직업 집단으로서 간호사들은 병상에 대한 통제력 상실을 더 심각하게 경험할 수 있다. 내 연구 자료는 이런 해석을 뒷받침하지 않지만, 병상 배정 결정에 가장 많은 영향을 받는 게 간호사들의 업무 내용이라는 점은 분명한 사실이다. 그린과 암스트롱은 또한 간호사들의 전문직 지위 향상 투쟁이라는 배경에서 볼 때, 병상 관리 역할을 맡은 사람들은 '병원 편으로 넘어간 것'으로 여겨질 수 있다고 했다. 내 연구에서 공공연한 갈등의 증거를 관찰하지는 못했지만, 파크랜드의 입원전평가간호사들이 조직 내에서 모호한 위치를 차지하고 있는 건 분명했다. 간호사들은 특히 입원전평가간호사의 역할에 비판적이었는데, 그들의 임상 기술 대부분이 중복되는 것이라고 간호사들 다수가 주장했다.

> 간호사: "입원전평가들(간호사들)은 환자가 이동된 후 나중에 다시 이동해야 하는데도 신경 쓰지 않아요. 시스템 안에 있는 한 병상을 확보한 것처럼 보이니까요."

그(간호사)는 입원전평가팀의 일이 쉽지 않다는 점은 이해하지만 실제로는 사용할 수 있는 병상에 선택의 여지가 없으므로 간호 기술을 활용한다고 볼 수 없다고 했다.

하지만 다수의 다른 간호사들은 입원전평가간호사들과 그들이 처한 어려움에 공감을 표현했다.

선임간호사는 입원전평가팀이 의사들로부터 심한 언어폭력을 당하고 있다고 말했다. 그는 의사 한 명이 입원전평가간호사의 이름을 물으면서 **"병상을 찾아주지 못해 환자가 죽으면 누굴 탓해야 할지 알기 위해서"**라고 말했다고 전했다.

한 코디네이터는 자신이 3개월간 병동 책임간호사로 일했으며, 교육 중 일부 기간을 입원전평가(팀)에서 보냈다고 했다. 그는 입원전평가팀에서 한 경험이 정말 흥미로웠으며 병원 내 병상 부족 문제의 심각성을 직접 확인할 수 있었다고 말했다. "우리는 우리 시각에서만 문제를 봐요. 물론 병동이 바쁠 수 있지만 더 큰 그림을 볼 필요가 있지요."

전 병원 간호사들이 일상적으로 개별 환자에 대한 치료의 질을 전문적으로 책임지는 것과 전체 환자 집단의 요구를 충족하는 것 사이에서 균형을 맞추어야 하는 도전에 직면했다. 앞서 살펴본 바와 같이 병상 관리 책임은 간호사 직종 전체에 공통된 것이었다. 입원전평가간호사의 모호한 지위를 설명할 수 있는 하나는 그들이 이 업무에 내재한 긴장 관계를 명확하게 드러내는 존재라는 것이다.

간호사들의 병상 매칭 기능이 중요하고 여기에 임상 지식과 조직에 대한 지식이 활용됨에도 불구하고 간호사들은 전략 수립 과정에서 대부분 배제되었다. 내가 현장 조사를 시작하기 직전, 경영진은 지역사회에서 더 많은 서비스를 제공할 수 있을 거라는 믿음으로 38개 병상을 갖춘 내과 병동을 폐쇄하는 결정을 했다. 그러나 2차 의료 부문과 지역사회 부문의 일선 직원들은 이 결정이 잘못되었다고 주장했다. 내가 만난 응답자 중 가장 신중한 사람조차 다음과 같이 말했다.

"현장에 있는 아무나 붙들고 38개의 내과 병상을 폐쇄하면 무슨 일이 생길지 물어보세요. 다들 문제가 발생할 것이라고 대답했을 거예요."

그런 결정을 내린 사람이 누구인지 묻자, 응답자는 최고 경영자가 "지역사회에 이 환자들을 돌볼 시설이 있을 것으로 생각했기 때문이지만, 당연히 그런 시설은 존재하지 않아요"라고 답했다.

임상전문가들은 고위관리자들이 일선에서 직면하는 상황을 제대로 이해하지 못한다고 반복적으로 비판했다.

그는 자기 동료가 공개회의에서 병상 위기가 있는지 질문했을 때, 이사회 구성원이 단호하게 병상 위기는 없으며 단지 병동들이 환자를 제때 퇴원시키지 못하는 것이 문제라고 답했다고 말했다. 코디네이터는 **"그럴 줄 알았어요!"** 라고 하며, **"그 반응이 마치 정치인의 말투 같았다"** 라고 했다. 그들의 인식이 너무 현실과 동떨어져 있어 답답하다고 했다. 이때 또 다른 선임간호사가 우리의 대화에 합류했다. 그는 이사회 구성원을 직접 비판하지는 않았지만, 병상 위기가 없다는 주장에는 동의하지 않았다. 그것이 '일부 훌륭한 컴퓨터 데이터에 따른' 결과에 근거하고 있다고 했다.

응급실의 한 선임간호사는 복도에 있는 환자들을 돌볼 간호사를 배치하기 위해 추가 인력을 요청했다고 말했다. 병상을 찾을 때까지 이 환자들은 중증도분류간호사가 담당하거나 구급대원이 해당 부서에 머물러야 했다. 그러나 '공식적으로는 복도에 환자가 없었기' 때문에 그 요청은 거부되었다. 또한 고위관리자들은 여분의 병상을 확보하는 결정에서 현장 직원들이 직면하는 어려움을 제대로 인식하지 못했다. 앞서 언급했듯이, 이러한 결정은 추가 인력 고용과 예정된 수술의 취소 가능성 등 조직에 막대한 영향을 미친다. 또한 역동적이고 빠르게 변화하는 환경에서 불확실한 정보를 바탕으로 이루어져야 했다. 만일 그들이 제때 응급조치 계획을 마련하지 못하면 응급실의 병상 압력은 더욱 가중되었다. 만약 그들이 성급하게 행동하면 조직에 비용이 발생할 수도 있다는 점을 고려해야 했다. 나중에 보면 불필요한 결정으로 판명될 수도 있었다. 하지만 그들은 미래를 예측할 수 있는 마법 구슬crystal ball을 가지고 있지 않았고, 어떤 결정을 내리든 이득이 없어 보였다. 첫 번째 발췌문에서 현장관리자는 추가 병상을 확보하기 위해 신속하게 조치하지 않았다고 비판을 받은 것에 대해 말했다.

현장관리자가 몇 주 전에 심한 비난을 받았던 사건에 관해 이야기를 들려주었다. "그 간부는 제가 소아 외과단기입원실을 여는 데 너무 지체했다고 했어요. […] 난 하루 종일 열심히 일했어요. 먹지도, 마시지도 못했고, 그들이 오기 전에 내과 책임자와 함께 세 번이나 순회를 돌았죠. 그런데도 그들은 내가 충분히 열심히 일하지 않았다고 하는 거죠. 나는 그것 때문에 정말 화가 많이 났어요, 정말."

두 번째 발췌문에서는 초과 수요를 예상하고 추가 병상을 확보하고자 조치했다. 하지만 상당히 긴 협상에도 불구하고 해당 부서에 추가 배치할 병원 직원이 없었고 에이전시 직원을 사용해야 했다. 그런데 이는 고위관리자의 승인을 받아야 하는 결정이었다.

> 현장관리자: "시간 낭비 아니에요? 일찍 해결하려고 했어요. 나도 그 자리에 있었고, 당신도 거기 있었고 간호사들도 모두 직원을 찾으려고 노력했어요. 그런데, 지금 그들은 "아니오"라고 말해요. 정말 답답하네요. 비난만 받고, 열심히 일했는데 간호사는 찾을 수 없고, 인력 파견을 요청해도 "안 됩니다"라고 해요. 계획을 세우려고 애썼는데도 "안 됩니다"라고 하네요. […] 그들은 우리가 결정을 내려야 한다고 하면서 실행은 못하게 한다니까요!!."

논의

간호사들은 다양한 조직 환경에서 병원 시스템 전반의 병상 관리를 주로 책임졌다. 이 과정에서 간호사들은 환자 개인의 요구와 기존 병상의 수용 능력 사이에 최적의 균형을 맞추기 위해 복잡하고 정교한 지역 지식과 사회적 자본을 활용했다. 간호사들의 병상 관리 업무는 자원이 한정된 상황에서 서비스 질과 조직 효율성을 조절하는 주요 메커니즘이었다. 병상 가용성은 복합적인 문제이다. 이는 여러 의료 시스템, 특히 공공 자금이 지원되는 서비스에서 계속 논란이 되는 문제이다. 영국에서는 병상 위기에 관한 이야기가 정기적으로 언론에 보도되고 있으며, 급성기 병원은 영구적 혼란 상태에 처한 것으로 보인다. 하지만 지금까지 이루어진 병상 관리에 대한 유일한 사회학 연구인 그린과 암스트롱(5, 10)의 연구에서 응답자들은 해결책이 병상을 추가하는 것이라고는 생각하지 않았다. 응답자들 대부분은 전체 병상의 수와 관계없이 병상 가용성에 따라 입원과 퇴원의 기준이 변하기 때문에 자원을 추가하면 나아질 것이라는 기대는 환상이며, 어떤 형태로든 제한은 필요하다고 생각했다. 나의 연구 결과도 이런 견해를 뒷받침한다. 제1장에서 설명했듯이, 간호사의 조직화 업무는 환자 치료와 조직 관리라는 두 가지 활동시스템에 관련된 그들의 위치에 따라 형성된다.

  이 두 활동시스템은 서로 겹치고 간섭할 수 있으며, 상호 관련성은 협상을 통해 조율되어야 한다. 따라서 정책입안자들이 이러한 목적을 위해 설계되고 조직 내에서 어느 정도 잘 관리되는 시스템으로 '표준진료지침'을 제시하는 것은 오해의 소지가 있다. 실제로 간호사의 조직화 업무라는 관점에서 볼 때, 환자 치료와 조직 구조를 별개의 실체로 생각하는 건 불가능하다. 오히려 그 둘은 서로 밀접하게 얽혀 있다. 간호사는 이런 갈등의 교차점에 있다. 그들의 조직화 업무는 개별 환자의 필요, 그리고 전체 환자 집단과 조직 전체의 요구를 조화시키기 위해 매일 필요한 조정을 하는 것을 의미한다. 이는 간호 업무의 일반적인 특징이지만, 이 과정은 간호사들이 적절한 환자와 병상을 매칭하려고 노력하는 중요한 순간에 명확히 드러난다. 앞서 살펴본 바와 같이, 이 과정은 병상 조정뿐만 아니라 적절한 조합을 만들기 위해 환자를 재구성하는 과정도 수반한다.

이러한 결과는 '간단히 말해, 임상 결정이 병상 부족 문제를 만든 것이 아니라 병상 부족 문제가 임상 결정에 영향을 주었다'라고 하는 그린과 암스트롱(10)의 관찰과 일치된다. 병상 가용성이 증가하면 기준치도 변한다. 따라서 사회적으로 볼 때 어디에서 선을 긋고, 무엇에 얼마만큼 지출할 의사가 있는지에 근본적인 질문은 필요하며, 어떤 형태로든 제한 조치가 불가피하다. 그리고 간호사들은 일상적으로 환자와 병상을 매칭하는 업무에서 개별 환자의 요구와 전체 환자 집단의 요구 사이의 균형을 맞추는 중요한 역할을 한다. 이러한 조정은 환자 치료의 질과 안전뿐만 아니라 조직 효율성에도 막대한 영향을 미친다. 내 연구 결과에 따르면, 병상 가용성에 대한 전략적 결정을 내릴 때 서비스 관리자들이 일선 간호사들이 가지고 있는 현장 지식을 더 잘 활용해야 하며, 이 업무를 담당한 간호사들이 불확실한 상황에서 중요한 결정을 내릴 때 조직이 더 많은 지원을 해야 한다.

병상 관리에 관한 문헌은 많지 않으나 병상 점유율 및 가용 정보에 대한 접근성을 개선할 필요는 널리 인정되고 있다. 국가보건의료서비스 이사회의 보고서에 따르면 90% 이상의 의료기관에서 병상 정보는 병동에 직접 전화를 걸어 확인하는 방식으로 얻고 있었다(19). 보고서는 정확하고 시의적절한 정보를 제공하기 위해 IT 시스템을 도입해야 한다고 권장하지만, 시스템을 도입하는 건 신중하게 고려해야 한다. 앞서 살펴본 파크랜드의 경우, 계획된 퇴원에 관한 정보를 중앙에서 이용할 수 있었지만 정확하지 않기로 정평이 나 있었다. 이는 부분적으로 병동 직원이 데이터베이스 업데이트에 할애할 시간이 없기 때문이기도 하다. 또 다른 면에서 보자면 이 시스템이 성과 지표로 사용되었기 때문에 실제 병동 운영 상황을 반영하기보다는 잘 구성된 병동의 모습을 보여주기 위해 관리되었기 때문이기도 하다. 시스템에 대한 자원 투자의 이점을 실현하려면 이러한 긴장 요소를 고려해야 한다. 또한 정보 시스템에 대한 접근성이 증가함에 따라 병상 관리자와 병동 간호사의 직접 접촉이 줄어들 위험도 있다. 병상 상황을 파악하기 위해 병동을 직접 돌아다니는 게 비효율적인 과정으로 보일 수도 있다. 하지만, 환자 배치에 관한 많은 결정들은 섬세하게 균형을 잡고 정치적으로 민감한 판단을 요구하는 작업이고, 병상 관리자가 정기적으로 병동을 방문하는 게 환자 배치와 같은 민감한 문제를 해결하는 데 많은 도움이 되었다. 입원전평가간호사가 매일 병동을 방문하는 것도 병동 직원들이 병상 관리에 적극 참여하고 조직 이익과 개별 병동의 이익 사이의 긴장을 완화하는 강력한 메커니즘으로 작용했다. 시스템이 원활하게 기능하려면 병동 직원과 좋은 관계를 유지하는 것이 필수적인데, 이런 정기적인 대화는 병동 간호사들이 조직 전체의 의제를 따르도록 하는 데 도움이 되었다. 간호사들은 물론 '자기' 환자를 돌보는 걸 선호했다. 그러면서도 간호사 대부분은 더 넓은 시스템의 압박을 고려하여 유연성이 필요하다고 인정했다.

우리는 스노우드롭(외과병동)으로 이동한다. 병동관리자가 입원전평가간호사를 맞이하면서 "안녕하세요, [이름]. 도대체 무슨 일이에요?"라는 질문으로 인사한다.

입원전평가간호사: "무슨 말씀이세요?"

병동관리자: "이 내과 환자들 모두! 뭐예요?"

입원전평가간호사: "아래층 복도에 트롤리에서 병상을 기다리는 환자가 40명이나 있어요!"

병동관리자: "정말? 그렇군요, 알겠어요!"

결론

 이 장에서는 간호사들이 환자와 병상을 매칭하는 일을 살펴보았다. 나는 전문적으로 특화된 영역이 증가하는 환경에서 필요한 자원이 모두 갖추어진 병상에 환자를 적절히 배정함으로써 환자의 치료궤적에 관련된 행위자 네트워크를 가장 쉽게 조율할 수 있다고 주장했다. 파크랜드에서는 조직의 모든 계층과 부서에서 간호사들이 환자와 병상을 매칭하는 업무를 수행했다. 이는 어려운 환경에서 개인의 필요와 조직의 필요 사이의 균형을 맞추기 위해 노력하는 힘든 업무였다. 또한 병상 관리와 매칭은 환자 치료와 조직의 효율성에 막대한 영향을 미치는 중요한 업무지만 대부분 간과되고 있다. 간호사들은 병상 매칭이라는 중요한 역할을 통해 조직에 기여하고, 일선 상황을 정확히 파악하고 있지만 전략적 의사결정 과정에서는 대부분 배제된다.

참고문헌

1. Comptroller and Auditor General. (2000). *Inpatient Admissions and Bed Management in NHS Acute Hospitals*. London.
2. Bagust, A., M. Place and J. W. Ponsett. (1999). 'Dynamics of bed use in accommodating emergency admissions: stochastic simulation model.' *BMJ* 319: 155-158.
3. Dr Foster Intelligence. (2012). *Fit for the Future? Dr Foster Hospital Guide 2012*. London, Imperial College.
4. Walford, S. (2002). *Unexpected Medical Illness and the Hospital Response. Models of Emergency Care*. Warwick, University of Warwick.
5. Green, J. and D. Armstrong. (1993). 'Controlling the "bed state": negotiating hospital organization.' *Sociology of Health & Illness* 15(3): 337-352.
6. Vygotsky, L. (1978). *Mind in Society: The Development of Higher Psychological Processes*. Cambridge, MA., Harvard University Press.
7. Goodwin, C. (1994). 'Professional Vision.' *American Anthropologist* 96(3): 606-633.
8. Strauss, A., S. Fagerhaugh and B. Suczet. (1985) *The Social Organization of Medical Work*. Chicago, University of Chicago Press.
9. Nugus, P., J. Bridges and J. Braithwaite. (2009). 'Selling patients.' *BMJ* 339:5201.
10. Green, J. and D. Armstrong. (1995). 'Achieving rational management: bed managers and the crisis in emergency admissions.' *Sociological Review* 43(4): 743-762.
11. Jeffery, R. (1979). '"Normal rubbish": deviant patients in causalty departments.' *Sociology of Health & Illness* 1(1): 90-107.
12. Dingwall, R. and T. Murray. (1983). 'Categorization in accident departments: "good" patients, "bad" patients and "children".' *Sociology of Health & Illness* 5(2): 127-148.
13. Vassy, C. (2001). 'Categorisation and micro-rationing: access to care in a French emergency department.' *Sociology of Health & Illness* 23(5): 615-632.
14. Hillman, A. (2013). '"Why must I wait?" The performance of legitimacy in a hospital emergency department.' *Sociology of Health & Illness* 36(4): 485-499.
15. House of Commons. (2010a). Independent Inquiry into Care Provided by

Mid Staffordshire NHS Foundation Trust January 2005-March 2009 (Chaired by Robert Francis, QC). London, House of Common. 1.
16. House of Commons. (2010b). Independent Inquiry into Care Provided by Mid Staffordshire NHS Foundation Trust January 2005-March 2009 (Chaired by Robert Francis, QC). London, House of Common. 2.
17. Keogh, B. (2013). *Review into the Quality of Care and Treatment Provided by 14 Hospital Trusts in England.* Overview Report, NHS.
18. Baillie, H., W. Wright, A. McLeod, N. Craig, A. Leyland, N. Drummond and A. Boddy. (1997). *Bed Occupancy and Bed Management.* Glasgow, Department of Public Health, University of Glasgow.
19. Allder, S., K. Silvester and P. Walley. (2010). 'Managing capacity and demand across the patient journey.' *Clinical Medicine* 10(1): 13-15.

제5장

배턴 넘기기에서 환자 파싱으로 전환하기

Passing the baton, parsing the patient

❖

조지 브라운George Brown은 2012년 1월 9일 대장암 진단을 받고 입원하여 8시간 동안 수술을 받았다. 수술 후 그는 심각한 복막염이 발생하여 집중치료Intensive Care를 받아야 했지만 결국 잘 회복되어 집으로 퇴원할 수 있었다. 2012년 2월 28일, 그는 호흡곤란과 가벼운 현기증이 있어 주치의GP를 통해 재입원했다. 내과환자평가실에서 어느 정도 시간을 보낸 후 부정맥 때문에 관상동맥치료실Coronary Care Unit에 입원했다. 며칠 후, 그와 가족들은 관상동맥치료실 직원들과 대화하던 중에 그들이 조지가 이전에 받은 수술에 관한 정보를 모르고 있다는 사실을 알게 되었다. 결과적으로 수술 후 회복에 매우 중요한 영양 및 식이에 관한 사항이 간과되고 있었다. 가족들은 관상동맥치료실 간호사에게 그 사실을 이야기했고, 간호사는 그가 이전에 처방받았던 에너지 보충 음료가 무엇인지 확인하여 제공하고 영양 평가를 받을 수 있도록 조정했다. 또한 이것 때문에 심장내과, 외과, 종양 팀이 참여하는 회의를 소집하여 그의 치료에 관해 의논했다. 가족의 개입이 없었다면 최근에 받은 수술에 관련된 그의 요구 사항은 간과되었을 것이다.[1]

의료 분야가 점점 더 전문화되고 병상 부족 문제가 심각해짐에 따라 환자들은 한 번의 입원 치료 기간에 여러 서비스를 넘나들게 된다. 이러한

---

1 〔지은이 주〕 이 가족은 조지 브라운의 먼 친척이었으며 조지 브라운은 안타깝게도 같은 해에 사망했다. 이 발췌문은 해당 병원에 보낸 포괄적인 불만 편지에서 추출된 것으로 조지의 치료 과정에서 드러난 일련의 문제점들을 상세히 나열하고 있다. 이 사례는 조지 가족의 동의하에 작성되었으며, 가족들은 그의 경험이 익명으로 남아 있지 않고 다른 사람들의 이익을 위해 서비스 단점을 해결하는 데 사용될 수 있기를 바랐다.

경계 넘기boundary crossings는 환자가 받는 치료에 중대한 영향을 미칠 수 있다. 환자 인수인계 과정에는 오류가 발생할 가능성이 있고, 이를 잘 관리하지 못하면 환자와 가족, 그리고 의료기관에 문제가 발생하고 환자의 치료 중단이나 지연으로 이어질 수 있다(1). 따라서 최근 몇 년 동안에 이루어진 수많은 서비스 개선 시도들이 서비스 접점service interfaces을 효과적으로 탐색하는 데 초점을 두고 있는 것도 당연한 현상이다(2-4). 의료 시스템은 다양한 종류의 접점들로 이루어진 복잡한 네트워크이며, 특정 경계 교차점에서의 치료이관을 가장 효과적으로 관리하는 방법은 그 자체로 타당한 연구 주제가 될 수 있다. 이 장의 목적은 특정 접점에 관해 상세히 분석하는 것이 아니라 병원 간호사들이 치료이관에 일상적으로 기여하고 있는 바에 관해 폭넓게 설명함으로써 간호사 업무의 이 측면에 관한 이해를 높이는 것이다. 파크랜드에서는 모든 의료진이 어떤 식으로든 접점 관리, 특히 전문직 간 경계inter-professional boundaries와 관련된 접점 관리에 기여하고 있었다. 하지만 이 기능을 전반적으로 책임지는 사람은 주로 간호사들이었다. 간호사들은 치료가 이루어지는 현장에 있고 서비스 제공에 일상적으로 기여하고 있기(2, 3장 참조) 때문이다. 치료이관 관리는 병동 및 단위 간호사들의 업무 부담에서 중요한 부분을 차지하고 있었는데, 앞서 살펴본 바와 같이 파크랜드에서는 여러 종류의 전문가들이 치료이관 과정에서 환자의 표준진료지침 조정을 전담하고 있었다.

서비스 접점을 탐색하기 위해서는 4장에서 설명한 것과 같은 조직화 업무가 일정 정도 필요했다. 여기에는 병상 매칭, 정보의 축적과 종합 및 번역, 업무의 시작과 정렬 및 통합, 관련된 물리적 인공물들의 집합체 조립 등이 포함된다. 여기서는 이러한 관찰을 반복하지는 않을 것이다. 이 장에서는 더 넓은 조직화 과정과 얽혀 있으면서도 치료이관에 한정된, 간호사가 하는 조직화 업무의 또 다른 주요 구성 요소인 '환자 파싱parsing patients('parsing'은 원래 문장이나 텍스트를 구성하는 요소들을 분석하고 구조를 파악하는 과정인 '구문 분석'을 의미하며, 여기서는 환자의 신체적·정신적 상태, 의료 기록, 치료 계획 등을 분석하고 이해하는 과정을 의미하는 용어로 사용됨 — 옮긴이 주)'에 관해 살펴보고자 한다.

치료이관에 대해 다시 생각하기

환자가 2차 의료에서 효과적으로 퇴원하는 것은 마치 릴레이 경주에서 주자가 다음 주자에게 배턴을 매끄럽게 넘겨주는 흐름과 비교될 수 있다. 릴레이 경주에서 배턴을 공중에 그냥 던져 다음 사람이 잡아채기를 바랄 수는 없다. 다음 사람이 확실하게 붙잡을 때까지 배턴을 단단히 쥐고 있어야 한다(5).

전문직 및 전문직 정책에 관한 문헌에 따르면, 부서 및 조직의 접점에서 경계 넘기는 일반적으로 환자 치료에 대한 책임이 한 서비스에서 다른 서비스로 넘어가는 과정이다. 이 과정은 역할의 명확성과 정확한 정보 교환에 따라 성공 여부가 달라진다. 위 인용문을 발췌한 매뉴얼의 제목 '배턴 넘기기 Passing the Baton'(5)도 이런 가정을 암시한다. 위 매뉴얼은 의료진을 위한 실용적인 안내서인데, '완벽한 치료이관 seamless transfer of care'을 묘사하고 서비스 접점에서의 협상, 이 경우 병원 퇴원에 대한 간호사의 책임을 강조하기 위해 배턴 넘기기라는 은유가 사용되었다. 부서 및 조직의 접점을 탐색하는 간호사들의 업무를 이해하려면 먼저 이러한 기존 통념을 재고해 보아야 한다. 이 글에서는 경계를 넘나드는 과정에 명확한 업무 분담과 신뢰할 수 있는 지식 관리 시스템 그 이상이 필요하며, 환자 정체성에 대한 '파싱'도 필요함을 보여주고자 한다. 여기서 '파싱'은 컴퓨터 프로그램의 코스 코드course code를 기계어 코드machine code로 변환하기 전에 분석하는 과정을 나타내는 컴퓨터 과학 용어와 유사한 의미로 사용된다. 의료 분야에서 서비스 경계를 넘기 위해 접점을 탐색할 때도 유사한 과정이 일어난다. 환자를 한 서비스의 '작업' 대상에서 다른 서비스의 '작업' 대상으로 변환시켜야 하고, 이를 위해서는 환자 정체성을 파악하고 재구성해야 한다. 사람을 이런 식으로, '작업' 대상으로 생각하는 것이 불편할 수도 있는데 이는 의료진이 환자를 대하는 방식이 이렇다는 말이 아니다. 이 용어는 중요한 접점에서 서비스를 통합하는 데 필요한 행동을 더 정확하게 설명할 수 있도록 해준다. 파크랜드에서 이러한 '작업'의 대부분을 간호사들이 책임지고 있었다.

이전 장에서 논했던 것처럼, 환자는 이미 완성된 '작업' 대상으로 의료 시스템에 들어오는 것이 아니다. 간호사들은 환자가 서비스에 진입할 때 중요한 역할을 한다. 다양한 정보, 증상 및 징후를 종합하여 질병이나 부상이 있는 사람을 환자로 변환시키고, 관련 활동시스템을 가동하여 조직에서의 정체성organisational identity을 구성한다. 그러나 이러한 정체성은 잠깐만 유지된다. 관련 행위자들의 네트워크가 동원되고, 개인 및 조직의 이해관계가 서로 스며들면서, 궤적은 분산되고 거의 독립적으로 제각각 진행된다. 이 과정에서 나타나는 환자의 다양한 버전들은 간호사와 의료진들과의 지속적인 상호작용 및 다학제 팀 회의 같은 공식적인 조정 이벤트를 통해 잠시 안정되면서 결집한다. 그러나 대다수 시간 동안 환자의 치료궤적은 이질적인 요소들로 이루어진 무정형의 네트워크이다. 그러나 한 부서에서 다른 부서로 환자를 이송하는 결정이 이루어지면, 더 명확한 정체성이 요구되고 이를 위해 파싱 작업이 필요하다.

환자를 보내는 부서에서 볼 때, 치료이관은 환자의 치료궤적과 그 경과를 결정적으로 마무리하는 순간이다. 즉, 치료궤적과 경과를 공식적으로 통합하고 변형시켜야 한다. 이는 항상 과거 지향적인 구성retrospective construction이다. '행위자들은 모두 환자가 지금까지 거쳐 온 전체 과정을 되돌아보고 검토한다(6).' 그리고 이미 지나간 행동들을 검토하면서 치료궤적의 감각과 의미를 완성한다(7). 그러나 이러한 변형에는 또 다른 차원이 있다. 기존의 서비스 제공자들이 종결하는 업무 외에도, 치료이관은 환자를 새로운 서비스의 작업 대상으로 재조립할 필요성을 제기하고 그에 따라 정체성을 (재)구성해야 한다. 따라서 환자 이동은 이중의 번역 과정을 포함하며, 과거지향적-미래지향적 성향retrospective-prospective orientation을 지니고 있다. 간호사들은 경계 넘기를 위해 환자의 정체성을 구성하면서 환자가 지나온 경과를 되짚어 보고, 이를 앞으로의 여정을 예측하는 형태로 번역할 필요가 있다. 접점 관리라는 목적을 달성하려면 일상적 치료궤적 관리에서는 비교적 미미한 역할을 했던 문서들이 중요한 행위자로 기능한다. 문서들은 의료 시스템의 다양한 부분들 간의 관계를 매개하는 역할을 했는데, 이는 간호사들에게 부담이 되는 방대한 양의 서류 작업을 통해 만들어졌다.

  치료이관은 매우 다양한 형태로 이루어지는데, 이러한 다양성은 임상적 요소와 조직적 요소가 복합적으로 작용하여 발생한다. 특히, 환자가 갖고 있는 요구의 복잡성과 어려움 정도도 매우 복잡하고 다양하여 이 과정의 변동성을 더욱 증가시킨다. 중증질환으로 생명 유지 장치를 달고 있는 어린이를 수술실에서 중환자실로 이송하는 경우와 노약자를 재활병동에서 요양원으로 이송하는 경우의 문제는 매우 다르다. 더욱이, 스트라우스(6)가 인정했듯이, 서비스 접점을 거쳐 환자의 치료궤적을 진행하는 것은 협력하는 하부 단위들의 관계와 서로의 업무 프로세스를 이해하는 정도에 따라서도 영향을 받는다.

작업이 순조롭게 진행되는지 갈등이 있는지는 […] 무엇보다 서로 다른 사회세계social world(사람들이 공통된 상징, 조직, 활동을 통해 연결되는 공간을 의미 — 옮긴이 주) 각각의 특징적인 작업 노선이 조화롭게 섞이느냐 아니면 큰 긴장과 불화 속에서 섞이느냐에 달려 있다. 효율적으로 공동 또는 집단 과업을 완수하고자 협상할 때 노동자들의 사회세계관social world perspective(사회학에서 특정한 사회적 맥락 속에서 사람들이 어떻게 상호작용하고 의미를 부여하는지 이해하는 데 초점을 맞춘 이론적 관점 — 옮긴이 주)과 활동의 차이가 클수록 협상은 명시적이어야 한다. 만약 노동자들이 이전에 함께 일했고 지금 함께 일하는 데 익숙하다면, 협상 작업은 이미 이전에 완료되었을 것이다. 그래서 새로운 우발적 사태가 발생할 때만 다시 협상 작업이 필요하다고 인식하게 될 것이다(6).

이러한 고려 사항들 모두가 경계 넘기의 과제와 이를 지원하기 위한 대책, 그리고 간호사의 업무에 영향을 미친다.

치료궤적 안정화와 환자 재구성

서로 다른 서비스의 경계를 넘는 치료이관에는 서로 다른 작업이 수반되며 접점 양쪽의 간호사에게 부과되는 요구도 다르다. 이 풍부한 다양성을 단 하나의 장에서 제대로 표현하는 것은 불가능하다. 내게는 이 목적에 필요한 데이터가 부족하며 이 연구는 이러한 분석을 수행하도록 설계되지도 않았다(나는 보건 재단이 지원하는 개선 과학Improvement Science 펠로우십의 지원을 받아 연구를 수행하고 이 책을 집필했다 — 지은이 주). 나는 간호 기능의 다양한 요소를 드러내고, 관련된 몇 가지 과제를 강조하기 위해, 조직 전반의 환자 흐름에 중요한 영향을 미치는 의료 서비스 접점의 주요 예시를 선정했다. 이 책의 다른 부분과 마찬가지로, 각 예시에서 환자 파싱 작업을 설명하기 위해서는 이를 촉발한 시스템의 기능을 함께 고려해야 한다.

우리가 살펴볼 첫 번째 예시는 외과단기입원실과 수술실의 접점이다. 외과단기입원실은 현대 의료 환경에서 흔히 볼 수 있는 특징이다. 파크랜드에서 그 병동은 병원의 다른 부서에서 수용하지 못하는 환자를 받는 용도로 사용되지만, 그렇지 않은 평상시에는 정교하게 조정된 기계처럼 정해진 대로 운영되었다.

외과단기입원실은 예측이 가능한 회복 경로와 합리적 프로세스를 기반으로 운영되며, 이를 통해 많은 일상적인 환자들을 돌보기 위해 설계되었다. 다른 많은 정규 수술실과 마찬가지로 여기에서는 전문간호사들이 환자가 입원하기 전에 필수적인 수술 전 검사와 환자 평가를 수행했다. 이는 수술을 결정한 외래진료 당일에 진행되는 경우가 많았다. 따라서 환자가 수술 당일 오전이나 오후에 병동에 도착했을 때, 그들의 정체성을 수술 팀의 작업 대상으로 변환하는 작업의 대부분은 이미 이루어진 상태이다. 병동에서 수술실로의 치료이관은 코디네이터가 '차트 정리'라고 부르는 과정을 확인하고 마무리하는 것을 포함한다.

간호사들이 수술 환자 명단을 관리하는 일에 대해 코디네이터에게 물었다. 코디네이터는 그들이 접수 데스크에서 환자를 데려와 침대에 안내하고 수술 가운 착용 방법을 설명한 다음 '차트 정리'를 한다고 말했다. '차트 정리'에는 서명된 동의서, TTH(퇴원 후 복용약) 신청서, 필요시 (수술실에서 외과의사가 서명한) 휴직 증명서, 수술실 체크리스트, 가족 정보와 전화번호, 주치의 정보, 알레르기 등 건강 관련 정보 확인이 포함된다. 그런 다음 '환자 관찰 기록'(활력징후 기록하기) 모든 게 제대로 진행되었음을 확인하면, 간호사들은 그 정보들을 '시어터 맨Theatre Man'(IT 시스템의 명칭)에 입력하여 수술실에 환자 준비가 완료되었음을 알린다.

이때 '차트 정리'는 서로 긴밀하게 얽혀 있는 여러 작업으로 구성된다. 이 과정은 수술실 직원의 업무를 쉽게 하고, 치료궤적을 명료하게 하도록 설계된 인공물들을 조립하는 활동을 포함한다. 예를 들어 수술 후 환자가 집으로 가져갈 약을 처방하고 환자가 요청하면 의사가 서명해야 하는 휴직 증명서 등이 그것이다. 그러나 또한 여기에는 수술실의 업무 목적에 맞게 환자정체성을 구성하는 데 필요한 관련 문서를 모두 완성하는 작업도 포함된다. 이 문서들은 수술실의 업무를 반영하여 환자를 매우 선별적으로 표현한다. 따라서 약물 알레르기, 마지막 식사 시간, 체중, 치아 캡이나 크라운 여부 등에 대해 아는 것이 중요하다. 반면에, 환자의 고유한 사회적 상황, 이동 능력, 취미, 지역사회 지지 네트워크, 식이 선호도나 개인을 구성하고 치료 요구의 다른 측면에 관련이 있을 수 있는 다른 모든 세부 사항에 관한 정보는 이 문서에 포함되지 않는다. 이러한 환자정체성 정보는 수술실 직원의 업무와 관련이 없기 때문이다. 더욱이 환자의 수술 적합성을 평가하기 위해 마취전평가간호사들이 외래진료실에서 수행한 철저한 준비 작업을 통해 이미 관련 정보를 확보하고 있었다. 따라서 이 접점에서 이미 상당한 노력을 들여 개인들을 수술 팀의 요구 사항에 부합하도록 점진적으로 형성해 왔다.

외과단기입원실 간호사들이 수술 당일에 환자를 파싱하기 위해서는 수술실에 함께 보낼 서류들이 제대로 작성되었는지 확인해야 한다. 이 기능을 수행할 때, 그들은 필요한 정보를 상세하게 정리한 체크리스트를 참고했다.

일단 모든 서류 작업을 완료하면 병동 간호사는 전산으로 수술실에 알

렸고, 수술실 직원들은 병동 간호사들과 거의 또는 전혀 상호작용하지 않고 환자를 받았다. 이때 부서 간 접점을 중재하는 번역기 기능을 하면서 많은 양의 정보를 빠뜨리지 않고 효과적으로 처리할 수 있게 해주는 체크리스트를 통해 경계 넘기가 이루어지고 안전하게 수술이 진행될 수 있다. 이 과정은 기술적으로 매개된 환자 이동으로 볼 수 있는데, 이는 입원 전에 환자의 수술 적합성을 평가하고 수술 당일에 환자 흐름을 지원하기 위해 세심하게 설계된 문서를 작성하는 사전 작업 덕분에 가능했다. 이것은 행위자네트워크이론에서 말하는 블랙박스화 black-boxing의 한 예로, 기술이 당연한 것으로 받아들여지고, 그것을 구성하는 복잡한 사회-물질적 관계가 보이지 않게 되는 것이다. 그러나 많은 의료 접점은 이런 방식으로 관리할 수 없으며, 성공적인 경계 넘기는 좀 더 복잡한 조건에 의존한다. 회복실에서 외과 병동으로의 환자 이동이 좋은 사례이다.

수술실은 값비싼 조직 자원이므로 급성기 치료 분야에서는 수술실을 효율적으로 사용하는 데 우선순위를 둔다. 수술을 받은 모든 환자는 마취 후 회복 과정을 거쳐야만 병동으로 이동할 수 있다. 회복실에 빈 병상이 없으면 환자는 수술실에 남아 있어야 하므로 수술 일정이 지연되거나 이미 입원한 환자의 수술이 취소될 수도 있다. 만약 환자 상태가 안정되지 않은 채 회복실을 떠나면 환자의 안전이 위험에 처하게 되며, 병동 간호사들이 불안정하거나 위험에 처한 환자를 관리하는 데 몰두하기 때문에 다른 환자의 안전도 위협받을 수 있다. 이전의 예시와 같이, 이 접점도 인계용 체크리스트를 중심에 둔 복잡한 인공물들의 집합체가 매개했다. 체크리스트는 번역 도구로 활용되어 회복실 간호사에게 환자가 병동으로 이동할 준비가 되었음을 입증하도록 만든다. 이 과정에 포함된 과거지향적-미래지향적 번역은 다음 발췌문에 분명하게 드러난다. 회복실 간호사는 일대일로 환자를 담당하며, 환자가 회복실에 있는 동안 환자의 활력징후를 계속 모니터했다. 환자를 면밀히 관찰한 후, 회복실 간호사는 환자가 생리적으로 안정되어 병동으로 이동할 수 있다고 판단했다. 내가 환자 곁에 있는 간호사에게 다가갔을 때 간호사는 환자를 병동으로 돌려보내기 위한 서류 작업을 하고 있었다.

간호사 스테이션 바로 맞은편 공간에서 간호사가 환자를 돌보고 있다. 간호사는 서류 작업을 마무리하고 있었고 내가 가까이 가자 환자를 병동으로 보내기 전에 '임상관찰기록지를 업데이트하는 중'이라고 했다. 간호사는 아직 하드 카피hard copy로 기록하지 않은, 15분 간격으로 관찰한 일련의 많은 임상 지표를 마무리하면서, '동맥압기록지'를 작성하고 있었다. 이 문서 작성을 끝낸 후에는 활력징후 기록지(혈압, 체온, 맥박)로 옮겨간다. 여기서도 간호사는 양식을 작성하는 동일한 과정을 거치는데, 이번에는 모니터의 정보를 이용하여 정보를 업데이트한다. 간호사는 모니터에는 5분마다 혈압이 기록되어 있지만 관찰 차트에는 15분마다 기록한다고 설명했다. 모니터는 환자가 회복실에 있는 동안의 모든 활력징후에 대한 기록을 제공할 수 있다(이 정보는 환자가 병동으로 돌아갈 때 삭제된다). 간호사는 이 작업을 완료한 후 '회복실 퇴실 기준' 체크리스트의 모든 항목에 체크 표시한다. 이 체크리스트 항목에는 기도 유지, 산소포화도, 호흡수, 심혈관계 관찰, 체온, 수술 배액, 상처 부위, 통증, 소변 배설량, 신경학적 상태, 메스꺼움 및 구토 등이 포함된다.

이 예시에서 간호사는 환자정체성에 대해 과거지향적 결정화crystallisation와 미래지향적 번역을 수행한다. 이 과정은 회복을 나타내는 생리적 지표 중심으로 정의되고, 인계용 체크리스트 및 관련 관찰 차트에 의해 공식적으로 매개되었다. 이 문서 작업을 통해 간호사는 수많은 생리학적 관찰을 종합하여 환자의 이송 적합성을 결정한다. 또한 간호사는 환자의 회복 관련 지표들을 문서화함으로써 자기 행동을 설명하고 회복실 퇴원 기준을 충족하여 환자가 회복실을 떠날 준비가 되었음을 입증할 수 있다. 이 과정을 통해 환자는 마취에서 회복 중인 환자에서 병동으로 이송하기에 적합한 환자로 변형된다. 그런 다음 간호사는 수집된 정보와 완성된 인계용 체크리스트와 함께 환자를 병동으로 안내한다.

회복실간호사가 환자에게 이제 병동으로 돌아왔다고 말하고 있다. 병동간호사 1이 체온을 확인하고 모니터의 관찰 내용을 병동간호사 2에게 읽어준다. 병동간호사 2는 이것을 관찰기록지에 적는다. 회복실 간호사는 병동간호사 1에게 환자가 자가통증조절기(PCA)를 가지고 있고 그것이 고용량이라는 사실을 알려준다. 회복실 간호사는 그 간호사에게 통증팀이 와서 환자를 볼 것이라고 알려준다.

회복실간호사: "환자가 자꾸 버튼을 누르고 있어요. 불이 켜질 때까지 기다려야 한다는 걸 알지만 잘 안 보이거든요. 혈액(수혈)은 5시 10분쯤 다 들어갈 예정이에요."

병동간호사 1이 시계를 본다. 지금은 4시 30분이다.

회복실간호사: "2~3시간 동안 (혈액) 한 단위가 더 들어가야 해요. 마취과 의사가 실수로 (혈액) 처방을 하나 더 했어요." (두 간호사 모두 차트를 보고 있다.) 마취과 의사의 서명이 맞아요. 거기에 적힌 것과 똑같아요. 제가 오류라고 기록했어요."

회복실간호사가 간호사 1에게 '환자의 상처 부위를 함께 확인할 것인지' 묻는다. 간호사 1은 그러자고 대답하고 환자 침대 주위에 커튼을 친다. 나는 병동 복도로 물러난다.

환자를 침대에 옮긴 후 회복실간호사가 간호사 1에게 인계를 받겠냐고 묻는다. 그들은 간호사 스테이션으로 걸어간다. 회복실간호사는 간호사 1에게 환자를 알고 있는지 묻는다. 간호사 1은 모른다고 답한다. 회복실간호사는 환자가 회복실에 있을 때 다소 까다로웠으며 처음에는 마취제 영향 때문이라고 생각했다고 설명했다. 하지만, 회복실간호사는 이전에도 이 환자를 간호한 적이 있는데, 그때도 마찬가지로 까다로웠다고 회상했다. 회복실간호사는 환자의 특이한 이름을 잘못 발음할 때 환자가 짜증을 내는 것 같다고 말한다. 그리고 환자가 간호사이고 자신의 치료에 개입하기를 원한다고 덧붙인다. 이러한 얘기를 마친 후 회복실간호사는 좀 더 공식적으로 인계를 진행한다.

회복실간호사: "우측 대퇴-슬와동맥우회술을 했고, 정기적인 혈관 관찰을 하고 필요에 따라 진통제를 투여했어요."

회복실간호사는 수술실에서 투여된 약물에 관해 이야기하며 환자가 PCA를 사용하고 있다고 설명한다.

회복실간호사: "환자에게 모르핀을 1회 투여량으로 두어 번 투여했는데 잠이 들었다가 통증 때문에 다시 깨어났어요. 그래서 자가조절진통제(PCA)를 연결했어요. 수술실에서 혈압을 유지하기 위해 하트만 용액을 주입했는데, 지금은 PCA와 함께 조금씩 투여 중이에요. 메스꺼움 치료제는 투여하지 않았고 환자 상태는 안정되어 있어요. 동맥관은 제거했어요. 회색 정맥관으로 수혈하고 있고 분홍색 정맥관에는 PCA가 연결되어 있어요."

병동간호사 1: "그래서 수액이 PCA로 들어가고 있나요?"

회복실간호사: "네, 천천히 8시간마다 들어가고 있어요. 마지막 BM(Blood Sugar Monitoring의 약어. 혈당 수치 — 옮긴이 주)은 4.2였고 산소 3리터를 투여하고 있어요. 체온은 꽤 낮은 편이지만(35.4), 계속 이 정도를 유지하고 있고요. 자기가 가져온 약을 먹고 있어요. 인슐린 슬라이딩 스케일

insulin sliding scales을 거부했대요. 약물을 자신이 직접 관리하고 싶다고 했어요, 오늘 아침에 […] 단위를 투여했다고 하는데, 어리석은 일이죠."
병동간호사 1: "환자가 제대로 알아야 할 텐데요."
그다음에 두 간호사는 환자가 혈압을 낮추는 약물을 복용했으며 수술 중에도 혈압이 낮았다는 사실을 이야기한다. 두 간호사는 환자의 병력을 고려했을 때 이런 행동이 무모했다고 이야기하며 놀라움을 표한다. 회복실간호사는 병동간호사 1에게 환자 인계를 확인하는 서류에 서명해 달라고 요청한다. 병동간호사 1이 서명한다.

이 예시에서 인계는 여러 부분으로 나뉘어 진행된다. 가장 중요한 부분은 환자의 수술, 회복실에서의 치료, 그리고 향후 관리에 대한 정보를 공식적으로 전달하는 것이며, 의례적 형식을 갖고 있다. 이 과정은 인계 체크리스트에 열거된 대부분의 항목과 의무기록에 기록된 문제를 다루지만, 더 넓은 맥락과 해석적인 정보까지 포함한다. 예를 들어, 간호사는 환자에게 자가조절진통제를 처방하게 된 과정을 설명하고('모르핀 주사를 두 번 투여했는데, 잠들었다가 통증 때문에 다시 깨어났어요'), 환자에게 하트만 용액을 정맥 주입한 이유도 설명한다(수술실에서 혈압을 유지하려고 하트만 용액을 주입했고, 지금은 PCA와 함께 조금씩 점적 중이다). 이러한 공식적인 인계는 환자의 행동과 회복실간호사가 환자를 돌보면서 겪었던 어려움을 담고 있다. 그리고 환자가 인슐린 관리에 대한 의학적 조언을 따르지 않는 것에 관한 평가적 논의도 함께 포함하고 있다. 이는 간호사의 작업이 듣는 사람의 필요에 따라 치료궤적 서술을 조정하고 있음을 잘 보여주는 예시이다. 여기에는 인계받는 간호사의 업무 목적에 관련된 정보(예: 환자의 성격이 급하다는 것)를 포함하고 있는데, 이는 환자의 의무기록에서 찾기 어려운 내용이다. 이 발췌문에서 회복실간호사가 병동간호사에게 환자의 처방지 해석에 필요한 상황적 정보도 제공한다는 점이 흥미롭다. 즉, 회복실간호사는 혈액 한 단위가 실수로 처방되었음을 설명한다.

이관 과정을 매개하는 데 인공물이 중요한 역할을 하지만 이 예시에서는 안전한 인계를 보장하기 위해 요구되는 번역을 수행하는 인간 매개자 human mediator도 필요하다. 간호사는 다른 사람의 관점을 이해하고 고려하는 작업을 하는데(2장 참조), 이 경우 회복실 간호사는 공식적인 서면 기록을 해석하는 데 필요한 중요한 배경 정보를 제공한다. 이 정보는 병동간호사의 업무에 필수적이며, 결국 이 환자의 전체적인 치료궤적 내러티브에 통합되게 된다. 의료 분야의 많은 인공물들은 '지정된 경계 객체designated boundary objects'(8)로 이해될 수 있는데, 이는 경계를 넘나드는 데 유용하다고 인식되거나 실제로 이를 위해 개발된 객체이다. 그러나 이러한 인공물은 다양한 현장 실무에 의미 있게 통합되면서 공동 실무의 맥락에서 공통된 정체성을 획득할 때만 '사용 중인 경계 객체boundary objects-in-use'가 된다(8). 여기서 회복실간호사는 병동간호사가 서식을 해석하는 데 필요한 배경 정보를 제공함으로써 문서의 경계 연결 기능을 활성화하는 경계 연결 역할boundary spanning role을 수행하게 된다.

지금까지 살펴본 두 가지 예시에서는 환자를 보내는 부서의 간호사들이 환자를 파싱하는 작업에 초점을 맞추었다. 그러나 환자를 받는 서비스의 간호사들 역시 환자를 현지 업무 조직으로 데려오는 역할을 한다. 치료의 이관은 필요한 과거지향적-미래지향적 번역의 균형과 그것을 각 병동이나 부서 간호사들 사이에 어떻게 분배하는가에 따라 달라졌다. 따라서 외과단기입원실에서 수술실로 치료를 이관하는 예시에서는 인계받는 부서의 부담이 아주 적었고, 외과단기입원실 간호사들에게 수술을 위해 사전에 환자를 구성해야 하는 책임이 있었다. 그러나 다른 유형의 경계 넘기, 일반적으로 병원 내 병동 간의 경계 넘기에서는 환자를 받는 부서가 환자를 자신들의 업무 조직으로 데려올 의무가 있었다. 원칙적으로, 환자를 보내는 부서가 이송 전에 환자의 치료궤적을 결정화$^{trajectory\ crystallization}$할 책임이 있었지만, 이를 중재하는 공식적인 문서는 없었다. 이러한 경우의 인계는 주로 구두로 이루어졌으며(대면 또는 전화), 현재 유통되는 치료궤적 내러티브에 의존했다(2장 참조). 치료이관이 이루어졌음을 나타내는 것 외에 공식적인 문서화 절차는 없었다. 이후 병동간호사들은 인계받는 부서의 업무 조직으로 환자를 데려오는 인공물 조합을 완성하는 책임을 졌다. 다음 예시는 외과병동에서 관찰한 것이며, 외과환자평가실로부터의 치료이관과 관련이 있다.

간호사 1은 외과환자평가실에서 새로운 입원 환자를 받았다. 필요한 정보가 모두 있는지 확인하기 위해 환자의 기록을 살펴보고 있다. 간호사는 기존의 환자 기록을 병동입원 차트에 추가하고, 환자 기본 정보$^{face-sheet\ data}$와 몇 가지 세부 사항을 이 양식으로 옮긴다.

교대근무 후반부에 나는 간호사가 이 환자를 위한 표준 수술 후 치료 계획을 완성하는 것을 관찰했다. 아마도 외과환자평가실에서 수술 후 치료 계획이 함께 오지 않았던 것 같다. 간호사는 날짜를 추가하고, 치료 계획의 일부 항목에는 서명하고, 다른 항목은 취소하고 있었다. 또한 환자 기록에 낙상 위험도 평가지, Pat-e-Bac 평가(Patient Evaluation of Back의 약자. 환자를 들어 올리고, 옮기고, 앉히는 등 과정에 관련된 낙상 및 부상의 위험을 평가─옮긴이 주), 대변 기록지, 일일 관찰 기록지를 추가했다. 간호사는 책상 위에서 VIPS(정맥염 평가지, 말초정맥관에 의한 감염을 줄이기 위해 정맥주입 부위를 정기적으로 살펴보도록 설계된 질 관리 도구) 양식을 발견하고 **"하나 가져갈게요"**라고 말한다.

간호사 2: "제가 꺼내 놓은 걸 가져가는 거예요?"

간호사 1: "거기 있는 걸 보고는 '하나 가져와야지' 생각했는데, 하나 넣어두는 걸 깜빡했네요."

간호사 2: "제게 여분이 있어서 다행이에요!"

병동 수준에서 이러한 시나리오가 자주 반복되었는데, 간호사들이 환자를 다른 부서의 업무 대상으로 파악하고 재구성하는 데 사용되는 자료를 조립하기 때문이다. 3장에서 살펴보았듯이, 이는 간호사들이 치료궤적을 구성하는 다양한 활동 라인들을 할당하고 조율하기 위해 간접적으로 사용하는 메커니즘 중 하나이다. 인공물들이 이 기능을 얼마나 성공적으로 달성했는지는 의문의 여지가 있다. 그러나 이것들은 환자를 구성하는 자료이며(9-10), 치료의 타당성을 설명하고 치료의 질을 입증하기 위해서는 반드시 제자리에 있어야 한다. 그리고 이는 시간이 많이 드는 작업이었다. 여러 병동에는 새로운 환자를 입원시키는 데 사용하는 인공물 패키지(각종 기록 양식 — 옮긴이 주)가 미리 준비되어 있었다. 여기에는 모든 필수 체크리스트와 위험 평가 양식들이 포함되어 있었다. 덕분에 각 사례에 필요한 자료를 처음부터 다시 결정할 필요는 없었지만, 여전히 개인의 요구에 맞게 이러한 자료를 조정하는 노력은 필요했다.

병동 간호사들은 또한 퇴원 계획을 수립하기 위해 환자를 파싱하는 데도 많은 작업을 수행했다. 이는 병원 내부에서의 치료이관과는 달리 더 공식화된 절차를 수반했다. 우리가 살펴보았듯이, 겉으로는 매우 합리적이고 팀워크를 중시하는 것처럼 보이지만 의료 업무는 느슨하게 연결되어 있으며, 대부분의 시간 동안 치료궤적은 대체로 형태가 없는 현상이다. 간호사들은 지식 생성과 치료궤적 명료화 작업을 통해 네트워크 행위자들이 환자 치료를 진행하기 위해 정렬될 수 있도록 번역을 수행한다. 이러한 배열은 본질적으로 원심력을 갖고 있어 행위자들이 서로 다른 방향으로 움직이는 경향이 있다. 그러함에도 불구하고 요구가 다양하고 불확실한 상황에서 의료 업무를 유연하게 조직하고 일상적인 의료 제공에 필요한 지식과 정보 흐름을 지원하기 위해 의무기록의 한계를 극복하려면 이러한 배열이 필수적이다. 하지만 이는 부서 간 및 조직 간의 접점을 넘어 치료를 탐색해야 할 때는 마무리하는 데 상당한 어려움을 제기한다. 수술 후 회복실에서 외과 병동으로 치료이관을 하는 예시에서, 치료궤적은 상대적으로 짧으며, 관련 세부 사항은 수술 직전과 수술 직후의 기간에 관련된 것으로 국한되고, 이 중 상당수는 인계 체크리스트에 사전에 명시되어 있다. 반면 환자가 병동에서 퇴원할 때 치료궤적의 세부 사항은 훨씬 광범위하며, 환자의 향후 치료 여정에 대한 관련성도 명확하게 정의되지 않는다.

다음 단락에서는 병원에서 지역사회 간호 서비스로의 치료이관이라는 비교적 간단한 예시를 살펴본다. 파크랜드에서 이 과정은 전원 편지transfer letter를 매개로 이루어졌다. 이 편지는 주제별 항목에 자유 텍스트 입력을 허용하는, 비교적 비구조화된 문서로서 다양한 환자와 목적에 맞게 적용될 수 있다. 병동, 회복실, 수술실 간의 접점을 매개하는 체크리스트 작성 작업과 비교할 때, 지역사회 간호로의 의뢰 문서를 작성하는 것은 간호사들에게 정보 포함 여부에 대한 더 많은 판단을 요구했다. 간호사들은 지역사회 간호서비스의 관점을 가정하고 환자의 치료를 성공적으로 이어받을 수 있도록 그들의 정보 요구를 예측해야 했다. 지역사회 간호서비스와의 접점 관찰 결과, 일부 2차 의료기관 간호사들이 때때로 이를 수행하는 데 어려움을 겪는 것으로 나타났다. 대면 인계로 쉽게 이루어질 수 있는 병원 내부에서의 치료이관과는 달리, 지역사회 서비스의 경우에는 그렇지 않았으며, 퇴원 편지discharge letter는 이러한 목적을 자체적으로 충족하기 위한 것이었다. 그러나 항상 성공적이지는 않았다. 지역사회 간호사들을 따라다니며 관찰하는 동안, 나는 그들이 특정 환자 사례의 세부 사항을 명확히 하기 위해 병동 직원에게 연락해야 하는 경우를 여러 번 목격했다. 그들과의 대화를 통해 이러한 일이 드물지 않다는 것을 확인했다. 특히 전문적인 처치 및 테크놀로지와 관련이 있는 경우가 많았는데, 이는 2차 의료 전문가들에게는 일상적인 업무이지만, 지역사회 서비스에는 익숙하지 않았다.

지역사회 간호서비스로의 치료이관은 상처 관리와 같은 한정된 문제를 중심으로 간호사 대 간호사 인계로 이루어졌다. 경계 넘기의 어려움은 책임이 분산될수록, 전문직 경계를 넘어야 할 때, 경계 양쪽의 부서들이 서로 잘 알지 못할수록 더욱 커진다. 지역사회에서의 의료 및 사회적 돌봄은 민간 간병인, 지역 당국의 팀들, 요양원 및 노인요양 시설로 이루어진 조각 이불의 일종인 혼합 경제서비스로 제공된다. 앞서 살펴보았듯이 모두 의뢰 기준이 서로 다르며, 그 세부 사항들이 불투명할 때가 많다. 또한 사회과학 연구가 보여주듯 개인의 돌봄 요구는 상황에 따라 다르다. 누군가를 자기 집에서 지내도록 지원하는 데 필요한 준비는 급성기 의료 환경에서는 충분했던 것과 상당히 다르다. 이러한 치료이관은 인계받는 서비스의 요구 사항과 새로운 상황에서 발생하는 환자의 요구 사항에 대해 충분히 파악하지 못하고, 대면 상호작용을 할 기회가 거의 없는 상태에서 이루어져야 한다. 회복실간호사가 환자를 병동으로 데려다주고 계속되는 치료를 담당할 간호사에게 인계하는 반면, 환자를 요양원이나 노인요양 시설로 이송할 때는 이전 치료궤적에 참여하지 않았던 구급차 서비스가 동행하게 된다. 이러한 상황에서 경계 넘기는 문서와 같은 인공물들에 크게 의존하게 된다. 이때 문서가 먼 사회 세계 사이를 이동하려면 상당히 자세한 설명이 필요하고, 이는 문서를 작성하는 원래의 커뮤니티에게 짜증의 원인이 될 수 있다(11). 파크랜드에서는, 사회복지기관의 의견이 필요한 병원에서 지역사회로의 치료이관은 종합평가서 unified assessment form를 통해 매개되었다. 이는 병원 직원들이 거의 보편적으로 싫어하는 방대한 문서였다. 다양한 서비스 제공자들이 이 양식의 각기 다른 영역을 작성하게 되어 있었지만, 간호사들이 이 작업의 가장 많은 부분을 책임졌다.

> 코디네이터: "우리가 하는 모든 일 중 종합평가를 제일 싫어해요. 늙은 회의론자처럼 들릴지 모르겠지만, 간호 분야 의견을 묻기나 했는지 모르겠어요, 이걸 우리가 작성해야 한다면 처음부터 상의했어야죠."

종합평가서의 기본 목적은 환자의 요구 사항에 대한 요약을 표준화된 형식으로 제공하여 2차 의료에서 지역사회 서비스로의 치료이관을 지원하는 것이었다. 앞서 주장했듯이, 모든 치료이관은 환자의 정체성을 파싱하여 환자를 받는 서비스 기관의 업무와 호환되도록 해야 한다. 이전 장에서 살펴보았듯이, 또한 자원 제약이 있는 조건에서 적절한 매칭을 확보하기 위해 환자의 정체성은 서비스의 의뢰 기준을 충족하도록 신중하게 다듬어졌다. 문서화는 환자의 '요구'에 대한 탈맥락화된 개념을 기반으로 이루어졌다. 그래서 병동 간호사들이 환자 정체성을 지역사회 서비스의 업무 목적에 적합한 형태로 제시하는 데 필요한 번역에 대해 거의 방향을 제시하지 않았다.

양식이 적용되는 환자 집단이 다양하고, 이송되는 서비스들이 광범위하며, 많은 병원 퇴원이 이루어진 정치화된 맥락도 고려해야 했으므로 병동 간호사들은 문서를 만족스럽게 작성하는 데 어려움을 겪었다. 그들은 지역사회 치료 환경에 대해 익숙하지 않아 자신들의 업무 프로세스를 지원하는 데 필요한 환자 정보를 이해하지 못했으며, 매칭을 보장하기 위해 환자 정체성을 조작(제4장 참조)하는 데 관련된 기교를 이해하지도 못했다. 따라서 종합평가서가 의료와 사회복지 간의 관계를 매개하는 데 성공적으로 기능하기 위해서는 퇴원연계간호사의 역할이 중요했다. 퇴원연계간호사는 병동간호사들이 이 접점에서 빠른 정보 전달을 위해 필요한 번역을 수행하는 데 도움을 주었다.

선임간호사는 때때로 병동간호사들이 다른 사람들도 자신이 환자에 대해 알고 있는 배경지식에 접근할 수 있어 서면으로 작성된 정보의 의미를 알고 있다고 가정하는 것 같다고 말했다. 그러나 이는 다른 전문가들이 문제를 완전히 이해할 수 있도록 추가로 번역되어야 하는 경우가 많다.

퇴원연계간호사가 기록 세트를 찾아 완성된 종합평가지를 넘긴다. […] 그는 제공된 정보가 불충분하고 더 많은 세부 정보가 필요하다고 불평한다. 한 섹션에는 환자가 요실금과 변실금이라고만 간단히 명시되어 있다. 퇴원연계간호사는 관리 방법에 대한 정보를 포함해야 한다고 말한다. […] 그는 병동에서 필요한 정보를 잘 이해하지 못하는 것이 자신이 겪는 어려움 중 하나라고 말했다. 종합평가지를 검토한 퇴원연계간호사는 환자의 기록에 더 많은 정보가 포함되도록 요구하는 항목을 작성하고, 병동에 연락하여 추가 설명을 원한다면 자신을 호출해 달라고 요청했다.

회복실간호사가 병동 간호사들이 인계 문서를 이해할 수 있도록 필요한 상황 정보를 제공하는 경계 확장 역할을 했던 반면, 대면 상호작용의 기회가 제한된 이 사례에서는 퇴원연계간호사가 유사한 기능을 했다. 이를 통해 문서화가 병원과 지역사회의 접점을 매개하는 번역 장치로서 효과적으로 작동할 수 있다.

지금까지 살펴본 예에서, 치료이관은 시스템 내의 다른 부서에 있는 간호사들에게 각기 다른 요구를 하지만, 공통적으로는 양 당사자들이 모두 이관이 적절하다고 동의하며 참여 부서 간의 업무 분담은 잘 이해되고 있었다. 그러나 이전 장에서 살펴보았듯이, 많은 경우 2차 병원과 지역사회의 접점에서 치료이관은 자원 제약과 재정에 대한 책임 문제로 인해 혼란스러우며, 이러한 상황에서 문서는 감시와 규제 목적으로 사용될 수 있다. 이러한 맥락에서, 환자정체성의 과거지향적-미래지향적 안정화stabilisation는 정치화된 사례 만들기 과정politicised case-making process이 되며, 비용 지불 주체에 관한 투쟁의 장이 되기도 한다. 이러한 상황에서 문서는 경계 협상 인공물boundary negotiating artefacts이 된다(12).

이전 장에서 설명한 사례 만들기에 관련된 작업 외에도 지속적 건강관리 자금 지원을 받을 자격이 있는 것으로 간주되는 환자의 치료이관은 '의사결정 지원 도구Decision Support Tool'를 사용하는 복잡한 추가 평가 과정이 필요했는데, 이 과정에는 환자나 그 가족들이 참여해야 했다. 환자가 (의사결정 지원 도구에 다른 평가) 기준을 충족하면 지속적인 치료 비용은 건강 서비스에서 지원한다. 그렇지 않으면 자산 조사를 거쳐 사회복지 대상으로 간주된다. 최종 결정에는 이의를 제기할 수 없지만 절차에는 이의를 제기할 수 있었다. 따라서 간호사들은 정당한 절차를 보장하고 문서화하는 데 신경을 많이 썼다. 이 작업은 퇴원연계간호사에게 맡겨졌고 확실히 부담이 되었다.

> 퇴원연계간호사: "병동 간호사들은 이 일이 '하루 종일 사무실에 앉아 있는' 편한 일로 생각하지만, 내가 준비한 퇴원 서류들을 보여주면 그 엄청난 양에 놀라죠."

지속적인 건강관리 지원금 신청서를 작성하기 위해 환자정체성을 조작하는 과정에는 환자의 모든 치료 요구 사항에 대한 광범위한 문서화가 필요하며, 이는 환자와 그 가족에게 고통스러울 수 있는 결핍 모델deficit model에 기반을 두었다.

퇴원연계간호사는 환자와 함께 '환자 의사결정 지원 도구'를 작성하는 과정이 환자에게 큰 고통을 줄 수 있다고 말했다. 도구는 환자가 할 수 없는 일에 초점을 맞추기 때문이다. 간호사는 미리 환자를 만나 이 점을 알려주려고 노력한다고 했다. 퇴원연계간호사는 한 환자 사례를 이야기했다. 환자는 면담 중간쯤에 매우 괴로워하며 **"더 이상 진행하고 싶지 않아요. 할 만큼 했어요"**라고 말했다.

퇴원연계간호사: "환자들은 자신에게 일어난 일을 받아들이는 걸 몹시 힘들어해요." 간호사는 환자인 어머니의 '의사결정 지원 도구'를 열람하고 싶어 했던 한 아들의 사례도 얘기해 주었다. 퇴원연계간호사는 그 어머니의 동의를 받아 아들에게 이를 허락했고, 아들에게도 도구의 초점과 내용에 대해 미리 알려주었다. 아들은 돌아와서 **"미리 말씀해 주셔서 다행이었어요. 저는 이 문서에서 어머니를 제대로 알아볼 수 없었거든요."** 나는 그가 평가에 동의하지 않는다는 뜻인지 물었다.

퇴원연계간호사: "아니오. 그는 어머니에게 문제가 있다는 것을 알긴 했지만, 이렇게 글로 기록된 것을 보고 현실감이 들었던 것 같아요."

이 예는 치료이관을 달성하는 간호사 업무의 매우 부담되는 측면을 보여준다. 또한 인수인계 절차에 대한 기존 가정과 관련하여 이 장의 시작 부분의 사례에서 발생한 문제점을 상기시킨다. 또한 환자정체성의 선택적 표현과 관련된 작업뿐 아니라 지원금 수급 자격을 충족할 목적으로 이루어진 조작이 사랑하는 사람에 대한 가족 구성원의 인식과 얼마나 어울리지 않는지를 잘 보여준다.

과제

환자 파싱 업무는 서비스 접점마다 큰 차이가 있으며 어려움 역시 다양하므로 종합적인 결론을 내리기는 어렵다. 하지만 여기 제시된 사례들을 통해 몇 가지 공통적인 문제가 드러난다. 첫째, 제2장에서 언급했듯이 의료에서 투명성과 책임성에 대한 요구가 높아짐에 따라 문서 시스템이 점점 더 복잡해졌다. 환자 치료 및 관리에 대한 정보는 훨씬 더 상세해졌으나 갈수록 여기저기 분산되어 찾고 요약하기가 더 어려워졌다. 서비스 제공이라는 실무 목적을 위해, 의료 제공자들은 간호사들이 유포한 치료궤적 내러티브를 통해 만들어진 실무 지식에 주로 의존했다. 환자의 의무기록은 정보 흐름을 지원하는 데 불충분하고 이는 치료이관에 필요한 치료궤적 결정화, 즉 치료이관에 필요한 중요한 요소들을 명확하게 정의하는 과정에도 문제가 되지만, 많은 경우 대면 상호작용이 가능하지 않기 때문에 치료궤적 내러티브에 의존할 수 없다. 다음 예시에서 간호사는 지역사회 간호사에게 보내는 전원 편지를 작성하기 위해 필요한 정보를 수집하고 있다.

> 간호사가 지역사회 간호사에게 보낼 전원 편지를 작성하기 위해 종합평가지를 살펴보고 있다. 양식의 대부분은 비어 있으며 환자 기본 정보만 기록되어 있다. 간호사는 서둘러 페이지를 넘긴다. 환자 연락처를 기록하려다가 번호 자릿수가 너무 많다는 걸 알아챈다. 컴퓨터에서 확인한

결과 번호가 전혀 다르다는 것을 알고 환자에게 직접 확인하러 간다. 돌아와 환자 기록을 집어 들고 재난사상자카드 casualty card (응급 상황에서 환자 정보를 빠르고 정확하게 기록하고 전달하기 위해 사용하는 카드 — 옮긴이 주)를 자세히 살펴본다. 전원 편지에 더 이상 내용을 추가하지 않고 빠르게 페이지만 넘긴다. 책상 위에서 인수인계 양식을 집어 들고 검토한다. 그리고 인수인계 양식에서 얻은 환자 과거 병력 정보를 전원 편지에 기입한다. 다음으로 퇴원통보서 discharge notification form 를 자세히 살펴보고 추가 정보를 추출하여 전원 편지에 추가한다.

간호사는 이 작업을 하면서 전화를 두 번 받는다. 한 번은 사회복지사의 전화였고, 간호사는 옆에 앉아 노트를 작성하던 동료에게 전화를 넘겨준다. 두 번째는 다른 간호사의 담당 환자에 대해 문의하는 전화였다. 그 간호사는 스테이션에 없었고, 간호사는 그를 찾기 위해 자리를 떠나야 했다. 몇 분 후, 의사 한 명이 병동에 와서 환자를 만나고 싶다고 한다. 간호사는 그를 병상 9개가 있는 구역으로 안내한다. 그는 그 환자의 기록을 요구하고 간호사는 기록 카트 notes trolley 를 가리킨다.

간호사가 간호사 스테이션을 지나가는 부병동장을 보고 물어본다. "팻Pat 의 상처 기억하세요? 벌어졌나요?(수술 절개 부위를 따라 상처가 찢어지는 수술 합병증인 상처열개 wound dehiscence 를 말함 — 지은이 주) 아니면 그냥 열려 있기만 한가요?"
부병동장: "벌어지지는 않았어요. 며칠에 걸쳐 조금씩 열렸고, 점점 더 많이 패킹하고 있어요."

이 전형적인 예는 치료이관을 위한 치료궤적 안정화와 관련된 업무와 일부 과제를 보여준다. 간호사가 의무기록 본문(경과 기록지)에만 의존하지 않고, 다른 요약 문서들 — 완성되지 않은 종합평가지, 입원 시 응급실에서 완료된 재난사상자카드, 퇴원 약을 처방하기 위해 전공의들junior doctors이 작성한 퇴원통보서 — 에서 필요한 정보를 찾으려고 노력하는 것을 알 수 있다. 또한 간호사는 개인적인 치료궤적 내러티브 줄거리 요약본(인수인게 양식), 환자 본인과 동료들을 활용하여 필요한 정보를 조합했다. 이는 시간이 많이 드는 작업이었다.

간호사가 이 기능을 수행하는 동안에 세 번 중단된 것도 사실이다. 이는 드문 일이 아니었다. 간호사는 일반적으로 의무기록에 접근할 수 있는 간호사실이나 병상 옆에서 이관 서류를 작성했고, 이는 방해받기 쉬운 환경이기 때문이다. 예를 들어, 내가 수술 명단을 관리하는 외과병동코디네이터를 관찰할 때, 그는 다른 의료 제공자들이 환자를 볼 수 있게 하느라 자신의 '차트 정리' 작업을 여러 번 중단해야 했다.

> 코디네이터가 환자 1(불임 문제가 있는 젊은 여성)에게 다시 다가가 사전 평가 질문지pre-assessment booklet를 꼼꼼히 살피면서 기입 사항이 모두 완성되었는지 확인한다. [···] 코디네이터가 환자를 돌보고 있을 때 마취과 의사anaesthetist가 도착하여 마취 전 사정pre-anaesthetic assessment을 시행하고자 한다. 마취과 의사가 환자와 이야기하도록 남겨두고 코디네이터는 커튼 뒤에서 서류 작업을 계속 진행한다. 얼마 지나지 않아 외과 의사가 도착한다. 코디네이터는 의사들이 자기 일을 하도록 환자 곁을 떠나기로 한다. 환자를 떠나면서 코디네이터가 내게 말한다. "시작도 못 한다는 게 무슨 말인지 보세요. 그분은 명단에 있는 첫 번째 환자라고요."

연구 당시, 파크랜드 간호사들은 투약 시에 '방해 금지'라는 문구가 적힌 빨간 휘장tabards을 착용했다. 이는 방해를 줄여 투약 오류를 줄이기 위한 중재였다(13). 투약 순회는 환자 안전에 명백히 영향을 주는 매우 눈에 띄는 일이다. 휘장이 방해와 투약 오류를 줄이는 데 효과적이라는 근거는 거의 없지만(14) 현재 목적에 중요한 점은 방해와 관련된 위험을 인식시키는 것이다. 치료이관을 위한 서류 작성은 분명 덜 위험한 작업이지만, 이 작업을 잘못했을 때의 결과가 중요하지 않은 것은 아니다. 퇴원연계간호사들은 다들 인정할 만큼 혼잡한 공간이긴 하지만 상대적으로 조용한 환경에서 이 작업을 수행했다. 반대로 병동간호사들은 시끄럽고 혼란한 임상 환경 속에서 동일한 작업을 수행해야 했다. 이러한 상황은 간호사들이 방해받지 않고 환자 파싱 작업을 할 수 있도록 치료 현장에 별도의 공간을 마련해야 하는지를 생각해 보게 한다.

이와 같이 문서는 치료이관 협상에서 핵심적인 행위자로 기능하며, 여기서 살펴본 몇몇 예에서는 서비스 접점에서 환자를 파싱하는 데 매우 효과적으로 기능했다. 우리는 공식 인수인계 체크리스트가 수술 부서와 병동들의 관계를 중개하여 환자의 정체성이 이관받는 부서의 업무 목적에 맞게 사전 구성되도록 하는 방법을 살펴보았다. 그러나 병동과 부서들units 사이의 치료이관은 이관하는 부서에서 사전 구성할 필요가 거의 없는, 다소 느슨한 배열이었다. 또한 대부분의 인수인계는 대면 또는 전화를 통한 사회적 상호작용을 통해 이루어졌다. 조직 내의 병상에 대한 압박으로 인해 간호사들은 자주 임박한 치료이관에 대해 거의 사전 통지를 받지 못했고, 환자 파싱을 위한 공식 메커니즘이 없어 치료궤적 내러티브를 결정화하는 데 필요한 작업이 이루어지기 전에 환자가 이동할 수도 있었다. 따라서 환자 흐름은 정보의 흐름을 앞질러 나갈 수 있으며, 약간 달리 표현하자면, 환자정체성이 안정화에 도달하기 전에 환자의 몸이 부서에 도착할 수 있다. 다음 사례에서, 외과환자평가실 간호사가 환자를 이송하기 위해 병동에 도착했지만, 그는 환자의 치료 세부 사항에 대한 이해가 부족하다. 그런 다음, 제2장에서 설명한 치료궤적 내러티브의 공동 제작과 유사한 이 과정에서, 간호사들은 함께 작업하여 그 사례를 이해하고 사례의 그림을 구성했다.

외과환자평가실 간호사가 환자를 인계하는 것을 관찰했는데, 사례의 세부 사항에 대한 그의 지식은 매우 불안했다. "[환자 이름], 52, 등의 봉와직염cellulitis과 떨림rigors으로 입원했어요." 그는 일단 말을 멈추고 더 많은 정보를 얻기 위해 기록을 휙휙 넘겨보지만 찾지 못하는 것 같다. "[환자 이름]은 [약 이름]을 복용하고 있어 위장 문제가 있는 것 같아요." 두 간호사 모두 지금 노트를 자세히 살펴보고 있다. "항생제를 정맥과 경구로 사용하고 있어요. 정맥 주사는 중단했어요⋯." 그는 다시 노트를 살펴본다. "그분은 오늘 아침 제가 왔을 때 병동을 나가서, 오전 10시까지 돌아오지 않았어요. 파라세타몰Paracetamol 두 개를 복용해 왔다고 해요. 방금 활력징후를 측정했는데 괜찮아요. 열은 없어요. 열이 없으면 괜찮아요(관찰기록지를 보여주며)." 기록지의 무언가를 지목하면서 "아, 그래서 그분은 [약 이름]을 복용하고 있군요. 이 약은 기록에 없는데, 정기적으로 복용한다면 간질이 있는지 확인해야 해요. 봉와직염이 마르면서 갈라지기 시작했고 의사에게 크림을 처방해 달라고 요청했어요."

간호사들이 시간 부족에 따른 압박을 이해했음에도 불구하고, 부적절한 인계는 많은 비판의 대상이 되었다. 그런 경우 자신의 실무 목적에 맞게 환자정체성을 구성하고 치료궤적 동원trajectory mobilisation을 지원하는 내러티브를 배포하기 전에 환자에 대한 회고적 그림을 구축해야 하는 부담이 이관받는 부서에 전가되기 때문이었다. 또한 중요한 정보가 누락되면 환자 치료의 질과 안전에 잠재적인 위협을 초래했다.

앞서 주장했듯이 부서들은 점점 더 전문화되고 있지만 서비스 질을 개선하고 입증하라는 압력에도 직면하고 있다. 문서는 이를 달성한 메커니즘 중 하나이며, 이 연구에서 놀라운 발견은 파크랜드의 다양한 서비스가 업무 프로세스를 관리하기 위해 고유한 인공물을 갖고 있는 정도였다. 문서는 조직이 정당성을 확보할 수 있는 중요한 수단이며, 현재 질 향상 접근 방법은 이러한 추세를 강화한다. 그러나 결과적으로 각 부서 간의 치료 이관을 위해서는 정보를 이관받는 부서의 새로운 양식과 형식에 맞게 입력해야 했다. 다음은 내과환자평가실에서 관찰한 내용에서 발췌한 것인데, 교육간호사nurse educator 한 명이 응급실에서 이관받은 환자에 대해 그 병동의 문서를 작성하도록 간호학생을 가르치고 있다.

나는 간호학생과 교육간호사를 관찰하기 시작한다. 교육간호사는 완성된 문서를 보고 환자기록지 첫 장을 잘 작성했다고 간호학생을 칭찬한다. "**내가 본 것 중 최고예요. 다만 가장 가까운 친족의 전화번호가 누락되었는데, 그게 어려울 수 있다는 걸 이해해요. 하지만 우리는 어떤 정보가 기록되는지 확인하기 위해 이것들을 살펴보고 있어요.**" 그런 다음 교육간호사는 내과환자평가실 차트의 다른 항목으로 옮겨간다. 교육간호사는 간호학생에게 응급실 기록의 정보를 내과환자평가실 기록으로 옮기는 게 더 쉽다고 말한다. 그는 이 정보를 옮기고 응급실 문서에 줄을 그어 완료 표시를 한다. 이것은 간호사들이 하나의 기록 보관 형식에서 다른 형식으로 정보를 옮기거나, 다양한 목적을 위해 다양한 방식으로 정보를 조합할 때 사용하는 것을 관찰한 많은 사례 중 하나이다. 나는 교육간호사에게 그가 한 일을 내가 올바르게 이해했는지 확인했고 […] 그는 내 해석이 맞다고 확인해 주었다.

병동 업무 조직으로 환자를 받아들이는 데 필요한 적절한 문서 묶음을 구성하는 것은 간호사 업무 부담의 중요한 구성 요소였다. 또한 이는 약간의 좌절을 초래하는 원인이기도 했다.

간호사는 "이런 서류 작업은 정말 터무니없어요"라고 말했다. 그는 병동이 매우 바쁘고 자주 발에 불이 날 지경이라고 했다. 과도한 서류 작업이 이런 상황을 더 악화시키고 환자를 돌볼 시간을 빼앗고 있다는 것이다. 그는 또한 병원 내 다른 부서에서 사용되는 다양한 양식과 소책자, 그리고 또 정보를 한 형식에서 다른 형식으로 복사하고 전송하는 데 드는 시간에 관해 이야기했다. [···] 그는 "모든 서류가 동일하다면 괜찮아요. 같은 문서를 사용하는 그린병동Green Ward에서 환자를 받는 건 괜찮아요. 하지만 외과환자평가실에서는 분홍색 양식, 내과환자평가실에서는 커다란 노란색 양식을 사용해요"라고 말했다.

코디네이터: "하지만 문서화하지 않으면 수행되지 않으니까 서류 작업을 열심히 해야 해요. 이제는 VIPS(정맥 주입 정맥염 양식), 스킨 번들skin bundle (욕창이 발생하기 쉬운 부위의 피부관리를 위한 다양한 중재를 모아 둔 질 향상 조치들, 2시간마다 중재 내용을 기록해야 함)과 같은 새로운 것들도 모두 작성해야 하죠"라고 말한다.

이것은 엄청나게 시간이 걸리는 활동이었다. 그뿐 아니라 정보가 각 경계 넘기에서 번역 중에 손실될 수 있었기 때문에 질과 안전에 매우 실질적인 위험을 초래했다. 이전 예시에서, 치료이관에 필요한 서류 작업을 완료하려던 간호사는 환자에 대해 기록된 두 개의 다른 전화번호를 발견했는데 둘 다 정확하지 않았다. 게다가 환자 파싱에 필요한 문서의 양이 너무 많아 작업의 목적과 중요성은 오히려 상실된다. 여기 제시된 여러 예시에서 간호사들은 이 과정을 '서류 정리'라고 언급했는데, 이는 서류 작업이 수단이 아니라 목적이 되는 문화로 표류하는 조짐을 나타낸다. 특히 병동에서 지역사회로의 치료이관에서 이에 대한 명확한 증거를 볼 수 있었는데, 직원들은 종합평가지 작성을 후속 치료를 보장하기 위한 메커니즘이 아니라 부담스러운 관료주의적 절차로 여겼다.

퇴원연계간호사는 종합평가지를 제대로 작성하려면 4시간 정도가 걸렸으며, 병동에서 이를 제대로 완성하지 못하는 이유도 이해할 만하다고 말했다. "**양식이 너무 길고 병동 직원들은 그걸 그냥 해야 할 일로만 생각하거든요.**"

또한 병원 내에서 의무기록은 상당한 양의 문서로 구성되었으며, 이 중 많은 부분이 미완성이었다.

병동이 조용하여 다른 기록을 넘겨보았다. 그때 분홍색 '외과 입원 surgical admissions' 차트가 눈에 띄었다. 대부분의 섹션이 미완성이었다. 의학 기록 medical clerking 섹션에는 '별도의 병력 기록지에 있는 입원 기록 admission clerking 참조'라는 메모가 적혀 있었다. 통합 차트의 문제는 한 번에 한 사람만 사용할 수 있다는 것이다. 과거 병력 PMH, 현재 복용 약물, 사회력 등 다른 부분도 비어 있었다.

논의

이와 같이 치료이관은 복잡한 정도가 다양하며 지식을 공유하기 전에 참가자들에게 요구되는 사항도 제각기 다르다. 병동 간호사들은 이 업무에 대한 대부분의 책임을 지고 있으며, 처리해야 할 사례가 증가함에 따라 관련된 업무도 증가한다. 이 업무에 영향을 미치는 주요 요인은 환자 치료 궤적의 복잡성과 예측 가능성, 접점을 가로지르는 치료궤적 유형의 범위, 인계해야 하는 치료에 대한 책임 범위, 협력하는 부서나 전문직 간 근접성 및 친숙성, 치료이관 과정의 합리화 및 기술적 중재에 대한 적합성, 사회적 상호작용을 통해 경계 넘기를 지원할 수 있는 정도, 다른 부서의 업무 목적에 맞게 환자 정체성을 조작하는 데 필요한 번역 작업의 정도, 관련 정보에 대한 접근의 용이성, 치료이관을 둘러싼 정치적 측면 등이었다. 따라서 조직 내 근접 단위 간의 치료이관은 상호작용을 자주 하지 않는 먼 부서를 연결하는 치료이관보다 실현하기 쉬웠다. 일반적으로 인간의 중재로 지원할 수 있는 병원 내부의 치료이관 관리가 대면 상호작용의 범위가 더 제한된 외부 기관과의 치료이관보다 덜 까다로웠다. 블랙박스화된 기술적 중재black-boxed technical mediation는 환자정체성을 합리화하고 사전에 명확히 지정할 수 있는 치료이관에는 적합했으나, 필요한 정보를 파악하기 어렵고 의료 전문가의 의미 생성 및 해석 작업이 필요한 치료이관에는 적합하지 않았다. 마지막으로, 비용 지불 주체에 관한 투쟁으로 접점 관리의 어려움이 더욱 복잡해지면서 매칭을 찾고 경계 넘기를 달성하는 것이 측정할 수 없을 정도로 어렵고 자원 소모적이라는 점은 분명하다.

카라일(15-16)은 조직 접점을 지식 공유의 어려움에 따라 분류할 수 있으며, 세 가지 주요 유형이 있다고 주장한다. '구문적' 경계'syntactic' boundaries는 지식을 캡처, 저장 및 전송하는 것에 중점을 두며, 이 연구에서 살펴본 외과단기입원실 사례가 해당한다. '의미론적' 경계'semantic' boundariessm는 문화와 지식을 공유하기 전에 번역하는 데 필요한 사회적 상호작용이라는 요구 사항에 초점을 맞추는 것이며, 이 연구에서는 회복실과 외과병동의 접점과 유사하다. 그리고 '실용적' 경계'pragmatic' boundaries는 지원금 문제로 복잡해지는 치료이관과 같이 정치적이고 논쟁의 여지가 있는 접점들이다. 카라일은 이런 유형 분류가 서로 다른 경계의 상대적인 복잡성과 이것이 경계 전반의 지식을 관리하는 데 필요한 인프라 배치에 미치는 영향을 생각할 수 있게 해준다고 주장한다. 또한 이는 특정 병동에서 환자 파싱 작업의 부담을 평가하여 인력 계획을 수립하는 데 활용할 수 있는 틀을 제공한다. 다양한 환자 집단을 처리하고 광범위한 서비스와 상호작용해야 하는 병동에서 일하는 간호사들이 치료이관과 관련하여 직면하는 업무 부담은 계획된 입원을 처리하는 전문병동에서 요구하는 것보다 훨씬 더 크다.

카라일의 분석은 지식 경계의 복잡성은 그 경계 관리를 지원하는 인프라 배치와 독립적으로 존재한다고 전제한다. 그러나 치료이관은 본질적으로 간단하거나 복잡하지 않으며, 합리화가 이루어진 정도와 합리화를 달성하기 쉬운 정도 및 이러한 작업을 수행하는 비용과 이익에 따라 달라진다. 따라서 비교적 예측이 가능한 치료궤적을 가진, 명확하게 한정된 환자 집단의 치료이관을 기술적으로 중재하기 위한 인프라 개발에 투자하는 경우가 있지만, 개별 환자가 매우 가변적이고 그 치료궤적을 예측하기 어려운 영역에서는 이것이 더 어려워진다. 이런 경우에는 기술적인 해결책을 찾기보다 인간 중재자가 접점 관리를 수행하는 것이 가장 좋다. 일상적인 사회적 상호작용의 기회가 제한되고 환자 파싱 작업을 위해 문서에 의존해야 하는 상황에서는 이 과정을 지원하기 위해 보다 구조화된 문서가 필요할 수 있다. 더불어, 병원은 새로운 직원을 채용하고 그들의 지속적인 전문성 개발을 위해 상호작용해야 하는 더 넓은 생태계에 간호사를 배치하는 걸 고려할 수 있다. 이 책의 앞 장에서 살펴본 바와 같이, 치료궤적을 명확히 하는 간호사 업무의 성공 여부는 그들이 근무하는 활동시스템에 대한 조직적 지식에 크게 좌우된다. 서비스 대상 인구의 요구가 분산되어 있고, 광범위하고 다양한 수의 서비스가 참여해야 하는 요구 사항이 있는 병동에서는 더 많은 전담 퇴원연계간호사가 필요할 수 있는데, 이 간호사는 정보의 저장소 역할을 하며 서비스 간 경계를 확장할 수 있다. 많은 퇴원연계간호사들이 치료이관 계획과 관련하여 병동 간호사들의 기술 저하를 막는 것이 중요하다고 강조했다. 하지만, 급성기 환자의 즉각적인 돌봄 요구와 현재의 인력 수준과 매우 실질적인 긴장을 조성하는 이 업무의 복잡성과 업무량은 점점 더 지속 불가능해지고 있다. 또한 지역 인공물의 확산을 장려하는 문화가 치료이관에 의도하지 않은 결과를 가져올 수 있으며, 이를 보다 더 큰 표준화와 전체 시스템의 접근 방식과 어떻게 균형을 맞출 것인지 고려해야 할 경우도 있다. 이는 간호사들이 매일 처리해야 하는 업무량을 현저하게 증가시켰다. 이 중 많은 부분이 불필요했을 뿐만 아니라 위험했으며, 여러 가지 문서들이 의무기록을 복잡하게 만들어 간접적으로 퇴원 계획에 어려움을 더했다.

   나는 '또 다른 피투성이 양식'을 제안하고 싶지 않지만, 불가피한 경우, 내부 치료이관에는 새로운 병동의 업무 조직화를 촉진하는 데 필요한 사전 지정된 정보를 원래 병동에서 요약하도록 요구하는 간단한 체크리스트가 도움이 될 수 있다. 이것이 인계를 지원하기 위한 사회적 상호작용의 필요성을 완전히 없애지는 않겠지만, 간호사들의 이해 형성을 뒷받침하는 유용한 방향 틀을 제공한다. 또한 간호사들의 치료궤적 내러티브에 캡슐화된 개별 치료궤적의 현황을 공식 기록에 입력하도록 일일 요약지를 개발하는 것도 가치가 있을 것이다. 제2장에서 살펴보았듯이, 이는 간호사의 인계장에 기록되어 있었으나 교대가 끝날 때 폐기되었다. 이는 실무 지식을 창출하기 위한 목적으로 귀중한 자원을 제공할 뿐 아니라 치료이관에 필요한 치료궤적 결정화를 위해 관련 정보에 이르는 지름길이 될 수도 있다. 또한 이는 치료궤적 조율에 대한 간호사의 책임을 공식화하고 가시화하는 데도 도움이 될 것이다.

결론

이 장에서는 치료이관을 목적으로 간호사들이 환자를 파싱하는 작업을 살펴보았다. 한 번의 질병 치료 과정에서 환자는 여러 접점을 거치게 되며, 치료이관은 환자가 이동하는 시점에서 이중 번역 과정을 통해 치료궤적이 안정화되고 환자정체성이 인계를 위해 재구성되는 결정화 지점을 나타낸다. 문서와 같은 인공물은 이러한 과정의 중심에 있으며, 의료 시스템 내의 위치에 따라 이러한 인공물을 완성하는 데 따르는 간호사들의 부담은 달라진다. 특정 서비스 경계는 효과적으로 매개되었지만, 다른 곳에서는 접점 관리가 더 어려웠다. 환자 치료의 질과 안전 및 효율성을 위한 접점 관리의 중요성에 대한 인식이 높아지고 있지만, 이 업무의 성격과 요구사항 및 이 업무에 수반되는 시간에 대한 인식은 부족하다. 간호사들은 끊임없는 방해로 정신없는 임상 환경에서 이 기능을 수행해야 했으며, 여러 가지 이유로 조직의 특정 부분에서 접점 관리가 필요 이상으로 부담스럽고 위험했다고 확신한다. 간호사들이 부서 및 조직의 접점을 탐색하는 데 중요한 기여를 하고 환자 파싱의 성공은 이관받는 곳의 업무 목적을 이해하는 데 달려 있다는 사실을 고려할 때, 간호사들이 상호작용하고 있는 더 넓은 생태계에 더 많이 노출됨으로써 그들이 이 기능을 더 잘 수행하는 데 도움이 될 것이다. 앞 장에서 주장했듯이, 활동시스템 지식이 간호사의 조직화 업무를 지원하는 데 중요하지만, 실무자들이 서비스 접점에서 치료의 질을 형성하기 위해서는 더 넓은 시스템 이해가 필요하다. 간호사들은 조직적이고 임상적인 지식을 바탕으로 이 분야의 개선을 주도하는 좋은 위치에 있어야 한다. 하지만 이러한 일이 일어나려면 먼저 배턴 인계라는 은유에서 벗어나 환자정체성 파싱이라는 은유로 옮겨가야 한다.

참고문헌

1. Bryan, K., H. Gage and K. Gilbert. (2005). 'Delayed transfer of care of older people from hospital: causes and policy implications.' *Health Policy* 76: 194-201.
2. Catchpole, K., M. R. de Leval, A. McEwan, N. Pigott, M. J. Elliott, A. McQuillan, C. MacDonald and A. J. Goldman. (2007). 'Patient handover from surgery to intensive care: using Formula 1 pit-stop and aviation models to improve safety and quality.' *Pediatric Anesthesia* 17: 470-478.
3. Kripalani, S., F. LeFevre, Phillips C. O., Williams M. V., P. Basaviah and D. W. Baker. (2007). 'Deficits in communication and information transfer between hospital-based and primary care physicians: implications for patient safety and continuity of care.' *JAMA* 297(8): 831-841.
4. Currie, L. and L. Watterson. (2008). *Improving the Safe Transfer of Care: A Quality Improvement Inititive. Final Report.* Oxford, Royal College of Nursing.
5. National Leadership and Innovation Agency for Healthcare. (2008). *Passing the Baton.* Llanharan, Wales, National Leadership and Innovation Agency for Healthcare.
6. Strauss, A. (1985). 'Work and the division of labor.' *The Sociological Quarterly* 26(1): 1-19.
7. Berg, M. (1992). 'The construction of medical disposals: medical sociology and medical problem solving in clinical practice.' *Sociology of Health & Illness* 14(2): 151-180.
8. Levina, N. and E. Vaast. (2005). 'The emergence of boundary spanning competence in practice: implications for implementation and use of information systems.' *MIS Quarterly* 20: 335-363.
9. Hacking, I. (2004). 'Between Michel Foucault and Erving Goffman: between discourse in the abstract and face-to-face interaction.' *Economy and Society* 33(3): 277-302.
10. Hacking, I. (2007). 'Kinds of people: moving targets.' *Proceedings of the British Academy* 151: 285-318.
11. Brown, J. S. and P. Duguid. (1996). 'The social life of documents.' *First Monday* 1: 1.
12. Lee, C. (2007). 'Boundary negotiating artifacts: unbinding the routine of boundary objects and embracing chaos in collaborative work.' *Computer*

Supported Cooperative Work (16): 307-339.
13. Scott, J., D. Williams, J. Ingram and F. Mackenzie. (2010). 'The effectiveness of drug round tabards in reducing the incidence of medication errors.' *Nursing Times* 106(34): 13-15.
14. Raban, M. Z. and J. Westbrook. (2013). 'Are interventions to reduce interruptions and errors during medication administration effective? A systematic review.' *BMJ Quality & Safety* doi:10.1136/bmjqs-2013-002118
15. Carlile, P. R. (2002). 'A pragmatic view of knowledge and boundaries: boundary objects in new product development.' *Organization Science* 13(4): 442-455.
16. Carlile, P. R. (2004). 'Transferring, translating, and transforming: an integrative framework for managing knowledge across boundaries.' *Organization Science* 15(5): 555-568.

제6장

간호사의 조직화 업무 다시 보기

Rethinking hospital organisation, rethinking nursing

❖

 이 책에서는 지금까지 잘 연구되지 않았던 간호사의 조직화 업무에 대해 살펴보았다. 나의 목표는 간호의 보이지 않는 측면을 드러내어 간호의 내용, 형태 그리고 기능을 더 잘 이해하고 이를 뒷받침하는 기술과 지식이 무엇인지를 밝히는 것이었다. 이 연구는 의료 서비스 질을 향상시키기 위해 간호가 광범위하게 기여한 것이 무엇이고 공적으로 인정된 현대 간호의 고유한 업무는 무엇인가에 대한 논쟁의 시초일 수 있다.

 간호사는 병원의 주요 부서에 소속되어 의료의 일선 현장이자 조직의 접점에서 일하면서, 환자와 인구집단의 요구를 위한 여러 행위자 간의 관계를 중재하는 중추적인 역할을 담당한다. 간호사는 1) 치료 제공을 위한 정보를 생성하고, 2) 환자의 요구를 충족시키기 위한 사회-물질적 행위자들의 배열을 조율하며, 3) 병상과 환자를 매칭해 환자 흐름을 지원하고, 4) 환자를 파싱하여 치료의 안전한 제공을 보장하는 등의 업무를 담당하면서 병원 안에서의 의무통과점으로 기능한다. 간호사의 이러한 업무는 여러 활동이 이루어지도록 하는 필수 원동력이다. 언뜻 보기에 병원은 질서와 합리성이 있는 것처럼 보여도 실제로는 매우 느슨한 조직이다. 간호사의 조직화 업무는 각 부분의 중심에서 달아나려는 경향을 통제하는 강력한 힘으로 작용한다.

 이 글은 간호사의 조직화 업무가 초점이지만 조직화 업무를 필요로 하는 병원의 느슨함도 함께 다루었다. 애초 연구 대상에 지역사회 간호사를 포함한 연구를 몇 달 동안 진행했으나 이 책에서는 병원 간호사에게 초점을 두었다. 왜냐하면 조직화 업무는 업무 환경에 따라 그 특성이 달라서 한 권의 책에서 지역사회와 병원을 둘 다 분석하는 것이 어려웠기 때문이다. 일상의 실무를 연구하게 되면 공식적으로 외부에 공개되는 자료보다 내부의 사회 구조를 더 잘 볼 수 있다(1). 간호사의 관점으로 병원을 들여다보니 기존에 병원에 대해 알고 있던 것들이 근본적으로 흔들렸다. 그래서 간호사의 업무와 병원 시스템을 함께 살펴보고자 했다.

각 장의 자료를 보면, 현대 병원이 일상의 서비스를 조직화하는 방식이 우리가 일반적으로 알고 있는 것과 다르다는 것을 알 수 있다. 겉에서 보았을 때와 달리 실제 업무 과정을 들여다보면 때로는 서비스 질, 안전 및 효율성을 위한 일상의 조치가 오히려 서비스 제공을 방해할 수 있다는 것이 보인다. 2장에서는 전문직들이 치료궤적 내러티브를 생성하고 유지하는 것을 살펴보고, 정보 공유와 이해를 위한 의사소통 수단으로서의 의무기록의 역할에 대해 의문을 제기했다. 최근 서비스 제공 상황을 투명하게 하기 위해 의무기록 보존 기능이 강조되면서 의무기록을 잘 입력하는 것을 중요하게 여기게 되었다. 그러나 일상적인 서비스 제공을 지원하는 의무기록의 기능은 간호사가 대신하고 있었다. 3장에서 치료궤적 조율에 대한 간호사의 노력을 살펴보면서 다학제 팀에 대한 전통적인 생각을 바꾸게 되었다. 다학제 팀의 협력은 원론적인 의미의 협력과는 달랐다. 환자의 치료궤적은 병렬적이거나 때로는 반대 방향인 여러 개의 행위와 목표들로 구성되어 있으나, 내가 본 다학제 팀의 회의는 행위자들이 잠깐 모여 활동을 조정하는 교차점에 불과했다(2). 이런 방식은 서비스 통합을 어렵게 하지만 의료가 일반 산업과 달리 생산 과정의 통제가 어렵고 예측할 수 없는 혼란스러운 시스템이라는 것을 생각해 보면 여러 행위자들이 융통성을 갖기 위해 채택한 방식일 수 있다. 4장에서는 병상 관리에 대한 간호사의 업무를 설명하면서 개별 환자의 치료궤적의 변화와 병원 및 지역사회 상황을 서로 매칭하는 과정을 강조했다. 간호사는 환자와 조직이 별개가 아니라 서로 협상하고 수용해야 한다는 관점을 가지고 일했다. 정책 입안자들은 현재의 '표준진료지침'이 환자와 조직 둘 다를 위해 설계된 것처럼 생각하지만 그렇지 않았다. 실제 의료 서비스 제공 과정에는 각자의 이해관계가 얽혀 있어서 환자의 요구에 따라 서비스를 연결할 때 각각의 이해관계가 부딪힌다면 뭔가 수정하고 조정해야 할 필요가 있었다. 5장에서는 흔히 의료 서비스 제공 과정에서 행위자들의 역할이 명확하게 정해져 있고 필요한 정보를 서로 교환한다고 생각하기 쉽지만, 환자가 어떤 서비스에서 다른 서비스의 대상으로 변화할 때 누군가 환자를 그 서비스에 맞게 적절히 번역하고 정체성을 변화시키는 '파싱' 작업을 한다는 것을 설명했다.

신제도주의에서는 병원의 공식 시스템과 일상의 실무 간에 괴리가 있을 때 실무 현장에서 이미 합법적인 정당성이 부여되고 널리 받아들여진 것을 더 중요하게 생각한다. 간호가 직면한 과제 중 하나는 간호의 관행이 합법적으로 받아들여지도록 하는 것이다. 이를 위해서는 우선 간호사가 수행하는 고유한 **조직화 업무의 논리**<i>organizing logic</i>를 표현할 수 있는 언어와 지식 기반이 필요하다. 이는 간호사가 현재의 지배적인 실무 방식 중 오히려 업무에 부담이 되는 것들을 개선하고 실질적으로 도움을 주는 도구를 개발하기 위해서이다. 이 장의 앞부분에서는 연구 결과를 종합하여 병원 업무의 조직화, 그 안에서의 간호의 위치, 그리고 이를 어떻게 개념화할지에 대해 생각해 보고자 한다. 뒷부분에서는 간호와 의료 조직의 미래를 위해 이 연구가 갖는 전반적인 함의에 대해 생각해 볼 것이다.

병원 업무의 사회적 조직화와 간호

이 책 전반에 걸쳐, 환자의 치료궤적에 협상된 질서를 부여한다는 차원에서 조직화를 핵심 개념으로 배치했고, 공식적인 조직화 시스템보다 일상의 서비스 제공 과정에서의 조직화를 더 중요하게 보았다. 궤적이라는 개념은 의료 사회학자들이 흔히 사용하는 용어이다. 그러나 환자 궤적은 환자 치료와 관련된 행위자와 행위를 분석하는 틀로서는 그 의미의 제한이 있다. 스트라우스 등(3)은 환자 궤적이라는 개념을 통해 그 안에서 행위들이 연결되고 조정되는 '조직적 가능성, 제약 및 우연성'이라는 두터운 맥락을 설명했으나 행위 간의 관계를 분석할 수 있는 근거를 제공하지는 않았기 때문이다. 그는 환자 궤적이란 잘못 시작될 수도 있고 막다른 곳에 부딪쳐 방향이 바뀔 수 있는 것이라고 설명했다. 그러나 그 과정에서의 조직화의 맥락, 업무 관계, 도구, 기술 및 협상 과정이 어떻게 작동하는지에 대해서는 제대로 설명하지 않았다(4). 나는 환자 궤적이라는 개념을 사용하는 것만으로는 행위자 간의 관계를 이해하고, 궤적이 왜 그렇게 변화하는지를 설명하기 어려웠다. 그래서 행위자네트워크이론의 관점을 적용하여 실천기반접근을 했다.

행위자네트워크이론은 '행위자를 따라가는 것'에 관심을 둔다. 이 연구에서는 행위자인 간호사를 따라가면서 간호사의 관점에서 전체 병원의 업무를 살펴보았다. 그 결과에 따르면 의료 서비스는 당면한 목적에 따라 형성되고 재구성되고 환자의 상태에 따라 변화하는, 확률적이고 우발적이며 분산된 프로세스라고 할 수 있다. 서비스를 위한 조직은 대상자의 요구에 따라 형성되고 재구성된다. 대부분 개별 환자의 의료 서비스 제공 과정은 관리가 쉬운 단순한 선형의 방식이 아니라 이질적인 요소로 구성된 무정형의 네트워크이다. 그리고 행위자들의 관점에서 보면 업무 대상인 환자는 병원 곳곳에 물리적으로 분산되어 있다. 간호사는 여러 행위자들을 조율하고 관계를 중재하는 데 필요한 번역 작업을 하면서 치료궤적이 움직이게 하고, 필요시 안정화가 이루어지게 하며 행위자들의 일치된 행동이 가능하게 한다.

실천기반접근에서는 서로 다른 사회 간의 협력을 이해하기 위해 경계 객체이론boundary object theory(5)을 적용할 수 있다. 이 이론에 따르면 그룹 간에 합의가 이루어지지 않은 상태에서 다양한 요구를 충족하기 위해 생기는 그룹 간의 분열을 경계 객체가 해소할 수 있다. 최근 몇 년간 의료 분야에서는 전문가 간 협업을 지원할 때 인공물이 경계 객체로서 어떻게 기능할 수 있는지에 대한 연구가 수행되어 왔다(6-8). 병원 조직에 대해서도 경계객체이론을 적용해 볼 수 있다. 기술 프로젝트에 대한 연구에서 개레티와 바드함(9)은 1차적 경계 객체와 2차적 경계 객체를 구분했는데, 1차적 경계 객체는 프로젝트 그 자체를 의미하고 2차적 경계 객체는 프로젝트 협력자 간의 의사소통을 가능하게 하는 물리적 또는 추상적 실체를 의미한다. 개레티와 바드함의 개념 틀을 의료 분야에 적용하면, 환자는 업무가 조직화되는 1차적 경계 객체가 된다(또한 10-11 참조). 스타와 그리세머(5)는 경계 객체의 특징 중 하나로 해석의 유연성을 제시했다.

> 경계 객체는 서로 다른 그룹의 요구, 여러 행위자의 제약 조건에 적응하도록 형태를 변화시키면서도 공통의 정체성을 유지할 수 있는 견고한 존재이다. 경계 객체는 공통으로 사용될 때는 구조가 약하지만 개별 장소에서 사용할 때는 구조가 강해진다. […] 각 사회마다 다른 의미를 갖지만, 그 구조는 여러 사회가 알아볼 수 있을 만큼 충분히 공통적이어서 번역이 가능하다. 다양한 사회를 넘나들더라도 경계 객체가 일관성을 갖고 유지되기 위해서는 경계 객체를 잘 생성하고 관리하는 것이 핵심이다(5).

의료 업무는 관리자와 정책 입안자들이 선호하는 합리화의 신화에서 전통적으로 묘사되는 것과는 달리 환자를 중심으로 관리되거나 조정되지 않는다. 그렇다고 조직학 연구자들이 주장한 것처럼 '협상된'(12) 것도 또는 '분리된'(13) 것도 아니다. 유연하게 해석해 보면, 행위자의 업무를 활동의 인식 가능한 패턴 — 서비스 관리자가 표준진료지침이라고 부르는 것 — 으로 불러들이는 것은 환자라는 경계 객체이고, 그 과정에서 번역을 하는 것은 간호사이다. 이 과정을 환자 중심 의료라고 부를 수도 있지만 여기에서의 환자 중심 의료는 통상 사용되는 개념과는 약간 다르다. 즉, 여기에서의 환자 중심 의료의 '환자'는 그를 중심으로 서비스가 조직된다기보다 파편화될 수도 있는 서비스를 하나로 묶어주는 간호사의 업무에 의해 '**중심에 있게 되는 환자**'라고 할 수 있다. 핑거 등(14)이 강조했듯이, 경계 객체가 작동하게 만드는 데 필요한 것은 주로 인간 매개자이다. 간호가 의료 시스템의 접착제라고 불리는 것은 이런 이유이다. 그러므로 의료 시스템에서 새로운 무질서를 만들어낼 것이 분명한 어떤 서비스 경로를 재설계할 때는(15) 질서 그 자체보다 어떻게 하면 조직의 프로세스와 기술을 사용하여 '환자'를 중심으로 둘 수 있을지에 초점을 두어야 한다.

일의 조직화에서 논리의 조직화로

이 책 전반에 걸쳐 나는 간호사가 의료 조직에서의 의무통과점이라고 주장했다. 의무통과점은 행위자 네트워크에서 기능적으로 꼭 필요한 요소로서 다른 모든 행위자가 반드시 통과해야 하는 지점을 말한다. 간호사는 네트워크를 구축하는 사람이자 주요 매개자인데, 네트워크를 구성하는 다양한 요소들을 연결하고 치료의 궤적을 배열하며 필요한 경우 분리한다. 의료 서비스에서 간호사를 통하지 않고 움직이는 것은 거의 없다. 그러나 간호사의 이러한 역할을 진지하게 받아들이고 간호사의 조직화 업무를 뒷받침하는 논리의 정당성을 확보하기 위해서는 은유와 비유 — 윤활제, 접착제, 결합 조직 — 를 넘어서는 것이 중요하다. 그리고 그 활동의 메커니즘을 설명하는 공식 언어를 개발해야 한다.

전체적으로 볼 때, 간호사의 조직화 업무는 '번역적 동원'이라고 할 수 있는 일련의 실무 관행에 기반을 두고 있다. 1장에서 설명한 바와 같이, 행위자네트워크이론에서 번역은 이중 의미(1장 참조. 행위자네트워크이론에서 번역은 기하학적 의미와 기호학적 의미를 둘 다 가진다. 기하학적 의미는 시공간 내에서 실체가 이동한다는 것이고 기호학적 의미는 한 맥락에서 다른 맥락으로 변환된다는 것이다 — 옮긴이 주)를 지니며 여기서는 두 가지 의미가 모두 적용된다. 번역의 기호학적 의미는 간호사가 서비스 관문에서 사람과 문제를 조직(병원)이 인식할 수 있는 정체성을 가진 환자로 전환시키기 위해 수행하는 작업, 임상 현장에서 치료궤적 내러티브를 서비스 제공자의 정보 요구에 부합하는 방식으로 변환하는 작업, 중요한 접점에서 치료의 이관을 위해 환자를 파싱하는 작업, 임상 징후의 패턴을 조직의 대응으로 적절하게 연결시키는 작업, 궤적 활동을 통합할 때 서로 간섭하지 않도록 하는 작업, 환자의 요구와 가용 자원을 조정하는 작업 등을 의미한다.

번역은 공간과 시간 속에서의 개체의 움직임과 관련이 있으므로 환자 동선을 관리하고, 시간 조율을 명확히 하고, 행동을 위한 사회-물질적 배열을 조정하는 간호사의 역할도 포함한다(기하학적 의미를 설명하고 있음 — 옮긴이 주). 내가 조정이라는 개념보다 동원mobilisation과 번역translation을 결합한 개념을 사용하는 이유는 조직화 업무가 활동을 조정하고 통합하는 것 이상으로 더 광범위한 일이기 때문이다. 앞서 살펴본 바와 같이, 간호사는 활동이 시작되고 진행되게 하며, 진행의 장애물을 극복하기 위한 전략을 개발하고 실행한다. 또한 조정은 사전에 정해진 계획에 따라 행동을 정하는 공식 프로세스를 의미하지만, 간호사가 수행하는 많은 업무는 임상적이든 조직적이든 예기치 않은 우발 상황에 대응하는 것이다. 동원은 조직화 업무에 에너지가 필요하다는 것, 그리고 지속적인 특성이 있다는 것을 의미하는 개념이다.

이 연구의 목적 중 하나는 조직화 업무를 뒷받침하는 지식과 기술을 밝히는 것이다. 조직화 업무를 간호사의 공식 임무가 아닌 것으로 여기는 것에 대해 생각해 보고, 조직화 업무를 위해 필요한 간호사 교육과 전문성 개발 방법을 찾아보자는 것이다. 문화기술지로 실무를 연구할 때 우리는 참여자들의 마음속에 있는 지식을 찾는 것이 아니라 활동, 사건, 절차에 실제로 사용되는 지식을 찾아야 한다(16). 간호사의 조직화 작업을 면밀하게 살펴보았을 때 번역적 동원이 잘 되기 위해서는 임상 지식과 조직에 관한 지식이 결합되어야 한다는 것을 알 수 있었다. 간호사가 환자에 대한 임상적 시선 clinical gaze(17)을 가지고 일한다는 것은 익히 잘 알려져 있지만 (18-19), 내 자료에서는 간호사가 조직에 대해 인식하는 것도 중요했다. 이 두 가지 지식의 종합은 간호사의 독특한 전문직 관점 professional vision이라고 할 수 있다(20). 간호사는 역할 분담, 루틴, 병상의 경제성, 물리적 및 정신적 인공물, 시간 구조 등 자신이 일하는 생태계의 활동시스템에 대해 상세하게 이해하고 있었다. 간호사는 파편화된 여러 정보를 찾고, 축적하고, 해석하고, 이해하여 개별 환자의 궤적을 지속적으로 파악하고 조직 구조와 루틴에 대해서도 이해한 상태에서 환자의 의료 서비스 제공에 필요한 번역을 할 수 있었다. 2장에서 주장했듯이, 이러한 접근 방식은 명확히 의료의 총체적인 접근 방식이며, 다른 전문가 집단이 가지고 있지 않은 독특한 관점이다. 간호의 총체적인 접근은 환자에 대한 신체-심리-사회적 모델에서의 총체성과는 달리 조직에 대한 여러 다양한 지식과 기술에 의해서도 뒷받침되기 때문에 업무에 대한 공적인 권한을 필요로 한다.

나는 간호사의 번역적 동원 실무에서 루틴이 중요하게 사용된다고 보았다. 전문직 내에서는 루틴에 대한 많은 논쟁이 있다. 1980년대 간호학계에서 개별화된 환자 돌봄을 중요하게 생각했을 때 루틴은 인력 간 위계질서와 분업을 포함한다는 이유로 비난을 받았다. 근거기반실무가 부상하면서 루틴은 다시금 관심의 대상이 되어 과학적 근거를 기반으로 더 큰 신뢰를 얻고 있으며, 간호사들도 별 비판 없이 루틴을 쉽게 받아들이고 있다(21). 의료계에서 루틴에 대한 논쟁은 전문직 논리와 관리자의 논리 간의 긴장을 담고 있다. 루틴은 여러 서비스 제공자의 차이를 좁히고 정형화된 의료, 동일한 간호를 제공할 수 있다는 차원에서 간호사와 환자 간의 관계를 중재한다고 볼 수 있다.

그러나 여기서는 다소 다른 주장을 하고자 한다. 간호사의 조직화 업무에서 번역적 동원을 할 때 간호사는 루틴이나 표준을 개별 환자에게 적용할 것이냐 말 것이냐의 차원이라기보다 개별 환자를 합리적으로 이해하고 의사결정하기 위해 부분적으로 활용했다(22). 조직화 연구에 따르면 루틴은 의사결정을 지원하는 중요한 역할을 한다(23). 웨이크(24)는 루틴을 사회적 상호작용을 질서 정연하게 연결하기 위한 '일련의 레시피'로 생각할 수 있다고 했다. 펜틀랜드와 루터(25)는 루틴을 조직화의 문법이라고 했다. 우리가 프로세스와 실무를 중심으로 루틴을 개념화한다면 지금까지 전문직 내부에서 논하던 루틴과는 약간 다르게 이해해야 할 것이다.[1]

번역적 동원 과정은 어떤 관점을 취하느냐, 어떤 조직적 요구가 있는가에 의해 관련 정보와 행동을 적절하고 이해할 수 있게 변환하는 정도가 달라진다. 이를 위해서는 다른 사람들의 업무 목적과 관심사에 민감해야 하

---

1 〔지은이 주〕블로어(Bloor)(26)는 의사결정에 대한 일반화된 이해에 이의를 제기했다. 의학적 의사결정에는 일상의 관행과 개별의 의사결정 규칙이 함께 연계되어 있다는 것이다.

고 그들의 언어로 표현할 수 있는 능력이 필요하다. 심리학에 따르면 어떤 사람들은 번역을 어렵다고 느낄 수 있다(27). 직원들이 예전에 만난 적이 없어 서로 이해도가 낮은 임시 팀인 경우, 그리고 직접 대면이 아니라 다른 형식을 통해 의사소통하는 경우 더욱 그러하다. 앞서 살펴본 바와 같이 번역적 동원을 할 때 간호사는 물리적으로 멀리 떨어져 있는 사람과 함께 일하거나, 업무 프로세스에 익숙하지 않은 직원과 일해야 할 때, 그리고 직접적인 사회적 상호작용의 기회가 제한되었을 때 더 어려움을 느낀다.

번역적 동원을 할 때 간호사는 개별 환자와 조직의 접점에서 일하게 된다. 간호사가 환자와 조직을 매개하는 과정에서 내리는 의사결정은 치료의 질에 영향을 준다. 간호사가 조직화 업무를 수행하기 위해 환자의 정체성을 파악하여 문제를 범주화하는 것은 간호사가 하는 일의 필수 요소이다. 정신적 인공물은 복잡한 상황을 이해하는 데 유용한 자원이지만 하나의 관점을 우선시하여 다른 관점을 침묵시키게 되고 그 과정에서 사람들의 실제 관심사가 쉽게 무시될 가능성이 있다. 특히 돌봄과 연민에 대한 관심이 높아지는 상황에서 이것은 중요하다. 번역적 동원의 핵심은 간호사가 효율성을 우선시하는 관리의 논리나 특정한 개별 요구를 우선시하는 전문직 논리에 휘둘리지 않고 가능한 가장 윤리적이고 인도적인 방식으로 노력해야 한다는 것이다. 챔블리스(28)가 관찰한 것처럼, 도덕적 감정과 일상의 행동은 별개가 아니며 습관적인 행동에는 윤리적 가정이 전제되어 있기 때문이다.

마지막으로 번역적 동원은 변화무쌍하고 예측할 수 없는 병원이라는 환경에서 개별 행위자가 활동하기 위해 필요하다. 에머리와 트리스트(29)는 석탄 채굴에 대한 고전적인 사회-기술 시스템 연구에서 생산 과정과 작업 환경을 구분했다. 그들은 복잡성의 정도에 따라 작업 환경을 분류했는데, 평온한 환경부터 '격동적인 환경'에 이르는 작업 환경 유형론을 개발했다. 이에 따르면, 격동적인 환경은 불안정하고 혼란을 일으키기 쉬우며 이 환경에서 생산이 지속되기 위해서는 특정 형태의 업무 조직화가 필요하다. 탄광 현장 근로자들은 모두 지하 환경에 대처할 수 있는 공통된 능력을 가지고 있으며, 이 능력은 생산 과정의 작업 기술보다 고차원적이다.

멜리아(30)는 에머리와 트리스트의 격동적인 환경에 대한 개념을 의료 분야에 적용하여 모든 간호사가 격동적인 환경에서 일할 수 있는 기술을 필요로 한다고 주장했다. 물론 병원 업무 환경을 다루는 능력은 번역적 동원보다 고차원이지는 않다. 그러나 내 연구 현장에서는 모든 간호사가 현장의 요구에 잘 대처하지는 못했다. 예를 들어, 응급실에서 간호사와 구급대원 등 많은 사람들이 그날의 코디네이터가 누구인지만 보고도 자신의 그날 근무가 어떻게 될지 알 수 있다고 했다. 멜리아의 기대와는 달리 모든 간호사가 환경 대처 기술을 가지고 있는 것은 아니었고, 특히 오늘날 의료의 격동적인 환경에서 요구되는 수준만큼은 아니었다. 환경 요인은 지역사회와 급성기 치료 환경에서 조직화 업무를 하는 데 있어 중요한 차이를 가져오고 간호사의 진로 선택에도 영향을 미친다. 또한 간호사의 번역적 동원 기술이 어느 정도냐에 따라 환경에 따른 조직화 업무의 정도와 병원에서 임상 업무에 조직화 기능을 결합하는 정도는 달라진다.

전반적으로 보았을 때, 번역적 동원은 간호사의 임상 지식과 조직에 관한 지식의 결합, 개별과 전체를 함께 볼 수 있는 전문직 시야와 충분한 지적 민첩성, 실용주의와 집중력을 갖추고 계획된 활동이 진행되도록 하면서 동시에 우발적 상황에 유연하게 대응하는 능력에 따라 성공 여부가 결정된다. 그리고 간호사의 조직화 업무 대부분은 현장에서 수행되는 일상의 업무에 이미 포함된 고유한 아비투스에 의해 이루어진다. 조직화 기능은 간호에 이미 고유하게 포함되어 있고 다른 직업군이 이 기능을 쉽게 수행하기는 어렵다. 그래서 오랜 역사의 흐름에서 간호사가 조직화 업무를 담당하고 있는 것이다.

에베츠(31)는 민간 및 공공 부문에서 신자유주의 논리가 성장하면서 '직업의 전문성'이라고 불렸던 일종의 '조직 전문성'의 새로운 모델이 등장했다고 주장했다. 그에 따르면 새로운 모델은 실무의 표준화, 성과 검토 등과 같은 합리적·합법적 형태의 의사결정을 할 때 조직의 관심사를 통합한다. 반면 전통 모델은 고객과의 신뢰 관계와 실무자의 자율성, 도덕에 의해 정보를 얻고 의사결정을 한다. 에베츠에 따르면 이 두 가지 형태는 서로 경쟁한다. 내 연구에서 간호사들은 조직 논리를 적극적으로 관리하면서도 조정이 가능한 범위에서 환자에게 일상의 여러 가지 편의를 제공했다. 일상의 간호 실무는 에베츠의 두 가지 유형을 결합한 것이라고 할 수 있지만 더 중요한 사실은 간호 실무가 서로 다른 논리의 두 가지 유형을 중재한다는 것이다. 사실, 이 두 가지는 경쟁이나 모순의 관계라기보다 둘의 접점에서 일하면서 지식을 창출해 내는 관계이다.

백 투 더 퓨처: 과거를 통해 미래를 보기

그렇다면 번역적 동원은 우리를 어디로 이끌까? 내가 이 연구를 처음 발표했을 때 어떤 학회의 대표자가 말한 것처럼, 이 연구 결과는 간호사들이 이미 알고 있는 것을 그럴듯하게 표현한 것에 불과할까? 물론 단순한 수준에서 이 질문에 대한 답은 '그렇다'이다. 간호사들이 여기에 제시한 실무를 자신의 일로 인식하지 못한다면 이는 우려할 만한 일이다. 사람들은 자신의 일을 스스로 인식하게 마련이지만 간호사는 자신의 역할 중 이러한 요소를 자신에게 또는 사회적으로 설명하는 것을 어려워한다. 이것은 간호사들이 간호의 가치에 대해 매우 양가적인 태도를 보이는 것과 관런이 있다. 간호사는 조직에 녹아든 직업임에도 불구하고 지난 40년 동안 환자와의 일대일 관계를 전제로 하는 전문직 관점을 통해 자신의 일을 이해해 왔다.

그러나 이런 관점은 일상의 간호 실무의 현실과 맞지 않다. 노동 환경의 압박으로 인해 간호사는 자신들의 노동에서 직접 간호를 점차 배제하게 되었지만, 의사들이 직접 손에 물을 묻히지 않는 귀한 존재가 되면서 사람들은 의료 서비스 질에 대한 책임을 간호사에게 점점 더 많이 묻게 되었다. 그러면서도 간호 업무의 포괄성이나 그 기반이 되는 전문성을 포착하지는 못한다. 이로 인해 간호사는 임상 전문가로서의 자신의 정체성에 혼란을 겪고, 수행하는 업무의 상당 부분이 위축되며, 간호 실무의 중요한 차원을 잘 이해하고 보완하려는 전문적 노력은 방해를 받는다. 간호사는 종종 자신의 업무를 지원하기는커녕 오히려 방해하는 업무 기술을 수용해야 하는 상황에 처하게 되고, 정작 뭔가 문제가 생겼을 때 자신이 한 노력을 정당화할 수 없게 된다.

간호사는 환자 간호의 모든 측면을 수행하기를 바랄 수 있다. 그러나 의료 서비스의 재정 현실과 업무 환경의 물질적 제약 때문에 직업에서 추구하는 이상을 지키기 어렵다. 문제는 의료보조원의 몫이 되어가는 육체 노동과 간호사의 전문적 중재, 치료 계획과 조정(32) 간의 경계가 매끄럽게 연결되지 않고 결함이 발생한다는 것이다. 그러나 직접 간호는 이미 약화되어 간호사에게 상당한 업무 부담이 되고 있고, 특정 환경에서는 간호사가 조직화 업무와 병상에서의 간호를 병행하는 것이 점점 더 어려워졌다. 최근 문헌에서 의사에서 간호사로 위임된 정맥 주사 등의 특정 활동이 다시 의료 지원 인력에게 전가되고 있다는 보고가 있다(32).

파크랜드에서 일부 전문간호사는 임상 간호와 조직화 업무의 요소를 둘 다 결합한 역할을 수행하지만 병동 수준에서 특히 바쁜 시간대에는 이러한 활동이 점점 더 분리되어 대부분의 조직화 업무는 임상 환자 사례를 담당하지 않는 전담 코디네이터가 수행하고 있었다. 어떤 면에서는 전담 코디네이터가 조직화 업무를 맡는 경우 환자 치료와 조직의 혼란 사이에서 완충 역할을 한다는 이유로 긍정적인 평가를 받기도 했다. 앞서 살펴본 바와 같이, 외부 직원들은 단일 연락 창구가 있다는 점을 높이 평가했고, 환자를 직접 돌보는 간호사들은 중단 없이 업무를 수행할 수 있었다. 반면, 내가 연구한 대부분의 현장에서는 당직 선임간호사가 코디네이터 역할을 수행했는데 그러다 보니 경험이 부족한 간호사와 의료보조원이 직접 환자 간호를 담당하는 경우가 많아서 임상 간호에 대한 감독이 큰 부담이 되었고 신규 간호사의 전문성 개발에 대한 우려도 커졌다.[2] 이 문제를 방치하면 병원의 조직적이고 일상적 요구에 대처하는 것에 급급해져서 간호사가 정작 필요로 하는 임상 지식과 조직 지식 둘 다 개발하고 발전시킬 수 있는 토대가 무너질 수 있다.

간호사가 행정 업무를 많이 떠맡게 되는 경우 조직화 업무는 더 큰 부담이 된다. 영국왕립간호학회에서 발표한 조사에 따르면 간호사들은 꼭 필요하지 않은 서류 작업에 일주일에 250만 시간을 쓰고 있고, 이는 영국 국가보건의료서비스의 간호사 근무 시간의 17.3%에 해당한다(35). 불필요한 관료주의로 인해 일선 직원들의 행정 업무 부담에 대한 우려가 커지면서 영국의 '프란시스 조사'(36)에 이어 정부의 의뢰를 받은 국가보건의

---

2 〔지은이 주〕 지역사회에서도 불필요한 병원 입원을 할 가능성이 높은 복잡한 만성 질환이 있는 취약계층이 증가하면서 이에 대응하기 위한 코디네이터 역할이 필요해지고 있다. 지역사회 정신건강 간호 맥락에서 심슨(33)은 치료를 조정하는 일이 늘어나면서 간호사 역할 중 임상적 측면에 영향을 주고 있다고 주장했다. 북미의 연구에서 지텔과 웨이스(34)에 따르면 일차 간호사(primary care nurse)가 더 이상 조정을 할 수 없는 수준으로 환자 수가 증가하고 입원 기간이 단축되어 치료 조정의 일을 간호사가 아닌 사례 관리자가 맡게 되는 현상이 있다고 한다.

료서비스 연맹의 '서류 작업'에 대한 조사가 이루어졌다(37). 이 연구의 후속 보고서는 의료 서비스 제공자의 행정 업무 25%가 서류 작업이고 지방 기관도 비슷한 상황이라고 하면서, 국가 기관이 의료 서비스 제공자에게 요구하는 행정 업무 부담을 줄이기 위한 권고안을 제시했다. 그러나 이 보고서는 의료기관 전체 업무에서 행정 업무가 차지하는 비율이 45%지만 — 내 연구에 따르면 파크랜드의 경우 행정 업무는 간호사의 업무량에 영향을 미치고 있는 것이 분명하다 — 그중의 일부를 간호사가 떠맡고 있다는 사실에 대해서는 거의 언급하지 않았다.

최근 몇 년 동안 간호사는 의료 서비스의 질 향상을 이끄는 전문직으로 부상했고 서비스 절차를 강화하기 위한 다양한 인공물, 기술 및 중재의 개발과 실행을 담당해 왔다(6, 38-40). 이러한 활동은 간호사가 시스템에 대한 이해를 바탕으로 이를 가시화하는 수단을 만들고 있는 것이며, 공식적으로 인정받지 못한 조직화 업무를 이미 담당하고 있다는 것을 보여주는 것이다. 직접적인 지시를 해서 행위자를 통제할 수 없는 경우, 표준과 기술은 활동을 조정하고 공백을 메우는 것에 도움이 될 수 있다(41). 그러나 앞서 살펴본 바와 같이 간호사는 이러한 역할 수행에 필요한 확실한 권한을 가지고 있지 않다. 간호 업무는 의료보조원에게 더 많이 위임되고 있고, 감독 업무는 더 어려워지면서 이러한 기능을 대신할 수 있는 비인간 행위자를 찾는 경향이 증가하고 있다(40). 예를 들어, 연구 당시 파크랜드는 많은 현대 의료 서비스처럼 환자 관찰과 기록을 목적으로 조기경고점수시스템Early Warning Scoring System을 도입했다. 이 시스템은 활력징후 기록에 색상으로 구분된 영역을 표시하여 전문적 검토가 필요한 경우 특별한 표시를 하는 것이었다. 환자의 상태가 악화되고 있음에도 적시에 개입하지 않아 발생하는 '구조 실패failure to rescue'로 인한 환자 사망과 질병 발생을 막기 위해 도입된 것이다. 그 밖에 환자의 안위, 욕창 예방, 체액 균형 관리를 살피고 이를 체크리스트에 기록으로 남기는 '의도적 라운딩intentional rounding' 제도도 비슷한 것이었다.

프로토콜을 사용하는 것이 간호사에게 일에 대한 권한을 부여한다는 근거가 있지만(42), 이런 기술 접근이 어떤 주체를 통하지 않고 얼마나 잘 작동하는지는 명확하지 않다(40, 43). 앞서 살펴본 바와 같이, 체크리스트를 사용하는 것이 널리 퍼진 이유는 이것이 의료 서비스의 질과 안전에 대한 광범위한 우려를 해결할 수 있는 조직의 대안이라고 믿기 때문이다. 그러나 체크리스트가 현실에서 잘 작동하는지 대한 점검이 필요하다고 주장하는 사람들도 있다(44). 일선 서비스에서는 간호사를 위해서도 도구를 사용해서 할 일을 나열하는 것이 좋아 보이지만, 서비스 품질을 위한 새로운 기술이 많고 복잡해서 개선하고자 하는 절차 자체를 오히려 더 혼란스럽게 하거나 행정 업무를 더 증가시키기도 한다. 간호사의 업무에 대한 통제력을 높이기 위한 시도가 오히려 업무 부담을 더 가중시킬 수 있는 것이다.

간호는 19세기에 발전된 이래로 언제나 변함없이 조직적인 요소를 포함하고 있다. 전통적인 간호 역사에서는 도덕성과 직업 훈련에 기반한 나이팅게일의 간호 모델과 과학 기술을 강조하는 실무에 기반한 베드퍼드 펜위크Ethel Bedford Fenwick의 전문직 모델 사이의 긴장을 간호사 면허제도에 대한 찬성 대 반대로 설명해 왔다. 그러나 가마니코(45-46)가 주장했듯이, 이것은 전체 의료의 분업 내에서 간호사가 어떤 역할을 하느냐보다 간호의 정의에 대한 논쟁이었다는 것, 그리고 그 중심에는 간호와 의학의 관계가 있었다는 사실을 간과하고 있다. 양측은 간호사라는 직업과 자격 요건을 놓고 논쟁을 벌였지만, 그들이 제안한 간호의 기본 모델은 매우 유사했다. 이 당시의 개혁가들은 가정에는 남성과 여성의 자연스러운 성 역할의 구분이 있다는 제임슨Jameson의 원시 페미니스트 이론에 큰 영향을 받았다. 이 관점에서 보자면 가정 밖에서 하는 일도 가정에서 하는 일과 비슷했다. 그 당시 등장한 간호 모델은 빅토리아 시대 중산층 가정의 가사 노동 시스템에 기반을 두고 있었는데, 이 모델에서 간호사는 중산층 여성에게 익숙한 가정의 관리자로서 역할을 하며 병원에서 감독과 조정의 문제를 다루는 사람이었다. 대중에게 알려진 것과 달리 플로렌스 나이팅게일은 처음 원장으로 임명되었을 때 '간호제공자가 아니라 다른 사람의 노동을 조직하는 사람'이었으며, 그의 역할은 '환자의 안락함을 직접 개선하는 것만큼이나 위생 상태를 개선하고 직원의 생산성을 높이는 것'이었다(47).

종교 기관과 관련 있는 병원의 권력 구조에서 수녀가 차지하는 사회적 지위 또한 여성이 가정에서 갖는 사회적 지위와 유사했다(48). 수녀는 의사의 상징적 부인이라 여겨지고 그 밑에 있는 사람들은 수녀의 관리 통제에서 별도의 자율 영역을 설정했다. 의학 분야가 간호사 면허 제도에 대해 저항했던 상당 부분은 간호사가 조직적으로 독립하게 되면 준의료인이 될 수도 있다는 두려움을 바탕으로 했다. 이 아이디어는 점차 힘을 얻어서 치료와 돌봄 과정을 서로 별개의 것으로 여기게 되었다(48). 간호가 돌봄을 기반으로 한 여성의 직업이라고 주장하면서 간호가 의학을 위협하는 것에 대한 우려를 불식시키고 간호사(여성)가 남성(의사) 업무를 조직화할 것 ─ 실제로 하고 있다 하더라도 ─ 이라는 걱정을 누그러뜨리면서 간호 실무가 의학에 의존하게 된 것이다.

직업의 역사를 살펴보았을 때 간호의 발전이 의학으로부터 위임된 업무를 흡수하는 것을 통해서였는지, 행정 기능을 강화하는 것(48)을 통해서였는지, 아니면 자율성을 추구하는 것을 통해서였는지는 명확하게 알 수 없다. 그러나 지난 40년 동안 간호사들은 전문직 특성 모델[3]과 독립적인 전문 지식을 바탕으로 자율 영역을 구축하고자 하는 북미 간호학계의 영향으로 인해 전문성의 핵심으로 환자 간호를 강조해 왔다. 또는 전문직의 발전을 위해 아무도 반론을 제기할 수 없도록 간호의 고유한 특성은 '돌봄'을 장착하고 있는 것이라고 주장하기도 했다. 결국 누가 '돌봄'에 반대할 수 있을까? 그러나 실제로 이러한 열망은 면허 제도가 발전하면서 깨졌고(면허제도가 돌봄을 강화하는 방식으로 발전하지 못했다는 의미 ― 옮긴이 주) 조직화 업무는 일상 업무의 중요한 측면으로 계속 남아 있다. 조직화 업무를 현대 간호사의 공식 임무로 복원하는 것은 현대 간호의 근간에서 벗어나는 것이 아니며, 간호 지식과 기술을 폄하하는 것도 아니다. 실제 오늘날의 의료 시스템의 복잡성을 고려할 때, 간호사의 의료 조직에 대한 기여를 포함하여 간호를 좀 더 포괄적으로 재구성하려면 대학원 수준의 간호사가 필요하다. 그 이유는 이 일을 위해서는 정교한 기술, 감독, 조직 및 사회적 기술이 필요하기 때문이다.

간호는 항상 조직적인 요소를 가지고 있었으나 역사가 변화하는 것에 영향을 받았고, 현대사회는 의료 시스템의 내용, 형태 및 기능에 따라 조직화 업무를 더 많이 필요로 하게 되었다. 병원에 입원하는 환자들은 과거에 비해 중증도가 높고 허약하고 노인이며 동반 질환이 있어 치료궤적을 조율하기가 더 어려워지고 있다. 환자 수 증가에 따른 빠른 업무 속도, 전문화의 가속화 등으로 인해 간호사가 대처해야 하는 지속적인 '혼란churn'(50)이 발생하고 이는 치료 제공과 병상 관리 업무를 증가시키고 있다. 자원 부족으로 인해 병원에서 안전하게 퇴원하는 것이 어려운 일이

---

3   〔지은이 주〕 이 모델은 전문직의 특성인 전문직 기준 목록을 제시하고 다양한 직종을 분류했다. 관련 특성으로는 전문 지식의 보유와 활용, 자율적 사고와 판단력 행사, 일련의 원칙에 대한 자발적 헌신을 통한 더 넓은 사회에 대한 책임 등이 포함되었다(49). 이 주장은 사회 과학 분야에서 신뢰를 받고 있지는 않지만, 전문직을 꿈꾸는 직종에게는 유용한 기준이 되어왔다.

되었고 환자는 시스템을 통해 더 빨리 이동하게 되어 간호사는 이전에는 며칠에 걸쳐 하던 활동을 점점 더 짧은 시간에 압축하여 수행하게 되었다(50). 이 모든 것은 자격을 갖춘 간호사의 전체적인 감소(51), 이에 따른 의료보조원의 증가, 전문간호사와 일반간호사 인력 구성의 재조정, 일선 직원들에게 폭증하는 서류 작업 및 자료 입력 요구 등 병원의 광범위한 인력 변화를 배경으로 하고 있다(32, 35, 37).

이 책 전반에 걸쳐 나는 조직화 업무가 환자 치료의 질과 의료 서비스의 효율성에 매우 중요하다고 주장했다. 그리고 시스템과 직종 간 업무의 공백이 존재하고 간호사의 고유한 기술 특성으로 인해 결국 간호사가 이 기능을 수행하게 되었다고 했다. 하지만 여러 이유로 간호사의 조직화 업무는 필요 이상으로 어렵다. 현재의 인력 수준과 기술의 조합 안에서 이 역할에 대처하는 것은 간호사의 업무에 필요한 임상 지식과 조직에 관한 지식을 분리시킨다. 그리고 의료보조원과 간호사의 업무에 대한 감독을 점점 더 어렵게 한다. 조직화 업무의 양과 복잡성이 증가하다 보니 간호사들은 업무 부담을 줄여주거나 치료 표준을 보장하게 하는 기술에 기꺼이 매력을 느끼게 된다(40). 그러나 이러한 상황에서 간호사의 간호 제공 기능에만 모든 것을 의존하는 것은 명백히 지속 불가능하다. 오히려 서비스 질이 저하되고 있다는 징후도 있다. 현대 간호 업무의 내용은 복잡한 인구 통계학적 특성, 경제, 기술의 변화에 따른 결과이지만, 내가 강조하고 싶은 것은 간호사의 조직화 업무에 대한 무지가 간호와 사회에 가져올 결과이다. 간호전문직이 해결해야 할 과제는 **첫째, 자신의 조직화 업무를 정규 업무로 인식하는 것 둘째, 중요한 위치에 있는 다른 사람들이 이 업무를 공식적으로 인정하고 업무가 잘 이루어지도록 보장하게 하는 것**이다.

멋진 신세계: 미래의 간호 상상하기

 이 책의 마지막 부분에서는 대안이 되는 미래를 그리고자 한다. 미래에서 조직화 업무는 현대 간호사의 공식 임무로 복원될 것이다. 간호사는 자신의 실무를 표현할 수 있는 언어를 갖고, 사람들은 번역적 동원을 진지하게 받아들이며, 의료 서비스 제공자들은 간호사의 조직화 논리에 의해 정보를 얻는다. 이러한 '멋진 신세계'는 구체적으로 어떤 모습일까?

 먼저 조직화 업무는 업무량 계산에 반영될 것이다. 전 세계에서 간호사 인력 수준에 대한 우려가 커지고 있고 인력 구성과 환자 치료의 질, 안전이 관계가 있다는 근거가 축적되고 있다. 간호사 대 환자 비율을 더 높은 비율로 배치하는 것은 긍정적인 건강 결과, 짧은 재원 기간, 환자 이환률 감소와 관련이 있다(52-53). 영국 내에서도 간호사 수와 간호인력 구성에는 큰 편차가 존재한다(51, 54). 간호사 인력 부족은 미드 스태퍼드셔 국가보건의료서비스 트러스트에서 보고된 '치료의 질 수준이 용납할 수 없는 정도로 낮음'을 의미하며 캘리포니아에서 시행 중인 간호사 대 환자 비율처럼 최소 간호사 수준을 의무화해야 한다는 요구로 이어졌다(55). 저항이 있긴 하지만, 영국에서는 2014년 4월부터 트러스트가 매월 간호사 배치 수준을 국가 환자안전 웹사이트에 게시할 것이고 그 밖의 영역에서는 간호사 대 환자 비율에 대한 권고 사항이 제시될 것이다.

 지난 40년 동안 적정간호인력모델을 개발하는 데 상당한 노력을 기울여왔지만, 전반적인 유용성, 의료 서비스 제공과의 관련성에 대해서는 여전히 의문이 있다. 실제로 간호사의 업무량에 영향을 미치는 모든 변수를 포함한 인력 수 및 인력구성 산출 모델은 존재하지 않는다(56). 이는 간호 업무의 상당 부분이 제대로 이해되지 않고 있다는 점을 생각하면 그리 놀라운 일도 아니다. 인력 구성을 결정하는 모델은 전반적으로 조직 요인보다는 임상 요인에 기반하고 있기 때문에 환자 중증도에 과도하게 의존하는 경향이 있다. 간호 실무가 주로 높은 수준의 직접 간호에 관한 것이라는 관점이 널리 퍼져 있다 보니 환자가 주로 기술적 중재보다 일상 활동 지원을 필요로 하는 영역에서는 간호사의 수가 더 적다. 그러나 앞서 살펴본 바와 같이 간호사의 업무는 근무하는 현장이 번역적 동원을 어느 정도로 필요로 하느냐에 따라 상당 부분 결정된다. 이 연구는 임상 치료 영역에서 조직화 업무에 필요한 요구 사항(예: 서비스 대상 인구의 건강 및 사회복지 요구의 복잡성, 환자 수 증가에 따른 빠른 업무 처리 속도, 익숙하지 않은 여러 조직 및 부서와 일해야 하는 정도)을 공식적으로 측정하여 업무량 모델을 개발하는 기반이 될 수 있다. 시스템에 지나친 부담을 주는 요인을 드러내어 절차 개선이 필요한 부분을 부각시키는 것 또한 필요하다.

번역적 동원은 현장 활동시스템에 대한 간호사의 이해 정도에 따라 달라진다. 미래의 간호 실무는 간호사가 근무하는 서비스 생태계 내에서 잠재력을 실현하는 것에 필요한 최적의 지식 내용과 범위를 고려하여 이루어져야 한다. 앞서 살펴본 바와 같이, 간호사가 자기 영역의 경계를 넘어 간호를 수행해야 하는 경우, 예를 들어 익숙하지 않은 진료과 환자의 간호를 제공해야 하는 경우에는 번역적 동원이 더욱 어려워진다. 이러한 지식의 한계, 조직화 업무를 현장에 맞춰 적합하게 수행하는 어려움은 간호사들이 자신이 모르는 부서로 배치되는 것을 꺼리는 이유가 된다. 번역적 동원 과정은 의료진이 공식 입문 과정, 근무지 순환 또는 파견을 통해 시스템에 대한 이해를 더 잘하게 되면 개선될 수 있다. 그렇게 되면 간호사들은 업무 환경의 변화에 따라 필요한 곳으로 유연하게 배치될 수 있으며 다른 곳에 배치되어도 업무 숙련성이 낮아지지 않으므로 질 향상에 도움이 될 것이다. 현지화는 현대 개선 모델의 핵심 원리이고 해당 현장의 자치를 보장하는 것이다. 번역적 동원을 진지하게 받아들이는 미래에는 질 향상을 위해 미시적 시스템의 경계를 재검토하고 현지화를 위해 조직적 개입의 가장 적절한 수준과 규모를 정할 수 있을 것이다.

내가 관찰한 간호사들은 대부분 경험이 풍부하고 장기간의 근무 경력을 가지고 있었다. 그들의 번역적 동원 능력은 기계적인 능력이 아니라 오랜 시간 동안 개발되고 축적되어 주변 환경과 통합된 것이었다. 위장관 수술 병동에서 간호사를 관찰했을 때 이를 매우 명확하게 확인할 수 있었다. 이 병동은 최근 보건청Health Board 소속의 다른 병원에서 이전한 곳이었으며, 현장 연구 당시 선임간호사들은 새로운 병원의 조직 구조에 적응하는 데 어려움을 겪고 있었다. 마찬가지로 중환자실 서비스도 개편되어 과거에는 분원에서만 근무했던 간호사들이 이제는 본원에서 근무해야 했다. 근무조의 코디네이터가 경험은 많았지만 자신의 역할을 할 때 현재의 시스템과 절차에 익숙하지 않아 간호사 배치 계획에 중대한 지장이 있었다. 이러한 한계를 어떻게 극복할 것인가? 조직화 업무를 핵심 간호 기능으로 재정립하기 위해 번역적 동원을 잘할 수 있게 하는 지식과 기술을 가르치는 새로운 간호사 교육 및 전문직 개발 모델이 필요하다.

또한 조직화 업무를 더 잘 이해하기 위한 다양한 방법에 대해 상상해 볼 수 있다. 이는 임상과 조직화 업무가 더욱 긴밀하게 연계되고, 간호사가 조직의 다른 부서로 이동할 때 숙련도가 떨어지지 않게 하는 실무 모델을 위한 필수 조건이다. 여기서 새로운 정보 시스템은 중요한 역할을 할 수 있다. 조직화 업무가 더욱 중요해지는 미래에는 번역적 동원을 지원하는 조직 차원에서 정보를 제공하는 기술에 대한 투자가 늘어날 것이다. 서비스 제공, 의뢰 및 이송 절차, 루틴 및 프로토콜에 대한 중앙 차원의 정보가 포함될 수 있고, 휴대용 기기나 스마트폰에서 정보가 제공되어 보다 쉽게 접근할 수 있을 것이다. 특히 타 과 환자를 돌보거나 병동에 익숙하지 않은 간호사, 임상 현장의 세부 시스템에 익숙하지 않은 신규 간호사를 지원하는 것에도 유용할 것이다. 또한 치료 계획 수립 과정에 환자와 가족의 참여를 촉진할 수 있다. 현재의 정보 시스템은 이를 매우 어렵게 만든다. 과거에도 새로운 정보화 기술이 일선의 업무 프로세스 지원보다는 기록 보존 기능을 위해 개발되었기 때문에 임상 전문가들에게는 종종 실망감을 안겨주었다. 멋진 신세계에서 간호사는 개발 프로세스에 전적으로 참여하고 자신의 실무를 명확하게 하여 시스템과 기술 설계에 자신의 실무 논리가 반영되도록 할 것이다.

간호사는 경험을 통해 조직에 대한 지식과 시스템에 대한 인식을 넓힐 수 있고, 정보기술의 발달을 통해 조직에 관한 지식을 더 광범위하게 활용할 수 있다. 그러나 번역적 동원을 위해서는 여전히 조직에 관한 지식을 임상 지식과 통합하는 것은 필요하다. 파크랜드에서는 궤적 내러티브의 변화에 대한 인수인계를 통해 이러한 이해가 상당 부분이 드러났지만 이러한 통합 과정은 인수인계를 보다 효율적으로 만들기 위한 최근의 질 개선 노력으로 인해 오히려 사라질 위험에 처해 있다. 그러나 노나카와 타케우치(57)가 주장했듯이, 당장 정보가 필요하지 않은 사람들과도 그 정보를 공유하는 것은 가치가 있다. 중복은 비효율성을 초래하더라도 학습, 특히 암묵적 지식의 전달을 위한 중요한 수단이 될 수 있다. 노나카와 타케우치는 이를 '침투에 의한 학습learning by intrusion'(노나카와 타케우치는 『지식창조 기업The Knowledge-Creating Company』이라는 저서에서 명시적 지식과 암묵적 지식의 다양한 확산 방식을 설명하고 있다. 본 내용에서는 사회화 등의 다양한 지식 확산 과정을 침투에 의한 학습으로 표현한 것으로 보인다 — 옮긴이 주)이라고 불렀다. 번역적 동원을 진지하게 받아들이려면 간호사가 이 능력을 실무에서 어떻게 얻게 되는지 더 잘 이해해야 한다.

우리의 멋진 신세계에서는 간호사가 수행하는 조직화 업무가 공식적으로 인정받게 될 것이다. 파크랜드의 여러 영역에서는 간호사들이 복잡한 치료 과정을 조율하는 주요 전문가로 부상하고 있었고 이 기능을 잘 수행할 수 있는 권한을 일부 부여받은 것처럼 보였다. 그러나 이러한 조치는 간호사의 일반적인 조직화 업무보다 퇴원 계획과 관련된 조직 요구의 우선순위가 높아서였고 간호사의 권한은 공식적으로 위임된 것이 아니라 개인의 특성이나 세부 임상 시스템이 다르기 때문인 것처럼 보였다. 만약 번역적 동원을 진지하게 받아들인다면, 미래에는 간호사의 조직화 역할이 공식적으로 인정되고 간호사는 역할에 맞는 권한을 갖게 될 것이다. 또한 의료기관은 의사를 포함한 다른 의료진의 진료 방식을 조직화에 맞추게 할 것이다.

간호사는 의료 서비스 질 향상에 있어 점점 더 주도적인 역할을 맡고 있으며 활동시스템에 대한 지식과 임상-조직 간 접점을 이해하고 있으므로 공식 권한을 부여하기에 적합한 직종이다. 간호사의 업무에 대한 문화기술지 연구에 따르면 간호사는 병동의 프로세스와 전체 조직의 프로세스에 대해 깊이 이해하고 최소한 사회과학자들이 연구한 것보다 더 정교한 수준으로 이해하고 있다(6). 간호사는 종종 이러한 역할을 제대로 지원받지 못하고(40) 자신들이 알고 있는 것에 대해 제대로 표현하지 못하며 정보화 시스템이나 프로세스 개선 등과 같은 의료계의 합리화 신화에 현혹되기도 한다.

새로운 기술을 무비판적으로 수용하고 적용하는 것, 그리고 그 방식이나 맥락이 효과를 제한하거나 의도치 않은 부정적인 결과를 초래하는데도 그대로 적용하는 것은 문제가 있다. 번역이 진지하게 받아들여지는 멋진 신세계에서 간호사는 자신이 지닌 조직에 관한 지식을 활용할 것이고 서비스 질 개선을 담당하는 주도적인 역할을 이해하면서 프로세스에 더 확실하고 정교한 방식으로 참여할 것이다. 환자 안전 및 의료의 질 개선 방법론은 의료 전문가의 학부, 실무 교육 커리큘럼에 점점 더 많이 통합되고 있다. 현재는 '도구와 기법'에 국한되어 있지만 적어도 이 분야의 발전을 이끌어야 하는 임상전문가와 관리자는 이 주제에 대해 비판적으로 이해하고 개선의 필요성을 인식해야 한다.

결론

간호 업무에는 항상 조직화 요소가 포함되어 왔지만, 최근의 역사에서 이는 간호사의 불필요한 업무로 간주되어 환자와의 '진짜 업무'에 방해가 되는 것으로 여겨지는 경향이 있었다. 이 책에서는 영국의 국가보건의료서비스 보건청 소속의 한 대형 병원 간호사의 일상 업무에 대한 상세한 현장 조사를 통해 서비스 제공에 대한 간호의 기여에 빛을 비추었고 환자 치료는 그림자로 다루었다. 그 결과 처음에는 눈에 띄지 않았지만 간호사의 조직화 업무가 의료 서비스의 질, 환자 안전, 효율성에 중요한 방식으로 기여한다는 것을 알게 되었다.

조직화 업무의 내용, 형태, 기능과 이를 뒷받침하는 지식, 기술, 논리를 인식하는 것은 서비스 개선을 위한 노력에 중요한 영향을 미친다. 조직화 업무를 이해하면 서비스 질 개선 노력이 기존의 업무 프로세스를 충분히 고려하지 않아 오히려 부정적인 결과를 초래하는 이유를 이해하는 것에 도움이 된다. 실제로 간호사의 조직화 업무라는 렌즈를 통해 의료 시스템을 바라보면 전통적 관점과는 다른 관점을 갖게 된다. 의료 서비스는 통상 생각하는 것처럼 환자를 중심으로 관리되거나 조정되는 것이 아니며, 단순히 '협상된'(12) 또는 '분리된'(13) 질서가 아니다. 행위자들의 작업을 인식 가능한 행동 패턴으로 끌어들이는 것은 경계 객체로서의 환자이며, 이것이 가능하게 번역하는 것은 네트워크의 의무통과점으로서 간호사이다.

간호사가 이러한 영향을 미치는 과정은 임상 및 조직 지식의 통합, 개인부터 다수까지 줌인-줌아웃 할 수 있는 전문적 시야, 빠르게 변화하는 격동의 환경에서 질서를 이해하고 창조하는 능력을 발휘하는 번역적 동원이라고 할 수 있다. 간호사의 기술적 역량과 번역적 동원이 지속되고 있고 치료 현장에 관여하고 있다는 사실은 이미 간호사가 이러한 기능을 수행하기에 가장 적합한 위치에 있다는 것을 의미한다.

그러나 내 연구 자료에 따르면 현대 의료 시스템에서 업무를 조직화하는 데 대한 요구가 커지고 이를 간호사 역할의 임상적 요소와 결합하는 것이 점점 더 어려워지고 있다. 이에 따라 간호사가 번역적 동원을 위해 필요로 하는 지식 기반이 약화될 위험이 있다. 간호사가 자신의 실무를 공식적인 것으로 인식하고 다른 사람들이 그렇게 받아들이도록 하는 데 어려움을 겪으면 조직화 업무는 필요 이상으로 부담스러운 일이 된다. 나는 간호사의 조직화 논리를 진지하게 받아들이고 조직화 업무를 간호의 합법적 임무로 복원시키는 미래를 생각해 보았다.

고소득 국가의 의료 서비스는 심각한 재정적 제약과 서비스 대상 인구의 인구통계학적 구성의 변화 속에서 프로세스의 안전, 품질 및 효율성을 개선해야 한다는 상당한 압박에 직면해 있다. 영국에서도 이 책을 쓰는 시점에 이러한 긴장이 최고조에 달했다. 거의 매일 언론에 의료 서비스의 재정적 압박에 대한 보도가 나왔고, 많은 지역과(58) 정부가 의뢰한 여러 개의 검토 보고서(37, 59), 전문가 중심의 논문(58) 및 학술 정책 분석(60-61)에서 현 시스템에 대한 근본적인 변화를 요구했다. 이 모든 것은 기본적으로 의료의 질이 낮다는 대중의 불신과 일부 직원들이 의료에 대한 열정을 상실했다는 인식을 바탕으로 하고 있다. 서비스 관리자가 현재 직면한 커다란 압력에 대응하기 위해 번역적 동원을 진지하게 고려하지 않는다면 앞으로 조직화 업무와 환자 치료는 더 어려워질 것이다.

일의 세계는 끊임없이 변화하고 있으므로 특정 시점과 특정 장소에 국한하여 이 연구의 분석 결과를 이해해야 한다. 또한 조직화 업무는 그것이 이루어지는 맥락과 밀접하게 연관되어 있으며, 간호사의 이러한 역할이 다른 분야에서는 어떻게 작동하는지 잘 이해하기 위해 또 다른 많은 연구가 필요하다. 앞서 설명한 이유로 이 연구의 범위는 병원에서 근무하는 간호사로 제한되었기 때문에 연구 결과가 업무 환경의 특성에 의한 것인지는 명확하지 않다. 다양한 실무 분야와 다양한 조직, 국가 및 지역의 맥락에서 유사점과 차이점을 파악하기 위해 추가 조사가 필요하다. 이 연구가 추가 연구를 위한 토대를 마련하고, 간호사 업무의 조직화 요소에 대해 보다 체계화하여 생각할 수 있는 유용한 틀을 제공하며, 새로운 연구를 통해 더욱 확장되고 발전하는 계기가 되기를 바란다.

마지막으로…

모든 시스템은 무질서를 향해 가며 질서를 유지하려면 에너지가 필요하다는 사실은 널리 알려져 있다. 간호사는 의료 분야에서 이러한 에너지의 원천이다. 그러나 공식 조직은 합리적 시스템과 프로세스에 의해 질서가 유지되고 활동이 통제된다고 믿는 경향이 있다. 하지만 이 연구 결과에 따르면 의료 분야에서 질서가 존재한다면 이는 간호사라는 에너지로 만들어지는 질서이다.

참고문헌

1. Anderson, R. and W. Sharrock. (1993). 'Can organizations afford knowledge?' *Computer Supported Cooperative Work* 1: 143-162.
2. Munkvold, G. and G. Ellingsen. (2007). Common information spaces along the illness trajectories of chronic patients, ECSCW07 Proceedings of the tenth European Conference on Computer Supported Cooperative Work, Limerick, Ireland.
3. Strauss, A., S. Fagerhaugh, B Suczet and C. Wiener. (1985). *The Social Organization of Medical Work.* Chicago: University of Chicago Press.
4. Allen, D., L. Griffiths and P. Lyne. (2004). 'Understanding complex trajectories in health and social care provision.' *Sociology of Health & Illness* 26(7): 1008-1030.
5. Star, S. and J. Griesemer. (1989). 'Institutional ecology, "translations" and boundary objects: amateurs and professionals in Berkely's Museum of Vertebrate Zoology, 1907-39.' *Social Studies of Science* 19: 387-420.
6. Allen, D. (2009). 'From boundary concept to boundary object: the politics and practices of care pathway development.' *Social Science & Medicine* 69: 354-361.
7. Mackintosh, N. and J. Sandall. (2010). 'Short Report: Overcoming gendered and professional hierarchies in order to facilitate escalation of care in emergency situations: the role of standardised communication tools.' *Social Science & Medicine* 71: 1683-1686.
8. Cooper, R. J. (2011). 'In praise of the prescription: the symbolic and boundary object value of the traditional prescription in the electronic age.' *Health Sociology Review* 20(4): 462-474.
9. Garrety, K. and R. Badham. (2000). 'The politics of socio-technical intervention: an interactionist view.' *Technology Analysis and Strategic Management* 12(1): 103-118.
10. Bloomfield, B. and T. Vurdubakis. (1997). Paper traces: inscribing organizations and information technology. *Information Technology and Organizations: Strategies, Networks and Integration.* B. Bloomfield, R. Coombs, D. Knights and D. Littler. Oxford, Oxford University Press: 85-112.
11. Middleton, D. and S. D. Brown. (2005). Net-working on a neonatal intensive care unit: the baby as a virtual object. *Actor-Network Theory and*

Organizing. B. Czarniawska and T. Hernes. Malmo, Liber Sweden and Copenhagen Business School Press: 307-328.
12. Strauss, A., Schatzman, L., R. Bucher, D. Ehrlich and M. Sabshin. (1964). *Psychiatric Ideologies and Institutions*. New Brunswick, Transaction Publishers.
13. Meyer, J. W. and B. Rowan. (1977). 'Institutionalized organizations: formal structure as myth and ceremony.' *American Journal of Sociology* 83: 340-363.
14. Finger, S., E. Gardner and E. Subrahmanian. (1993). Design support systems for concurrent engineering: a case study in large power transformer design. International Conference Engineering Design, ICED The Hague.
15. Berg, M. (1998). Order(s) and disorder(s): of protocols and medical practices. *Differences in Medicine: Unravelling Practices, Techniques, and Bodies*. M. Berg and A. Mol. Durham and London, Duke University Press: 226-246.
16. Mol, A. (2002). *The Body Multiple: Ontology in Medical Practice*. Durham, NC, Duke University Press.
17. Foucault, M. (1973). *The Birth of the Clinic: An Archaeology of Medical Perception*. New York, Vintage Books.
18. Benner, P. (1984). *From Novice to Expert, Excellence and Power in Clinical Nursing Practice*. Menlo Park, CA, Addison-Wesley Publishing Company.
19. May, C. (1992). 'Nursing work, nurses' knowledge, and the subjectification of the patient.' *Sociology of Health & Illness* 14(4): 472-487.
20. Goodwin, C. (1995). 'Seeing in depth.' *Social Studies of Science* 25: 237-274.
21. Traynor, M. (2009). 'Indeterminacy and technicality revisited: how medicine and nursing have responded to the evidence based movement.' *Sociology of Health & Illness* 31(4): 494-507.
22. Maitlis, S. and T. B. Lawrence. (2007). 'Triggers and enablers of sensegiving in organizations.' *Academy of Management Journal* 50(1): 57-84.
23. Cyert, R. M. and J. G. March. (1963). *A Behavioral Theory of the Firm*. Englewood Cliffs, NJ, Prentice-Hall.
24. Weick, K. E. (1979). *The Social Psychology of Organizing*. London, Random House.
25. Pentland, B. T. and H. H. Reuter. (1994). 'Organizational routines as grammars of action.' *Administrative Science Quarterly* 39: 484-510.

26. Bloor, M. (1976). 'Bishop Berkeley and the adenotonsillectomy enigma: an exploration of variation in the construction of medical disposals.' *Sociology* 10(1): 43-61.
27. Heath, C. and N. Staudenmayer. (2000). 'Coordination neglect: how lay theories of organizing complicate coordination in organizations.' *Research in Organizational Behaviour* 22: 155-193.
28. Chambliss, D. (1997). *Beyond Caring: Hospitals, Nurses, and the Social Organization of Ethics.* Chicago, University of Chicago Press.
29. Emery, F. E. and E. L. Trist. (1965). 'The causal texture of organizational environments.' *Human Relations* 18: 21-32.
30. Melia, K. M. (1979). 'A sociological approach to the analysis of nursing work.' *Journal of Advanced Nursing* 4: 57-67.
31. Evetts, J. (2011). 'A new professionalism? Challenges and opportunities.' *Current Sociology* 59: 406-422.
32. Cavendish, C. (2013). The Cavendish Review: An Independent Review into Healthcare Assistants and Support Workers in the NHS and Social Care Settings.
33. Simpson, A. (2005). 'Community psychiatric nurses and the care co-ordinator role: squeezed to provide "limited nursing".' *Journal of Advanced Nursing* 52(6): 689-699.
34. Gittel, J. H. and L. Weiss. (2004). 'Coordination networks within and across organizations: a multi-level framework.' *Journal of Management Studies* 41(1): 127-153.
35. Royal College of Nursing. (2013). *Paperwork and Administration.* London, Royal College of Nursing.
36. House of Commons. (2013). Report of the Mid Staffordshire NHS Foundation Trust Public Inquiry, Volumes I, II and III (Chaired by Robert Francis QC), HC 898. London, The Stationery Office.
37. NHS Confederation. (2013). *Challenging Bureaucracy.* London, The NHS Confederation.
38. Allen, D. (2010a). 'Care pathways: an ethnographic description of the field.' *International Journal of Care Pathways* 14: 47-51.
39. Allen, D. (2010b). 'Care pathways: some social scientific observations on the field.' *International Journal of Care Pathways* 14: 4-9.
40. Allen, D. (2014). 'Lost in translation? "Evidence" and the articulation of institutional logics in integrated care pathways: from positive to negative boundary object?' *Sociology of Health & Illness.*

41. Brunsson, N. and B. Jacobsson (Eds.). (2000). *A World of Standards*. Oxford, Oxford University Press.
42. Mackintosh, N. and J. Sandall. (2010). 'Short Report: Overcoming gendered and professional hierarchies in order to facilitate escalation of care in emergency situations: the role of standardised communication tools.' *Social Science & Medicine* 71: 1683-1686.
43. Allen, D. (2012). 'Situated context for quality improvement purposes: artefacts, affordances and socio-technical infrastructure.' *Health: An Interdisciplinary Journal for the Social Study of Health, Illness and Medicine* 17 (5): 460-477.
44. Bosk, C. L., M. Dixon-Woods, C. Goeschel and P. Pronovost. (2009). 'Reality check for check lists.' *The Lancet* 374(9688): 444-445.
45. Gamarnikow, E. (1984). 'Nineteenth century nursing reform and the sexual division of labour.' *Bulletin of the History Group of the Royal College of Nursing* 4 Spring.
46. Gamarnikow, E. (1991). Nurse or woman: gender and professionalism in reformed nursing 1860-1923. *Anthropology and Nursing*. P. Holden and J. Littleworth. London, Routledge: 110-129.
47. Dingwall, R., A. M Rafferty and C. Webster. (1988). *An Introduction to the Social History of Nursing*. London, Routledge.
48. Carpenter, M. (1977). The new managerialism and professionalism in nursing. *Health and the Division of Labour*. M. Stacey, M. Reid, C. Heath and R. Dingwall. London, Croom Helm.
49. Hoyle, E. and P. D. John. (1995). *Professional Knowledge and Professional Practice*. London, Cassell.
50. Duffield, C., M. Roche, L. O'Brien-Pallas, C. Aisbett, M. King, K. Aisbett and J. Hall. (2007). *Glueing it Together: Nurses, their Work Environment and Patient Safety*. Sydney, University of Technology, Sydney: Centre for Health Services Management.
51. Ball, J. E., T. Murrells, A. M. Rafferty, E. Morrow and P. Griffiths. (2013). '"Care left undone" during nursing shifts: associations with workload and perceived quality of care.' *BMJ Quality and Safety*. Published Online First DOI: 10.1136/bjmjqs-2012-001767.
52. Aiken, L. H., W. Sermeus, K. Van den Heed, D. M. Sloane, R. Busse, M. McKee, L. Bruyneel, A. M. Rafferty, P. Griffiths, M. T. Moreno-Casbas, C. Tishelman, A. Scott, T. Brzostek, J. Kinnunen, E. Schwendimann, M. Heinen, D. Zikos, I. S., Sjetne, H. L. Smith and A. Kutney-Lee. (2012).

'Patient safety, satisfaction, and quality of hospital care: cross sectional surveys of nurses and patients in 12 countries in Europe and the United States.' *BMJ* 344(1717): 1-14.
53. Jacob, E. R., L. Mckenna and A. D'Amore. (2013). 'The changing skill mix in nursing: considerations for and against different levels of nurse.' *Journal of Nursing Management*. Article first published online: 23 Sep 2013: DOI: 10.1111/jonm.12162.
54. Audit Commission. (2001). *Acute Hospitals Portfolio Review of National Findings: Ward Staffing*. London, The Stationery Office.
55. Aiken, L. H., D. M. Sloane and H. L. Smith. (2010). 'Implications of the California nurse staffing mandate for other states.' *Health Services Research* 45(4): 904-921.
56. Flynn, M. and M. McKeown. (2009). 'Nurse staffing levels revisited: a consideration of key issues in nurse staffing levels and skill mix research.' *Journal of Nursing Management* 17: 759-766.
57. Nonaka, I. and H. Takeuchi. (1995). *The Knowledge-Creating Company*, New York, Oxford University Press, Inc.
58. Future Hospital Commission. (2013). *Future Hospital: Caring for Medical Patients: A Report from the Future Hospital Commission to the Royal College of Physicians*. London, Royal College of Physicians.
59. Clwyd, A. and T. Hart. (2013). *NHS Hospital Complaints System Review: Putting Patients Back in the Picture*. London, Department of Health.
60. Ham, C., A. Dixon and B. Brooke. (2012). *Transforming the Delivery of Health and Social Care: The Case for Fundamental Change*. London, The King's Fund.
61. Imison, C. and R. Bohmer. (2013). *NHS and Social Care Workforce: Meeting our Needs Now and in the Future?* London, The King's Fund.

찾아보기

가변적 비가동물　92
간격을 둔 이해　76
강압적 동형화　43
경계 넘기　186
경계객체이론　228
관심 끌기　35, 110
관점 포착하기　79
구문적 경계　216
궤적 내러티브　47
규범적 동형화　43

동형화　43
등록하기　35

루틴　127

매개　35
매개자　91
모방형 동형화　43
문제 제기　34
물품 조율　114

배턴 넘기기　188
번역　34

번역적 동원　48, 230
병상 관리　48, 142
병상 매칭　147
보존용 환자 기록　64
불변의 가동물　92
블랙박스화　194

사용 중인 경계 객체　199
사회세계관　191
생태학적 사고　28
시간 조율　106
신제도주의　41, 105
실용적 경계　217
실천기반이론　28
실천기반접근　228
실천기반접근법　31
실천이론　30

아비투스　32
안정화 지점　123
업무용 환자 기록　64
워크플로우 모델　65
의도적 라운딩　239
의무통과점　35

의미론적 경계   217
의사결정 지원 도구   206
이해 부여   78
이해 형성   76
인간 매개자   199
인공물   30

전문직 간 경계   187
전문직 관점   149
전문직 시선   62
전문직 특성 모델   240
정보공유공간   91
조율   102
조정적 인식   119
조직 장   43
조직 전문성   235
조직화 업무   224
조직화 업무의 논리   226
중개   35
중개자   91
즉각적 이해   76
지속적 건강관리지원금   73
지식 관리   62
지식 동원   63
지정된 경계 객체   199

책임간호   84
치료궤적   45
치료궤적 내러티브   68
치료궤적 동원   212
치료이관   102
침투에 의한 학습   246

통합적 조율   118

패턴   129
표준진료지침   178

행위 주체   30
행위인식   86
행위자네트워크이론   32
환자 거래   159
환자 파싱   187
환자 팔기   159
환자경로   45
환자정체성   167
활동시스템   46, 178
활동이론   46
활동인식   86

옮긴이의 말

병원의 간호사는 환자에 대한 직접 간호 외에도 입원부터 퇴원까지 치료, 수술, 검사 등 환자에게 필요한 여러 서비스를 전체적인 차원에서 관리하고, 이를 환자의 상황에 맞추어 조정하고 통합하는 다양한 업무를 하고 있다. 이 책에서 다비나 앨런은 환자에게 의료 서비스가 원활히 제공될 수 있도록 지원하기 위해 간호사가 하는 다양한 업무를 조직화 업무Organising work로 표현했다. 구체적인 사례를 통해 간호사가 하는 조직화 업무를 보여주고 사회학, 경영학, 조직학, 간호학 관점에서의 다양한 이론을 들어 설명하고 있다. 환자의 중증도가 증가하여 치료가 복잡해지고, 병원 조직이 비용 절감을 위해 효율화를 추구하는 병원 환경의 변화 속에서 그 비중이 점점 더 커지고 있는 일들이다.

조직화 업무는 그동안 잘 연구되지 않았고 구체적으로 표현되지 못했다. 가장 근접한 표현으로는 '간접 간호'를 생각해 볼 수 있다. 간접 간호는 직접 간호를 연결하거나 지원하기 위해 환자에게서 떨어져 수행되는 활동을 의미하며, 환자 한 명 또는 여러 환자를 위해 이루어진다. 영국의

NHS의 간호활동분류체계에서는 기록/입력, 보고 등의 5개 항목과 병동 유지를 위한 관련 업무associated work로 표현한다. 이렇게 표현하는 것으로는 충분한가?

간호사로 일하던 시기에 근무시간 내내 바쁘게 일했지만 근무가 끝나고 돌아보면 무슨 일을 했는지 잘 생각나지 않던 때가 있었다. 너무 바빠서 정신이 없어서였을 수도 있다. 지금 생각해 보면 내가 했던 일의 상당 부분은 그것이 어떤 일인지를 표현할 수 있는 용어나 개념이 없었다. 의사에게 보고하고 의무기록을 들여다보고 기록하고 여러 통의 전화를 하거나 받았고 다양한 직원과 대화하느라 바빴다. 그 일이 무엇을 위한 것이며 환자 치료를 위해 또는 병원 조직 차원에서 어떤 역할과 가치가 있는지에 대해 인식하지 못했다. 퇴근한 후에는 내 환자와 제대로 눈을 마주치지 않았고, 충분히 차분하게 설명하지 못했던 것에 대한 불편한 감정이 남았다.

이 책은 간호사가 하는, 보이지 않는 일을 드러낸다. 간호를 돌봄이라는 정체성으로 설명하던 것에서 벗어나 병원이라는 커다란 조직에서 간호사가 다양한 행위자들을 네트워크로 끌어들여 환자와 조직의 요구를 전체적으로 조망하면서 균형을 잡게 하는 매우 중요하고 가치 있는 일을 하고 있음을 알게 해준다. 그 일을 기록하기, 전화하기, 보고하기 등과 같은 개별적인 행위가 아니라 환자의 치료궤적care trajectory의 흐름을 위한 총체적인 차원의 역할과 기능으로 설명해 준다.

이 책은 간호학 전공 학생과 연구자들의 세미나, 대학원 수업에서 교재로 꾸준히 활용되어 왔다. 함께 책을 읽은 참여자들은 하고 싶은 이야기가 많았고, 다양한 이야기가 쏟아져 나왔다. 더 잘 이해하고 싶었고 더 널리 읽혔으면 좋겠다는 생각을 했다. 학생, 연구자, 교수뿐 아니라 병원에서 근무하는 간호사, 간호관리자, 그리고 가능하다면 병원 관리자, 정책 입안자에게 광범위하게 읽히기를 바라는 마음에서 번역을 했다. 또한 간호학

뿐 아니라 의약학, 사회학, 보건학, 의료사회학, 의료인류학 관련 연구자에게도 흥미 있는 주제가 될 것이다.

흔히 접하지 못했던 분야의 이론과 개념을 통해 간호사가 하는 일을 설명하기 때문에 다소 어렵고 복잡하다. 최대한 옮긴이 주를 추가하여 이해에 도움을 주고자 했지만 옮긴이들 또한 이해에 어려움을 느끼는 내용도 있었다. 각자 검색과 고찰을 해보면서 나름대로의 학습 과정을 거치시길 바란다. 끈기를 가지고 읽다 보면 병원과 간호 실무를 바라보는 폭넓고 새로운 관점을 얻는 기회가 될 것이다. 만일 시간과 여유가 없다면 어려운 이론과 용어를 완벽히 이해하면서 읽겠다는 기대를 낮추고 읽는 것도 좋다. 여러 사례와 예시를 통해 간호사가 어떤 일을 하는지에 대한 핵심을 이해하는 것만으로도 충분할 것이다.

이 책을 통해 병원이라는 크고 복잡한 세계에서 간호사가 하는 보이지 않던 일을 볼 수 있기를 바란다. 나 자신에게도 다른 사람에게도 그 일을 설명할 수 있으면 좋겠다. 그리고 그 일을 더 잘할 수 있기 위해 무엇이 필요한지에 대한 이야기가 시작되기를 기대한다.

2025년 6월
옮긴이 일동

지은이

다비나 앨런 Davina Allen

영국 카디프 대학교 의과학대학 교수.
다비나 앨런은 사회학자이자 간호학자이다. 영국 웨일스의 카디프 대학교(Cardiff University)에서 의료 업무 및 조직(Healthcare work and organisation) 분야의 교수로 재직 중이다. 30년 이상 간호 및 돌봄 노동 분업, 의료 서비스 제공 및 조직, 서비스 개선 기술을 연구해 왔다. 앨런의 연구에는 의료 조직에 대한 기초적 문화기술지 연구, 간호사의 업무에 대한 장기 연구 프로그램, 그리고 개선 중재의 개발 및 평가에 관한 대규모 응용 학제 간 연구 프로젝트 등이 있다.

옮긴이

이지윤
강원대학교 간호대학 교수.

김형숙
순천향대학교 간호학과 교수.

전경자
순천향대학교 간호학과 명예교수.

김수련
미국 마켓 대학교(Marquette University) 마취전문간호 박사과정생.

한울아카데미 2598

간호사의 그림자 노동

행위자네트워크이론을 통해 본 간호사의 조율과 실천

지은이 **다비나 앨런** | 옮긴이 **이지윤·김형숙·전경자·김수련**
펴낸이 **김종수** | 펴낸곳 **한울엠플러스(주)** | 편집 **조인순**
초판 1쇄 인쇄 **2025년 9월 5일** | 초판 1쇄 발행 **2025년 9월 25일**
주소 **10881 경기도 파주시 광인사길 153 한울시소빌딩 3층**
전화 **031-955-0655** | 팩스 **031-955-0656**
홈페이지 **www.hanulmplus.kr** | 등록번호 **제406-2015-000143호**

Printed in Korea.
ISBN 978-89-460-7598-6 93510 (양장)
　　　978-89-460-8395-0 93510 (무선)

※ 책값은 겉표지에 표시되어 있습니다.
※ 무선제본 책을 교재로 사용하시려면 본사로 연락해 주시기 바랍니다.
※ 이 책에는 나눔체(네이버, 무료 글꼴)가 사용되었습니다.